Skeleton Vocabulary

골단

어원으로 배우는 해부학 영어단어집

[골격편]

군자출판사

골단(骨單)

어원으로 배우는 해부학 영어단어집

첫째판 1쇄 인쇄 | 2008년 4월 10일
첫째판 1쇄 발행 | 2008년 4월 20일

지 은 이 原島 広至, 河合 良訓
옮 긴 이 조완제
발 행 인 장주연
편집디자인 정상희
표지디자인 이지선
발 행 처 군자출판사
등 록 제 4-139호(1991. 6. 24)

본 사 (110-717) 서울특별시 종로구 인의동 112-1 동원회관 BD 3층
Tel. (02) 762-9194/5 Fax. (02) 764-0209
대 구 지 점 Tel. (053) 428-2748 Fax. (053) 428-2749
광 주 지 점 Tel. (062) 228-0252 Fax. (062) 228-0251
부 산 지 점 Tel. (051) 893-8989 Fax. (051) 893-8986

www.koonja.co.kr

* 파본은 교환하여 드립니다.
* 검인은 옮긴이와의 합의 하에 생략합니다.

ISBN 978-89-7089-339-6

정가 18,000원

감수의 글

原島広至씨가 「어원으로 이해하는 해부학 단어집」의 첫 번째 기획으로 「골단」의 초기 원고를 가져와 그 기획을 설명했을 당시, 原島씨의 언어에 대한 높은 감수성과 실제의 골격 표본을 참고로 컴퓨터로 그린 일러스트에 공감하였던 것으로 기억한다. 재미와 즐거움을 잃지 않고 예술과 과학의 고차원인 융합이 실현가능 할 것으로 기대되었다.

현대의료와 과학분야는 눈부신 진보와 비례하여 약어와 전문 용어가 연일 만들어진다. 이러한 현실에서 의료분야 종사자들은 어원 따위는 파고들 여력도 없이 단지 사용에만 급급한 상황에 내몰리게 되었다. 또한 의학 교육과정에서도 학생들은 방대한 의학적 지식의 암기에 몰두하고 있으며 그 내용의 이해를 넘어선 용어의 어원을 고려할 커리큘럼은 전무한 것이 현실이다.

의학 전체에서 해부학이 차지하는 비중도 점차 줄어드는 추세이다. 그러나 이러한 상황일수록 의학 용어의 일부인 해부학 용어에 대해 그 어원을 거슬러 올라가 용어를 이해하고 나아가 재인식하는 것은 대단히 의미있는 일이다. 해부학에 있어서는 지금까지 다양한 입문서적과 전문서적이 출판되었지만 「어원으로 이해하는 해부학 단어집」은 독득한 관섬에서 기획된 책으로 아직 유사한 서적은 보지 못하였다.

용어에 민감하다는 것은 그러한 용어를 잘 다룰 때(논문이나 보고서를 쓴다든지 타인에게 설명하는 경우 등)에 큰 무기가 될 수 있으며, 용어를 어원과 관련지어 이해함으로써 지금까지 무관계의 말들이 차례차례로 관련을 갖게 되면서 언어의 세계가 넓어지게 된다.

원고 집필 진행과정에서 原島씨의 열정으로 당초의 예정보다 용어 수가 큰 폭으로 증가함으로써 즐기면서 이해한다기보다는 좋은 의미로서의 사전적 성질을 띠게 되어 버린 감이 없지 않지만 일단, 본서를 펼치게 되면 시간을 잊은 채 언어의 매력에 빠져 버리게 될 것이다.

의료 분야의 학생은 물론 넓게는 의료 관계자, 그리고 지적 호기심 왕성한 일반 독자에게도 본서를 권하고 싶다.

2004년 3월
東京慈惠會醫科大學 해부학교실
교수 河合良訓

저자 서문

20년 전 매일 귀가 도중 와세다의 헌 책방거리에서 염가 서적을 체크하는 것이 나의 일과였다. 어느 날 헌 책방에 놓여진 700엔이라는 싼 가격의 영문 해부학 도감을 충동 구매하였다. Anatomy-A Regional Atlas of the Human Body (Carmine D.Clemente)라는 B4 사이즈의 컬러판 책이었다. 그러나 가격보다 더 놀라웠던 것은 그 책을 보면서 「deltoid? 델타형, 삼각형이라면 삼각근인가? biceps bi-는 두 개이고 cept는 「머리」를 의미하는 κεφαλή인가, 그럼 이두근을 말하는 것인가?」라는 식으로 처음 접하는 해부학 영어임에도 불구하고 몇 개의 일본어 용어로 연상되어졌다. 일상 회화에서 사용되는 영어의 어휘 중 그리스어가 차지하는 비중은 그다지 높지 않지만 전문 용어의 경우 그리스어, 라틴어가 차지하는 비율은 높아진다. 고등학교 때 독학으로 공부한 그리스어의 어휘지식이 영어 이해에 대단히 유용하구나라고 느꼈던 순간이 나의 뇌리에 「골단」 구상의 씨가 뿌려진 순간이었다.

그로부터 시간이 지나 건축 투시도를 3D그래픽로 그리는 일을 하고 있었을 무렵, 이벤트건물의 완성 예상도에 사람의 3D오브젝트를 추가할 목적으로 Poser라는 소프트를 도입하였다. 이 소프트는 인간의 골격을 움직여 여러 가지 포즈를 만들 수 있어 움직이는 해골 CG를 재미삼아 몇 개 제작하였다(건축 투시도와는 전혀 쓰임새가 없었지만…).

그 후 시간이 흘러 편집디자인을 하게 되면서 이전에 만든 움직이는 해골 그림과 옛 해부학 용어에 포함된 그리스어 어원의 흥미로움, 그리고 책의 디자인 등 이 모든 것을 하나로 결부시킨다면 재미있는 책의 기획이 될 것 같아 임시로 「골단」의 표지만을 디자인해 본 것이 일년 전의 일이다. 이 표지뿐인 「골단」은 나의 디자인 샘플의 마지막 페이지에 놓여져 있었다. 또 반 년이 지나 주식회사 NTS의 편집 담당인 臼井, 細田씨와 다른 책의 표지디자인을 협의하는 과정에서 이 「골단」이 두 사람의 눈에 띄었고 그 때부터 이 움직이는 해골은 정말로 움직이기 시작하였다.

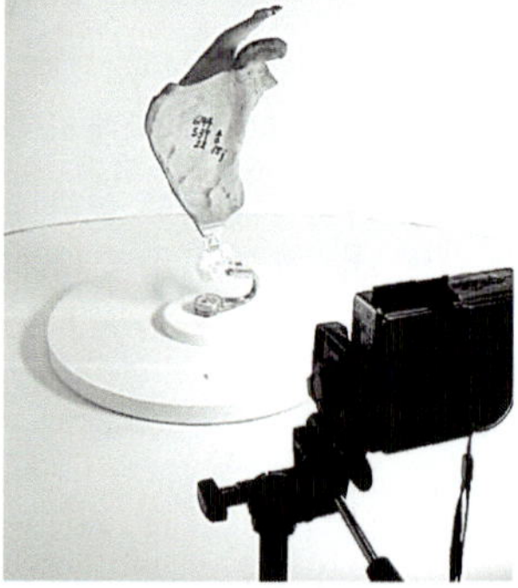
[뼈]의 촬영장면

제작과정에서는 東京慈惠會醫科大學 河合교수의 배려로 실제의 골격 표본을 보면서 일러스트를 그릴 수 있었다. 디지털카메라로 표본을 촬영한 후 이 초벌그림을 Illustrator소프트로 될 수 있는 한 간결하게, 그러나 중요한 포인트는 명확하게 파악할 수 있도록 묘사하는 데에 주안점을 두었다. 어떤 것은 초벌그림 없이 육안으로 관찰하여 마우스만으로 스케치하였다. 그렇지만 두개골의 복잡함, 치밀함, 합리성은 어떠한 사진이나 해부 도감으로도 결코 모든 것을 표현할 수는 없었다. 「견갑골」의 아름다운 형태, 「대퇴골두」의 완전한 구형과 관골구 등이 갖는 맞춤의 절묘함, 어느 각도에서 보아도 날개를 펼친 것 같이 기묘한 조형의 「접형골」 등등, 이들은 실물을 손에 쥐고서야 비로소 실감할 수 있을 정도이다. 콘서트장에서 듣는 음과 몇 십 미터 떨어진 장소에서 연주되는 절묘한 바이올린의 현의 소리 또한 측두골에 깊숙히 자리잡은 「이소골」의 진동으로 증폭, 전파된 결과라 생각하면 이렇게 작은 뼈가 인생에 미치는 영향의 헤아릴 수 없는 크기에 경탄하게 된다.

그 무엇보다도 깊이 감동한 것은 지금 손에 넣고 있는 사골이다. 이 사골의 표본에는 ♀20, 즉 스무 살의 여성이라는 기호가 첨부 되어 있다. 사골을 손바닥에 올려놓으면 바람에 날아가 버릴 것만 같은 가벼움과 함께 한 여성의 너무나도 짧은 인생을 생각하게 된다. 그리고 죽어서도 귀중한 표본으로서 의학에 공헌하면서 아울러 이 책의 집필과정 중의 나에게도 귀중한 도움을 준 것을 생각하면 눈시울이 뜨거워진다. 본서의 모든 뼈는 일러스트로 그렸지만 사골의 해설 부분(p.13)만은 이 실물 사진을 게재하였다.

언어는 살아 있다. 그것은 성장하여 변화해 간다. 그러한 말의 연속성과 깊이를 본서를 통해 느끼면서 해부학 용어를 배우는 것이 단조로운 암기 작업이 아닌 호기심을 자극하는 즐거움의 하나로 이해된다면 바랄 나위가 없겠다.

본서의 제작과정에 있어 東京慈惠會醫科大學 해부학교실의 河合良訓교수는 현장에서 사용되는 용어에 관한 많은 고견을 주셨고, 주식회사 NTS의 吉田사장, 臼井씨, 細田씨는 이 기획의 실현에 많은 협력을 아끼지 않으셨다. 자료수집 및 데이터베이스 작성은 比嘉信介씨께, 해설부분의 일러스트 제작에는 東島香織씨, 高澤和仁씨, 大塚航씨께 많은 협조를 받았다. 지면을 빌어 관계자 여러분께 감사의 말씀을 전하고자 한다.

2004년 3월

原島 広至

原島 広至

편집디자이너, 멀티미디어·크리에이터, 역사·과학라이터. 건축 CG 작가, 유럽언어 및 앗시리아어·고대이집트어·그리스어·헤브라이어 연구가, 화석·광물수집가, 명치·대정시대의 그림엽서수집가

역자 서문

해부학 용어를 비롯한 대다수의 의학 용어는 일본어로부터 아니 더 정확히는 한자어에서 자유로울 수 없는 과거를 갖고 있다.

일본의 경우, 네덜란드인을 통한 서양 의학의 유입과 함께 일본 최초의 해부학 서적이라 일컬어지는 『解体新書』(1774년)의 번역 발간 이후, 다양한 수정 과정을 거쳐 현대적 의미의 해부학 사전인 『解剖学名彙』(1905년 초판)가 발간되었다. 이러한 용어의 번역과정에는 기존의 한자어에 존재하지 않는 개념이 많아 이를 적합한 용어로 정착시키는 단계에서 한자의 새로운 조합을 필요로 하게 되었다. 물론 이러한 번역 과정에는 그리스어와 라틴어의 소양이 중요한 바탕이 되었고, 부족한 지식의 한계는 오역으로 고스란히 남게 되는 결과를 초래하기도 하였다. 그 후 부단한 검증 단계를 거친 번역작업은 새로이 조합된 한자어를 생산하였고 이는 일본 의학 전반의 토대를 형성함과 동시에 한자문화권인 동북아시아 지역에까지 지대한 영향을 미치게 된 점은 부정할 수 없다.

본서의 번역과정에서 사용된 해부학 용어는 옛 용어(해부학용어집 2판)와 새 용어(해부학용어집 5판)의 두 가지를 사용하였다. 대부분의 대학에서 새 용어 중심으로 강의가 이뤄지는 현실을 감안한다면 한자어인 일본이 용어에 관한 해설의 번역은 시류에 역행하는 작업일 수도 있겠다. 하지만 그리스어와 라틴어 유래의 용어가 한자어로 번역되는 과정에서의 어원을 설명하기 위한 원서의 취지와 함께 우리말 중심의 새 용어 또한 그리스어와 라틴어가 영어를 거쳐 한자어로 변화해 온 일련의 과정과 관련 지어 살펴봄으로써 그 이해에 도움이 되고, 나아가 임상 현장에서의 옛 용어와 새 용어가 혼재된 사정을 극복하는 데 조금이나마 기여할 수 있다면 이 책이 갖는 의미를 다할 수 있을 것으로 생각된다.

기꺼이 번역감수를 맡아주신 포천중문의대 해부학교실 윤호교수님과 지도교수이신 鶴見大學 치학부 구강외과학강좌 瀬戸皖一교수님, 佐賀大學 의학부 치과구강외과학강좌 後藤昌昭교수님께도 깊은 사의를 표한다. 아울러 출판과정에 협조를 아끼지 않으신 일본 NTS출판의 橋本勇씨, 石井沙知씨와 군자출판사의 장주연사장님과 김미영님께도 감사드린다.

2008년 3월
요코하마 果山齋에서
조 완 제
(鶴見大學 치학부)

본서의 사용법

한국어, 도해, 영어, 어원해설의 독립된 4블록으로 나누어 4가지 방법으로 이해를 확인할 수 있다.

본서는 의학용어 중 골학에 관계된 800개의 영단어를 다루고 있다. 한국어 용어에는 한자어로 된 옛 용어와 우리 말 중심의 새 용어를 병용하였다.

어원 해설란에는 그리스어, 라틴어와 관련된 어원적 배경과 일상적 영단어와의 관련을 설명함으로써 영어 용어의 암기에 도움을 줄 수 있도록 하였다. 또한 어원과 관련된 일러스트도 다수 게재하여 이해를 돕도록 하였다.

(1)한국어용어로부터 영어용어

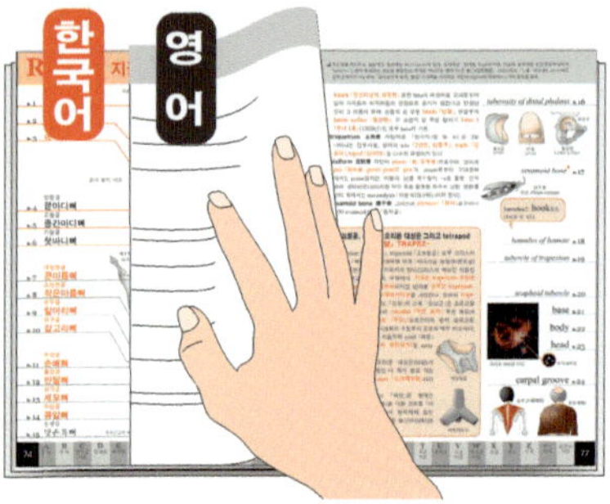

(2)영어용어로부터 한국어용어

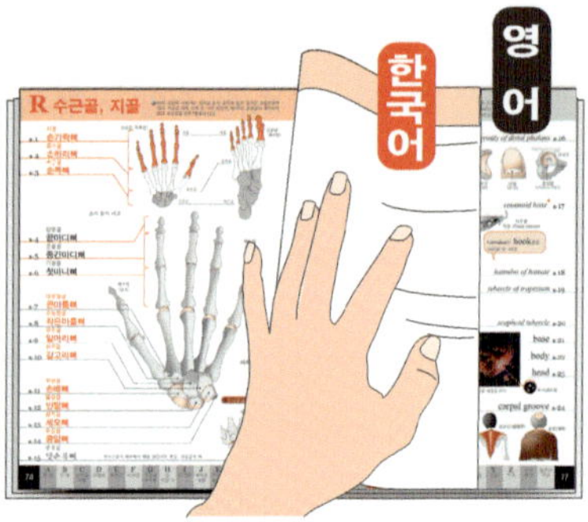

(3)도해로부터 한국어용어

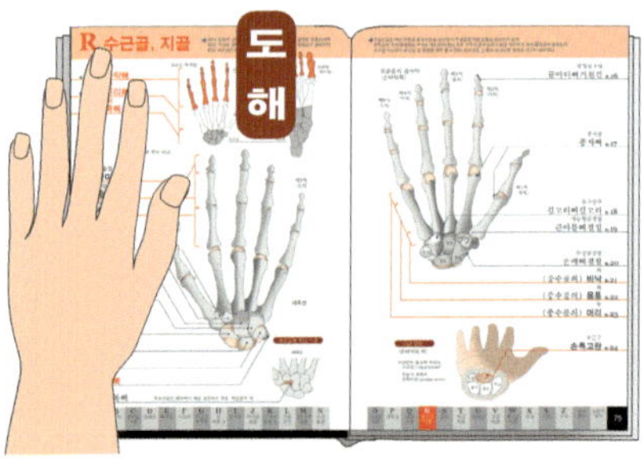

(4)도해로부터 영어용어

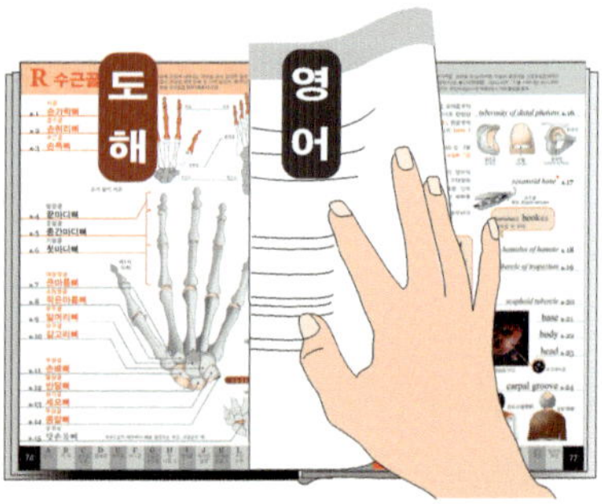

본서는 전 페이지를 A로부터 Z까지 아래와 같이 분류하였다. A⇒골격의 개관, B⇒두개골 개관, C~K⇒두개골의 개별적인 뼈(1장), L~N⇒척추, 흉곽(2장), O~R⇒상지(3장), S~W⇒하지(4장)

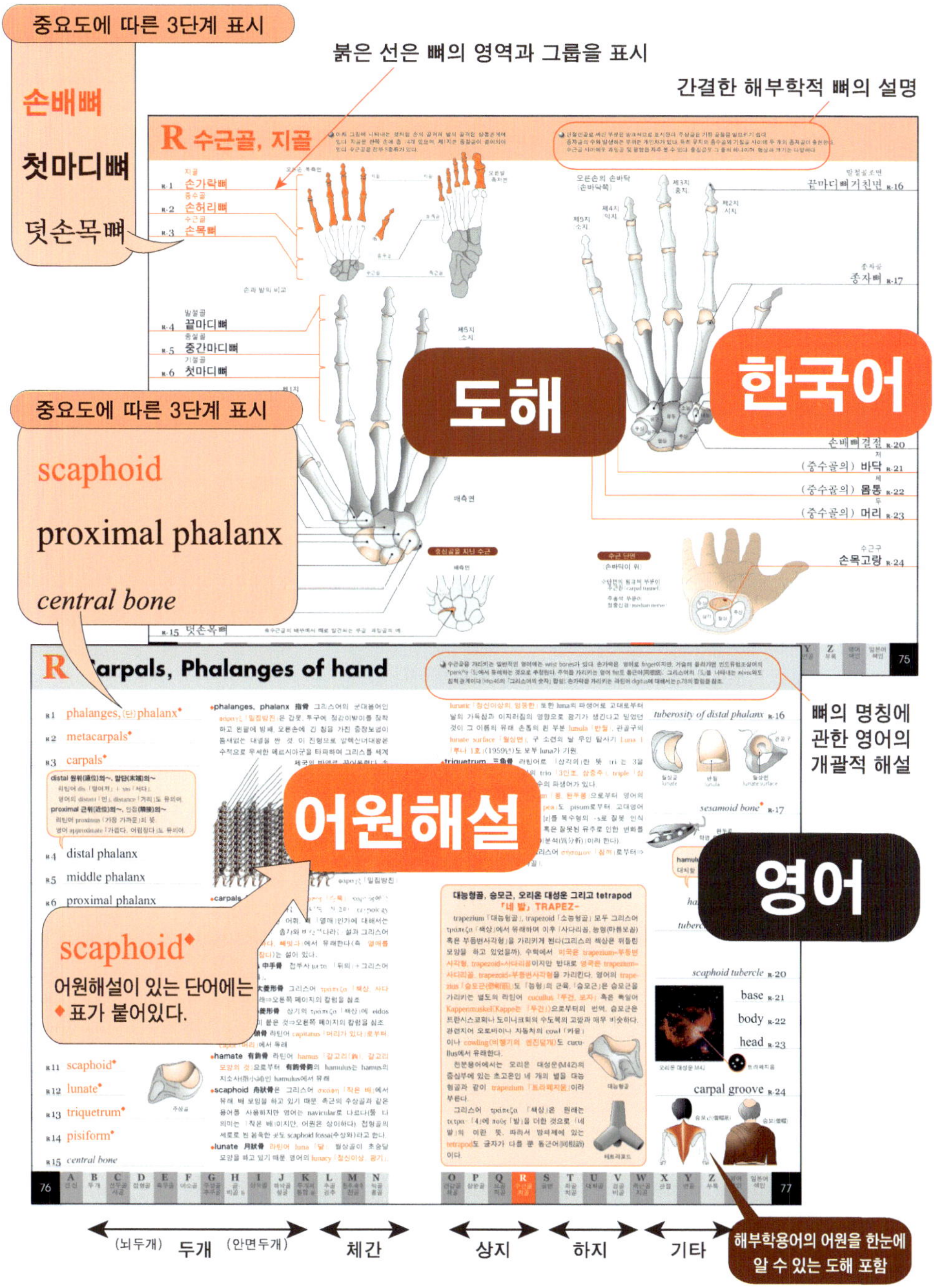

Contents

Chapter 1 골격·두개

A 골격 2　B 두개 6　C 전두골, 사골, 하비갑개 10　D 접형골 14
E 측두골 18　F 측두골〈2〉, 이소골 22　G 두정골, 후두골 26
H 관골, 누골, 비골, 서골, 구개골 30　I 상악골 34　J 하악골, 설골 38
K 봉합, 천문, 동, 측정점 42

칼럼
- 판간층과 외교관, διπλόος와 쌍구균　DIPLO-, DOUBLE　5
- 앤드로이드와 ethmoid　접미사 -OID「~상태의」　9
- 계관과 갈륨 원소　GALLUS「닭」　13
- 접형골문과 뱃머리, 로마 광장과 표창대　ROSTRUM「(새의) 부리」　17
- 암양부와 가솔린과 사도 페테로　PETRO-「바위, 돌」　21
- 측두골과 신전, 템포　TEM-「자르다」　25
- 대후두공과 지진과 격언　MAG-「크다」　28
- 관골와 멍에, 관절과 요가　ZYG-, JUG-「함께 하다」　32
- 견치와 Cynic, 빈정거림과 큰개자리　CANIS, KYON「개」　36
- 해부학 용어에 나오는 알파벳　41
- 동(洞)과 파(波)와 사인곡선　SINO-「구부러진」　45
- 그리스어·라틴어의 숫자와 해부학　46

Chapter 2 척추·흉곽

L 추골 48　M 환추, 축추, 천골, 미골 52　N 늑골, 흉골 56

칼럼
- 척주와 칼럼니스트, 주랑과 육군 대령　COLUMNA「기둥」　51
- 환추와 세계 지도와 아트란티스 대륙　그리스 신화「아틀라스신」　55
- 늑골과 커틀릿, 해안과 코스터 COST-「옆구리」　59
- 《천골담화 1》 신성한 천골　SACRUM　60
- 《천골담화 2》 왜「천골저」는 위쪽에 위치하는가 BASE「저(底)」와 APEX「첨(尖)」의 관계　60

Chapter 3 상지

O 견갑골, 쇄골 62　P 상완골 66　Q 요골, 척골 70　R 수근골, 지골 74

칼럼
- 견봉, acrobat, acropolis, 고소공포증　어근 ACRO-「날카로운 것」　64
- 해부학자, 단층사진, 원자 그리고 규조류(珪藻類) TOM-「자르다」　69
- 척골, cubit,  단위의 기준「인체」　73
- 대능형골, 승모근, 오리온 대성운 그리고 tetrapod　「네 발」TRAPEZ-　77
- 손가락과 디지털카메라와 골무　DIGIT-「손가락」　78

Chapter 4 하지

S 골반, 관골, 장골 80　T 좌골, 치골, 골반의 직경 84　U 대퇴골, 슬개골 88
V 경골, 비골 92　W 족근골, 지골 96

칼럼
- 관골구와 아세틸렌과 우산파래　ACET-「초(酢)」　83
- 치골 결합과 물리학, 골간단과 형이상학　PHYSIS「성장, 자연」　87
- femur(대퇴골)와 femoral(대퇴골의) 왜 다를까?　라틴어의 모음 변화　91
- 비골관절면은「비골에 있는」관절면? 혹은「비골에 접한」관절면? of와 for　95
- 칼슘·미분 적분·종골　CAL-「작은 돌」　99
- 장골, 회장, 장폐색의 비틀어진 관계　ILIUM, ILEUM, ILEUS　100
- 주상골·네비게이션·앵무조개·우주비행사 NAUS-「배」　100

Chapter 5 관절·연골

X 관절, 인대 102　Y 연골 106

칼럼
- 관절염과 절족동물, 기사와 산수 ARTHRO-「관절」　104
- 갑상연골과 로마군의 방패와 티록신　THYRO-「문」　109
- 기억해 두면 편리한 접두사　110

Chapter 6 부록

Z 뼈와 관련한 단어집 112　참고문헌 116　색인 117

- oracle·miracle·clavicle　지소사 -CLE　115

— Chapter 1 —

골격(骨格)
Skeleton

두개(頭蓋)
Cranium

《여러 언어의 뼈》 라틴어 OS

라틴어로 뼈를 의미하는 말 os(오스)는 해부학 분야에서 빈번하게 사용된다. 이 뼈를 가리키는 os와 「입〔口〕」을 뜻하는 라틴어 os는 철자가 같아 혼동되기 쉽다. 하지만 라틴어 본래의 발음은 뼈가 오스, 입은 오오스로 장모음이며, 복수형도 뼈는 ossa(옷사), 입은 ora(오오라)로 각각 다르다. 뼈를 뜻하는 os로부터 ossify 「골화하다」, ossification 「골화」라는 영어가 파생되었다.

A 골격 〈개관〉

이 페이지에서는 전신의 주요 뼈를 제시한다. 연골은 핑크색으로 표시한다. 성인의 뼈의 수는 대체로 206개이지만, 신생아 시기의 약 350개의 뼈가 성장과 함께 유합하기 때문에 개인별로 차이가 있다.

A-1 두개 머리뼈

A-2 쇄골 빗장뼈

A-3 견갑골 어깨뼈

A-4 상완골 위팔뼈

A-5 늑골 갈비뼈

A-6 흉골 복장뼈

A-7 추골 척추뼈

A-8 척골 자뼈

A-9 요골 노뼈

A-10 수근골 손목뼈

A-11 중수골 손허리뼈

A-12 지골 손가락뼈

A-13 골반

A-14 천골 엉치뼈

A-15 대퇴골 넙다리뼈

A-16 슬개골 무릎뼈

A-17 경골 정강뼈

A-18 비골 종아리뼈

A-19 족근골 발목뼈

A-20 중족골 발허리뼈

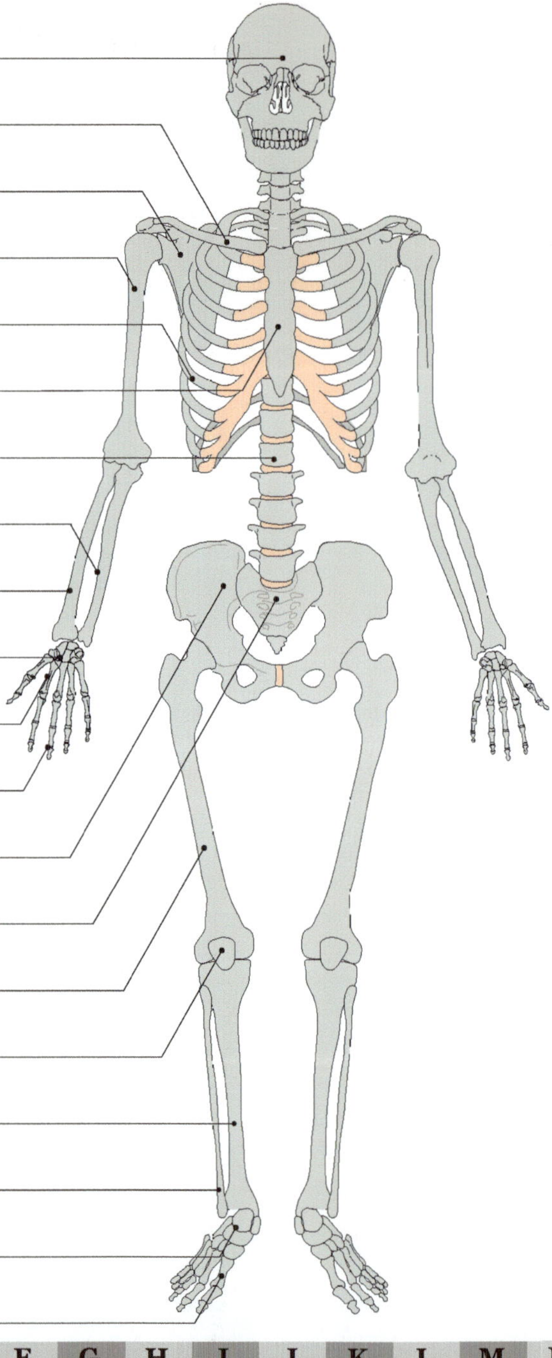

대부분의 뼈는 중심부가 골수공간으로 되어 있어 골수로 채워져 있다. 적색골수에서는 적혈구나 백혈구, 혈소판이 만들어진다. 조혈기능이 저하되면 적색골수가 황색골수로 변화하여 지방의 저장장소가 된다. 뼈는 흰 섬유성의 막인 「골막」으로 싸여 있어 뼈의 성장·수복·영양보급에 관여한다.

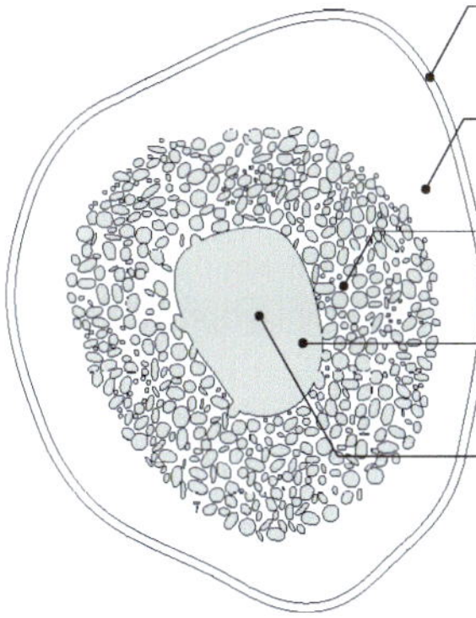

골막
뼈막 A-21

치밀질 A-22

해면질 A-23

골수공간 A-24

골수 A-25

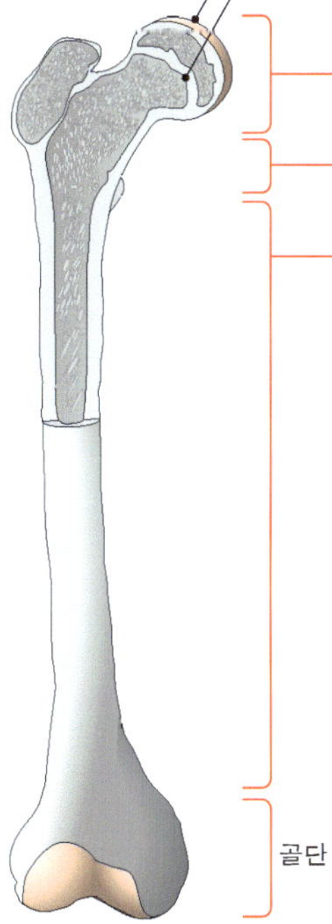

관절연골 A-26

골단선
뼈끝선 A-27

골단
뼈끝 A-28

골간단
뼈몸통끝 A-29

골간
뼈몸통 A-30

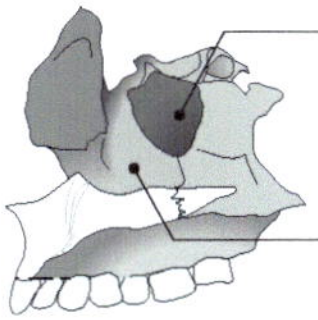

함기골
공기뼈 A-31

판간층
판사이층 A-32

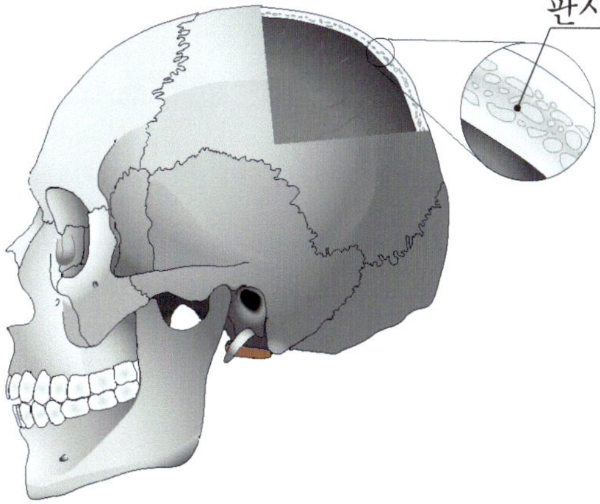

A Skeleton <overview>

이 페이지에서 제시된 항목은 이후의 페이지에서 개별적으로 상세히 서술하기로 하며, 우선 대략적인 어원만을 해설한다.

A-1 cranium◆ (복수형은 craniums와 crania 양쪽 모두 사용 가능하다.)

A-2 clavicle◆

A-3 scapula◆, (복) scapulae

A-4 humerus◆, (복) humeri

A-5 rib◆

A-6 sternum◆ (복수형은 sternums와 sterna 양쪽 모두 사용 가능하다.)

A-7 vertebra◆, (복) vertebrae

A-8 ulna◆, (복) ulnae

A-9 radius◆, (복) radii

A-10 carpals◆

A-11 metacarpals◆

A-12 phalanges◆, (단) phalanx

A-13 pelvis◆, (복) pelves

A-14 sacrum◆, (복) sacra

A-15 femur◆ (복수형은 femurs와 femora 양쪽 모두 사용 가능하다.)

A-16 patella◆, (복) patellae

A-17 tibia◆ (복수형은 tibias와 tibiae 양쪽 모두 사용 가능하다.)

A-18 fibula◆ (복수형은 fibulas와 fibulae 양쪽 모두 사용 가능하다.)

A-19 tarsals◆

A-20 metatarsals◆

◆**cranium 頭蓋** ⇒ p.8「두개」를 참조할 것.

◆**clavicle 鎖骨**은 라틴어의 clavis「열쇠, 빗장」에 축소사(縮小詞) -cula가 붙은 것 ⇒ p.65「쇄골」

◆**scapula 肩胛骨**은 그리스어 σκάπτω「파다」에서 유래. 삽과 모양이 비슷한 것에서 연유한다.⇒ p.64「견갑골」

◆**humerus 上腕骨** 라틴어 humerus「상완」.

◆**rib** 肋骨 고대영어의 ribb「늑골」에서 유래.

◆**sternum 胸骨** 그리스어의 στέρνον「가슴, 내측」에서 유래.

◆**vertebra 椎骨** verto「회전하다, 뒤집다」에서 파생 ⇒ p.50「추골」

◆**ulna 尺骨** 그리스어의 ὠλένη「팔꿈치, 팔꿈치에서 손까지의 팔」에서 유래 ⇒ p.73「주두」

◆**radius 橈骨**은 라틴어 radius「수레바퀴의 바퀴살」에서 유래 ⇒ p.72「요골」

◆**carpals 手根骨**은 그리스어 καρπός 손목에서 유래 ⇒ p.76「수근골」

◆**metacarpals 中手骨** 접두사 μετα-「뒤쪽의」 + 그리스어 καρπός「손목」.

◆**phalanges 指骨**은 군대용어인「밀집방진」을 의미하는 그리스어 φάραχξ에서 유래 ⇒ p.76「지골」

◆**pelvis 骨盤** 형태에서 연유한 라틴어 pelvis「수반, 대야」에서 유래.

◆**sacrum 薦骨** 라틴어 os sacrum는「신성한 뼈」란 뜻 ⇒ p.60 칼럼을 참조.

◆**femur 大腿骨** 라틴어 femur「대퇴」.

◆**patella 膝蓋骨** 라틴어의 patella는 patina「접시」의 축소사 ⇒ p.91「슬개골」

◆**tibia 脛骨** 라틴어의 tibia에는「경골」외에「피리」의 뜻도 있다. ⇒ p.94「경골」

◆**fibula 腓骨**은 라틴어 fibula「(브로치를 달기 위한) 이음쇠, 핀」에서 유래 ⇒ p.95「비골」

◆**tarsals 足根骨**은 그리스어 ταρσός「세공의 평평한 바구니·바스켓」에서 유래 ⇒ p.98「족근골」

◆**metatarsals 中足骨**은 tarsal에 접두사 μετα-「뒤쪽의」가 연결된 것.

◆**periosteum 骨膜** 그리스어 περι-「주위에」+ ὀστέον「뼈」. 이 외에 περι-가 붙은 영어로 pericardium「심막」(심장의「주위에」있는 막), periodic table「원소주기율표」(「주위에」+ 그리스어 ὁδός「도로, 길」) 등이 있다.

골격을 의미하는 영어 skeleton은 그리스어의 동사 σκέλλω「말리다」에서 유래한다. 즉 「건조시킨 뼈」란 뜻.
현재는 투명한 플라스틱으로 내부가 비치는 제품을 총칭하여 「스켈리톤」이라 한다. 또한 「스켈리톤경기」는 눈과 얼음으로 만들어진 전장 1.3～1.5km의 봅슬레이용 코스를 「골격만을 갖춘」 간단한 강철제 썰매로 활주하는 경기를 가리킨다.

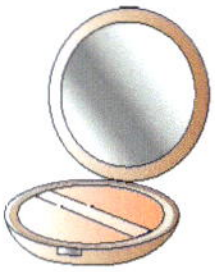

periosteum◆ A-21

compact substance◆ A-22

spongy (trabecular) substance◆ A-23

medullary cavity A-24

marrow (medulla)◆ A-25

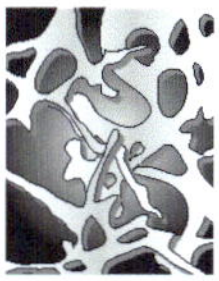

골소주 trabecula

articular cartilage A-26

epiphysial line A-27

epiphysis◆ A-28

metaphysis A-29

diaphysis◆ A-30

※diaphysis 의 복수형은 diaphyses.
epiphysis, metaphysis도 복수형의 어미는 -ses.

pneumatic bone◆ A-31

diploë◆ A-32

◆**compact substance 緻密質** 라틴어의 compactus 「치밀한, 농후한, 가득찬」에서 유래. 화장용의 compact「콤팩트」에는 손거울과 함께 스펀지, 분 등이 촘촘히 차있다.

◆**spongy substance 海綿質** 그리스어의 σπόγγος 「갯솜(海綿)」에서 유래. sponge는 원래 「갯솜」으로 만들었다. 또한 해면질의 다른 명칭인 trabecular substance은 라틴어 trabs「대들보, 가로대, 판재」에서 유래. trabecula는 단독으로 해면질 내의 「골소주(骨小柱)」를 의미하기도 한다. 심실 내의 「육주(肉柱)」 또한 trabeculae carneae라 한다.

◆**marrow(medulla) 骨髓** marrow「골수」는 고대 영어 merg「골수」와 라틴어의 medulla「수질」에서 생겨났다. medulla는 medius「중간의」에서 유래.

◆**epiphysis 骨端**은 그리스어의 φύσις 「성장하는 것, 발생하는 것, 자연」에 접두사 epi-「위에」가 붙은 형태. 긴 뼈는 중심부분의 골간과 양쪽 끝의 골단으로 이루어진다. 성장기의 골단은 골간으로부터 「골단판」이라는 연골에 의해 분리된다. 골단판은 장축방향의 성장에 필요한 영역으로, 성장기를 지난 연골은 뼈로 치환되어 「골단선」의 형태로 흔적을 남긴다. physis에 대해서는 ⇒ p.87 칼럼 참조

◆**diaphysis 骨幹** 그리스어의 φύσις 「성장」에 dia-「사이에」가 붙은 형태. 사이에서 성장하는 것 ⇒ p.87 칼럼 참조

◆**pneumatic bone 含氣骨** 그리스어 πνεῦμα「호흡, 공기」에서 유래. pneumo-로부터 πνεύμων「폐」, pneumonia「폐렴」, pneumothorax「기흉(흉막강에 공기가 존재하는 것)」이 파생되었다. 영어의 어두 pn-의 p는 발음하지 않는 「묵음」.

◆**diploë 板間層** 두개골의 두 치밀질층 사이에 존재하는 해면질층. 그리스어 διπλόος「이중의, 쌍방의」에서 유래하였다. 아래 칼럼을 참조.

판간층과 외교관, diploë와 쌍구균 DIPLO-, DOUBLE

판간층의 어원인 그리스어 διπλόος「이중의」로부터 영어의 diploma「공문서, 졸업증서, 상장」, diplomat 「외교관」 등의 어휘가 생겨났다. 문서 등이「양면으로」 접히는 것에 기인한다. 영어의 double 「이중의」와 duplicate「복사하다」도 유의어이며, 사진 분야의 duplication은 포지티브의 복제를 의미한다. 생물학에서는 diploid「배수염색체」와 diplococcus「쌍구균(雙球菌)」 등의 유의어가 있다.

참고로 **diploë**의 e 위의 두 점은 모음의 분리기호(그리스어의 diaeresis, 프랑스어의 trema)로 o와 e를 연결하여 이중모음이 되지 않도록 하기 위한 것으로, 모음의 음질을 바꾸는 역할을 하는 독일어의 움라우트와는 다르다. 이 분리기호는 영어 철자법에서는 흔히 생략된다.

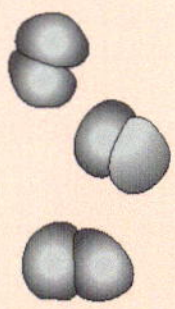

쌍구균

B 두개 〈개관〉

두개를 형성하는 뇌두개골(전두골, 접형골, 두정골, 사골, 측두골, 후두골) 및 안면두개골(관골, 누골, 비골, 하비갑개, 서골, 상악골, 하악골, 구개골, 설골)을 아래에 제시한다.

B-1 전두골 이마뼈

B-2 관골 광대뼈

B-3 누골 눈물뼈

B-4 비골 코뼈

B-5 하비갑개 코선반뼈

B-6 서골 보습뼈

B-7 상악골 위턱뼈

B-8 하악골 아래턱뼈

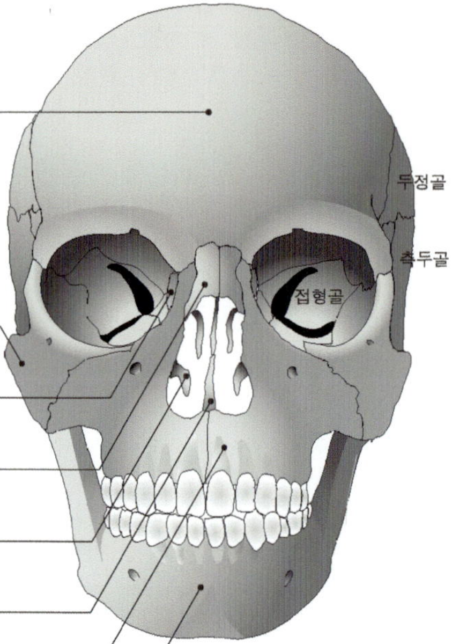

두개 전면

B-9 사골 벌집뼈

B-10 비강 코안

B-11 구개골 입천장뼈

B-12 설골 목뿔뼈

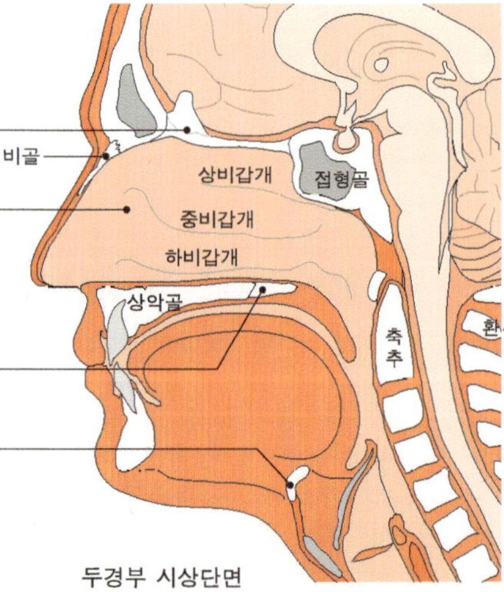

두경부 시상단면

뇌두개골은 뇌를 보호함과 동시에 청각·평형감각을 담당하는 감각 기관을 담고 있다. 안면두개골은 안면의 골격을 형성하여 시각·미각·후각과 관련된 감각 기관을 지지, 보호함과 동시에 소화기 및 호흡기 입구의 형태를 만든다.

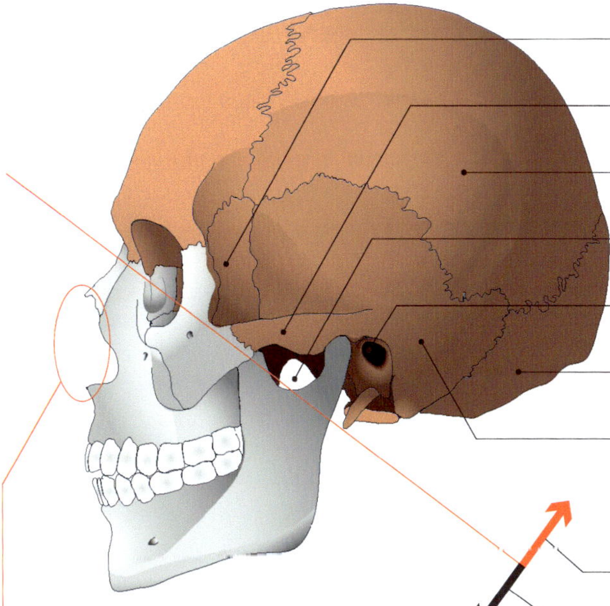

두개 측면

접형골
나비뼈 B-13

관골궁
광대활 B-14

두정골
마루뼈 B-15

측두하와
관자아래우묵 B-16

외이공
바깥 귓구멍 B-17

후두골
뒤통수뼈 B-18

측두골
관자뼈 B-19

뇌두개골
뇌머리뼈 B-20

안면두개골
얼굴머리뼈 B-21

이상구
뼈콧구멍 B-22

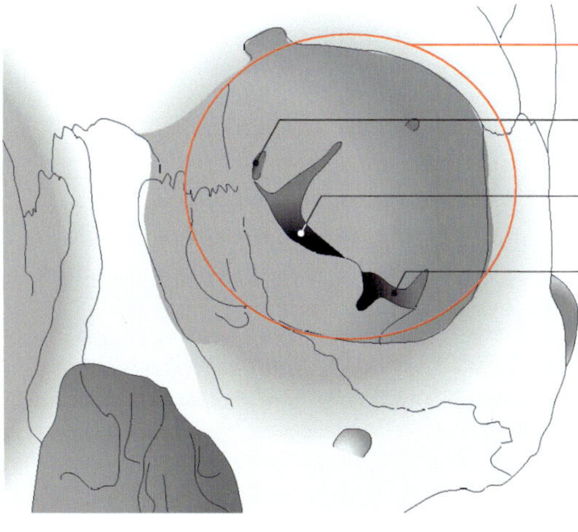

안와
눈확 B-23

시신경관
시각신경관 B-24

상안와열
위눈확틈새 B-25

하안와열
아래눈확틈새 B-26

B Cranium <overview>

● 이 페이지에 제시된 두개골에 관해서는 이후의 페이지에서 상세히 다루기로 한다. 여기서는 대략의 어원만을 해설한다.

B-1 frontal bone◆

B-2 zygomatic bone◆

B-3 lacrimal bone◆ (드물게 lacrymal)

B-4 nasal bone

B-5 inferior nasal concha◆

B-6 vomer◆

B-7 maxilla◆, (복) maxillae

B-8 mandible◆

B-9 ethmoid◆ (ethmoid bone)

B-10 nasal cavity

B-11 palatine bone

B-12 hyoid bone◆

◆**cranium 頭蓋** 그리스어의 κρανίον「두개골」이 라틴어 cranium을 거쳐 영어로 유입되었다. 인도유럽조상어의 어간 *ker-로부터 파생된 어휘로는 horn, corner, unicorn, carrot, cerebrum 등이 있다. ⇒ p.118의 설명을 참조할 것.

◆**frontal bone 前頭骨** 라틴어의 frons「이마」에서 유래.

◆**zygomatic bone 顴骨** 그리스어의 ζυγόν「멍에」에서 유래⇒ 상세한 내용은 p.32「관골」을 참조할 것.

◆**lacrimal bone 涙骨** 라틴어의 lacrima「눈물」에서 유래⇒ 상세한 내용은 p.32「누골」을 참조할 것.

◆**inferior nasal concha 下鼻甲介** 라틴어의 concha「고동, 조가비상의 물체」에서 유래 ⇒ 상세한 내용은 p.13을 참조.

◆**vomer 鋤骨** 라틴어의 vomer「호미의 날」이라는 뜻.

◆**maxilla 上顎骨** 라틴어 maxilla「턱〔顎〕」에서 유래⇒상세한 내용은 p.36「상악골」을 참조할 것.

◆**mandible 下顎骨** 라틴어의 동사 mando「씹다 + 접미사 -bula「도구」= 라틴어의 mandibula에서 유래함.⇒ p.40「하악골」

◆**ethmoid 篩骨** 그리스어의 ἠθμός「체〔篩〕」에서 유래. 체와의 관련에 대해서는 p.13「사골」을 참조할 것.

◆**hyoid bone 舌骨** 그리스어의 υ (hy)과 유사하다(eidos)라는 의미 ⇒ 상세한 내용은 p.41의 칼럼을 참조.

◆**sphenoid 蝶形骨**은 그리스어의 σφήν「쐐기」와 유사하다(eidos)라는 의미.

◆**parietal bone 頭頂骨** parietal은 라틴어 paries「벽, 담」에서 파생.

◆**external acoustic opening 外耳孔** acoustic은 그리스어 ἀκούω「듣다」에서 유래. 아래와 같이「공, 구멍」에 해당하는 어휘가 많은 까닭에 외이공의 의미를 가진 영어 어휘가 다수 존재한다. ⇒ p.119

- external acoustic **pore**(=「공」)
- external acoustic **aperture**(=「공」)
- external acoustic **foramen**(=「공」)
- opening of external acoustic **meatus**(「통로」)
- **orifice**(「개구」) of external acoustic **meatus**
- external **auditory**(「청각의」) pore 등

그리스어 ἀκούω에서 파생된 영어는 acoustic「청각의, 음향의」, acoustics「음향학, 음향 효과」, acoustic education「음감 교육」, acoustic guitar「어쿠스틱 기타」등이 있다.

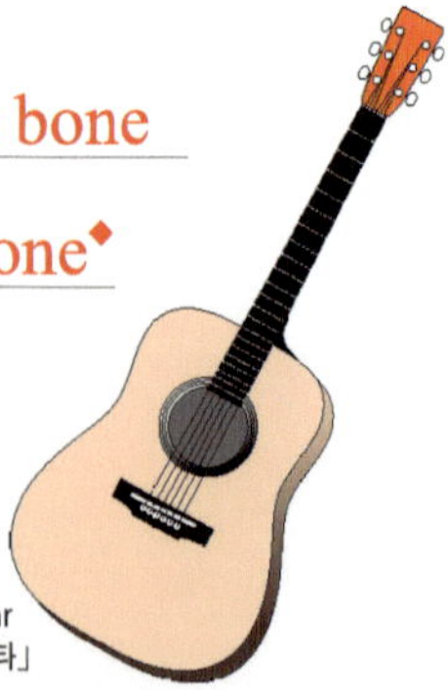

acoustic guitar
「어쿼스틱 기타」

두개골을 의미하는 보다 일반적인 영어는 skull 로, 그리스어 기원의 skeleton「골격」과 비슷하다. skull의 어원은 고대 노르웨이어의 skalli「대머리」라는 설도 있지만 확실하지는 않다.

◆**occipital bone 後頭骨** 라틴어 occiput「후두」.

◆**temporal bone 側頭骨** 라틴어의 tempora「관자놀이, 측두」에서 유래 ⇒ temple「신전」과의 관계는 p.25의 칼럼을 참조.

◆**viscerocranium 內臟頭蓋** vicera는 라틴어 viscus「내장」의 복수형.「체강 안에 들어있는 여러 기관」, 특히「내장」을 나타낸다.

◆**piriform aperture 梨狀口** 라틴어 pirum「배(梨)」에서 유래한다. 영어 pear「서양배」의 어원도 pirum. pisiform은 유사한 단어이지만 pisum「콩(豆)」에서 유래한 어휘로「두상골(豆狀骨)」이란 뜻이다.

◆**orbit 眼窩** 라틴어의 orbis「고리, 원반」에서「전차 경기용의 트랙, 코스」를 뜻하는 orbita를 거쳐 안와를 의미하게 되었다. orbit는「궤도, 궤도를 돌다」라는 뜻의 천문학 용어로도 사용된다.

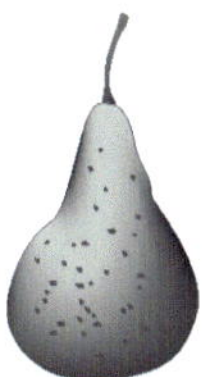
서양배

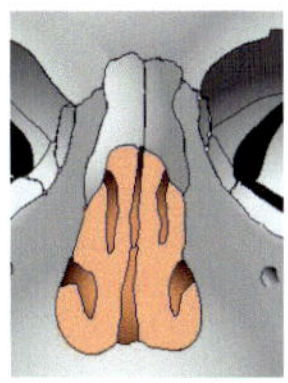
이상구

◆**optic canal 視神經管** 그리스어의 형용사 ὀπτός「볼 수 있는」에서 유래. 명사는 optics「광학」. ὀπτός는 그리스어의 ὤψ「눈」과 동일한 어원 공룡 이름에도 흔히 사용된다. triceratops「트리케라트프스(three-「3」+ cerato「뿔」+ opus「눈 혹은 얼굴」, 즉「눈 옆에 뿔이 셋」이라는 뜻)」.

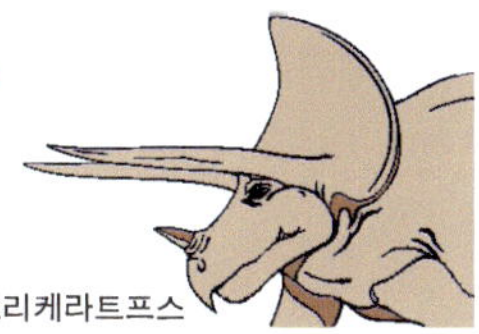
트리케라트프스

sphenoid (bone)◆ B-13

zygomatic arch B-14

parietal bone◆ B-15

infratemporal fossa B-16

external acoustic opening◆ B-17

occipital bone◆ B-18

temporal bone◆ B-19

neurocranium B-20

viscerocranium◆ B-21

piriform aperture◆ B-22

orbit◆ B-23

optic canal◆ B-24

superior orbital fissure B-25

inferior orbital fissure B-26

앤드로이드와 ethmoid
접미사 -OID「~상태의」

SF소설에 자주 등장하는 앤드로이드는「인간과 같은」기계. 앤드로이드라는 단어를 분해하면 andro-「인간의」와 **-oid「~와 같은, ~와 닮은, ~상태의, ~질의」**라는 접미사로 이루어진다. 의학 용어에는「~와 같은」라는 의미의 **-oid**로 끝나는 단어가 많다(이 페이지에도 ethmoid, hyoid, sphenoid 등이 보인다). -oid의 기원은「형태」를 의미하는 그리스어 εἶδος에서 유래한다. 영어는 idea「아이디어」, idol「아이돌, 우상」등이 있다.

-oid로 끝나는 과학 용어는 셀룰로이드(celluloid), 카로티노이드(carotenoid), 플라보노이드(flavonoid), 몽골로이드(mongoloid), 아스테로이드(asteroid) 등이 있다.

이와 같이 의식하지 못한 채 사용하는 일상용어에도 다수의 그리스어가 침투해 있다. 개별 접미사를 이해함으로써 용어의 의미에 관한 이해가 쉬워진다.

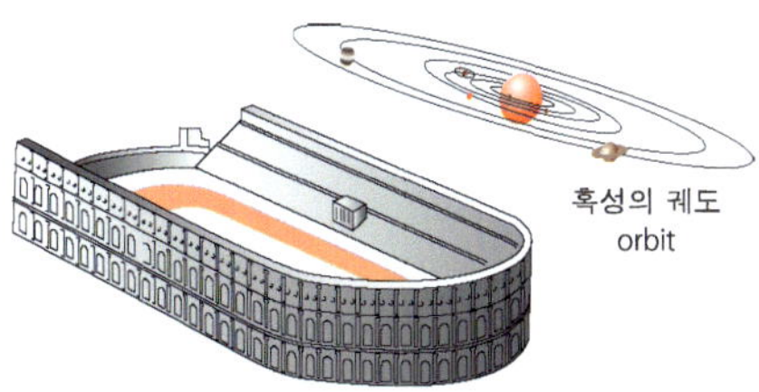
혹성의 궤도 orbit

고대 로마의 경기용 트랙 orbis

C 전두골, 사골, 하비갑개

● 안와상공으로부터 삼차신경의 전두부의 가지가 나온다.

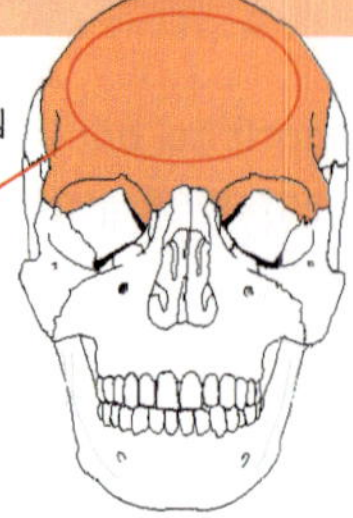

c-1 전두린 **이마뼈비늘부분**

c-2 안와상공 **눈확위구멍** (눈확위패임)

c-3 전두절흔 **이마뼈패임**

c-4 전두결절 **이마뼈융기**

c-5 미궁 **눈썹활**

c-6 **미간**

c-7 비골연 **코모서리**

c-8 비극 **코가시**

c-9 안와면 **눈확면**

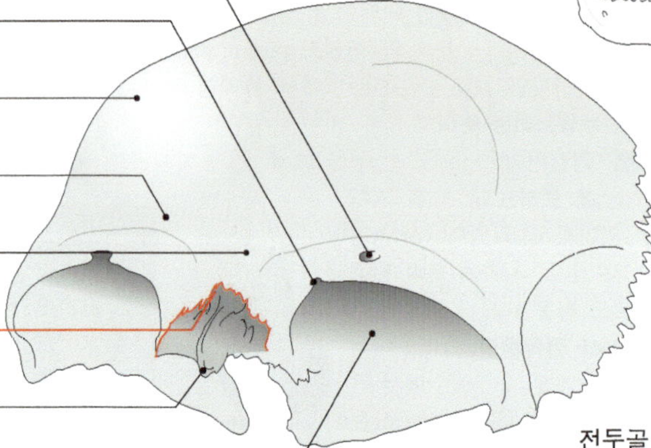
전두골 전면

전두골

c-10 상시상동구 **위시상정맥굴고랑**

c-11 전두릉 **이마뼈능선**

c-12 맹공 **막구멍**

c-13 관골돌기 **광대돌기**

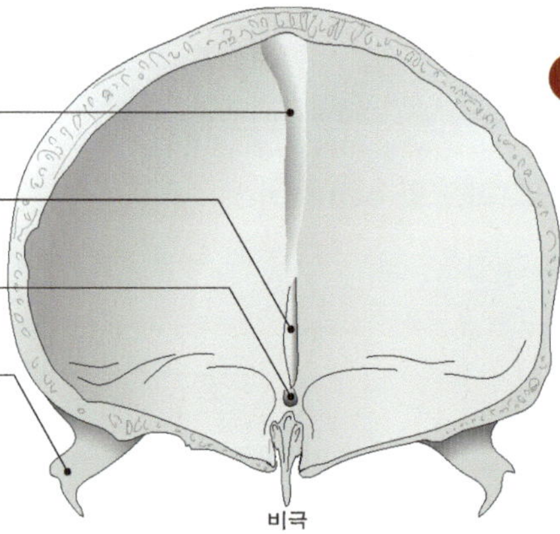

전두골 내면

c-14 전두동구 **이마굴구멍**

c-15 누선와 **눈물샘오목**

c-16 사골공 **벌집뼈구멍**

c-17 사골절흔 **벌집패임**

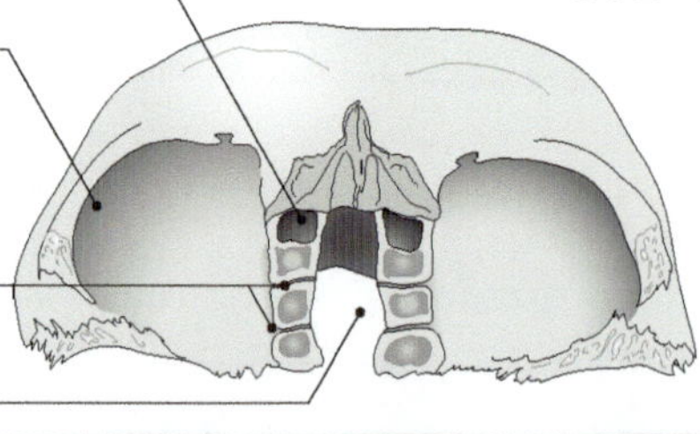
전두골 하면

사골미로는 사골의 좌우 외측의 형태를 만드는 골괴(lateral mass라고 한다)이다. 내부에 다수의 작은 공동이 있어 「사골동」이라고도 하며(⇒ p. 42 「부비강」), 골학에서는 「사골봉소」로도 불린다. 비강에서 볼 때 사골봉소의 하부가 부푼 부분을 「사골포」라 한다. 비강에는 사골로부터 상비갑개, 중비갑개라는 둥글게 감긴 얇은 뼈가 뻗어있고, 그 표면을 덮는 점막은 폐로 가는 공기의 필터역할을 한다.

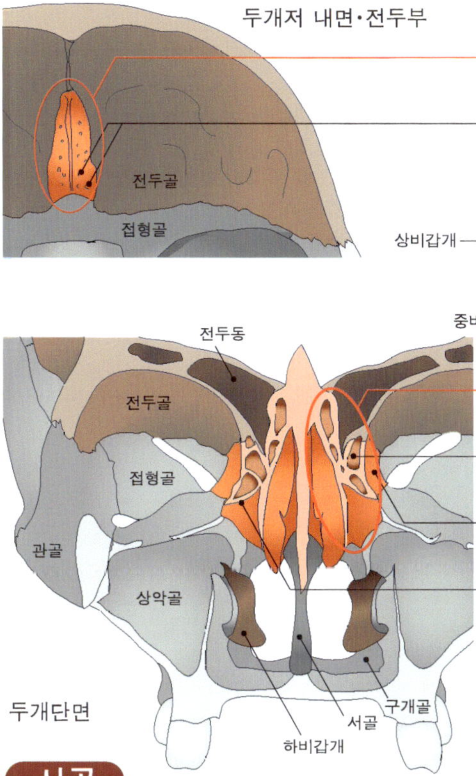

사골

사판
체판 c-18

체판구멍(후신경공) c-19

구상돌기
갈고리돌기 c-20

수직판 c-21

사골미로
벌집뼈미로 c-22

사골봉소
벌집뼈벌집 c-23

안와판
눈확판 c-24

사골포
벌집뼈융기 c-25

계관
볏돌기 c-26

상비갑개
위코선반 c-27

중비갑개
중간코선반 c-28

하비갑개
코선반뼈 c-29

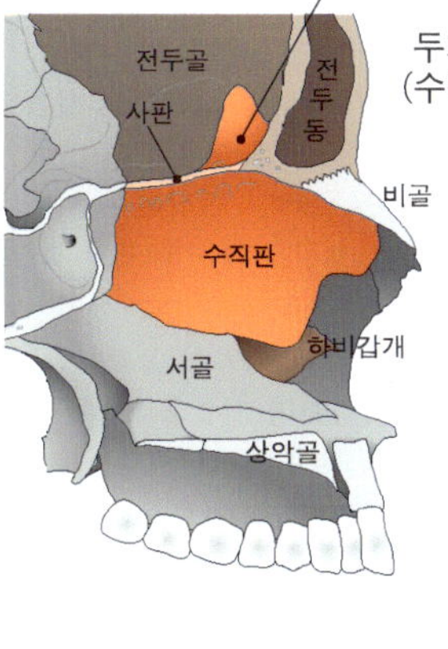

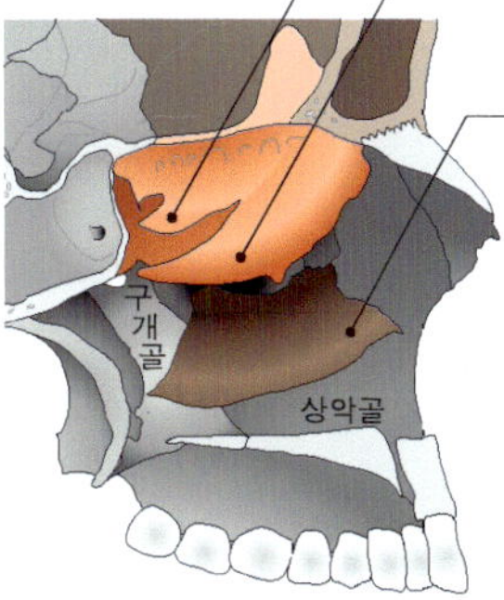

※상비갑개, 중비갑개는 사골의 돌기이지만 하비갑개는 독립된 뼈

C Frontal bone, Ethmoid

● 전두골을 가리키는 보다 일반적인 영어로는 forehead bone이 있다.

c-1 squamous part◆

c-2 supra-orbital foramen (~ notch)

c-3 *frontal notch*

c-4 *frontal tuber*◆

c-5 *superciliary arch*◆

c-6 *glabella*◆

c-7 *nasal border*◆

c-8 *nasal spine*

c-9 *orbital surface*

c-10 *groove for superior sagittal sinus*◆

c-11 *frontal crest*

c-12 *foramen cecum* ※caecum 로도 표기.

c-13 zygomatic process

c-14 *opening of frontal sinus*

c-15 *fossa for lacrimal gland*

c-16 *ethmoidal foramen*

c-17 *ethmoid notch*

◆**frontal bone 前頭骨** frontal은 라틴어의 frons「이마」에서 유래. 영어의 front는 물건, 장소의「이마」, 즉「전면」이라는 뜻으로 파생되었다. 전두골에는「관, 갓」이라는 뜻에서 유래한 coronale이라는 별칭이 있다.⇒ p.44 coronal suture「관상봉합」

◆**squamous part 頭頂鱗** squamous은 라틴어의「물고기 비늘」을 뜻하는 squama에서 유래. 영어의 scale「물고기 비늘」은 게르만어가 기원으로 이것과는 다르다.

◆**frontal tuber 前頭結節** tuber는「혹, 덩어리」를 의미하는 라틴어 tuber에서 유래. 해부학에서는 크게 부푼 뼈의 돌출부인 tuber를 대부분「융기」로 번역하지만, 이와 같이「결절」인 경우도 있다. 작게 부푼 곳에는 영어의 축소사 tubercle (라틴어 tuberculum)「결절」을 사용한다. 결핵진단용의 tuberculin「투베르쿨린」도 이 축소사에서 유래한다.

◆**superciliary arch 眉弓** superciliary은 라틴어의 접두사 super「위쪽에」에 cilium「눈꺼풀」이 붙은 어휘로「눈썹 근처의」라는 뜻. 영어의 형용사형 supercilious는 이른바 눈썹을 끌어 올린「건방진, 젠체하는」태도를 묘사하는데 이용된다. 유의어인 라틴어 cilia는「속눈썹」이란 뜻으로, 영어에서는 cilia「첩모, 세모, 섬모」의 의미가 된다. ciliate「섬모충, 즉 짚신벌레, 종벌레」, ciliary body「모양체, 섬모체」.

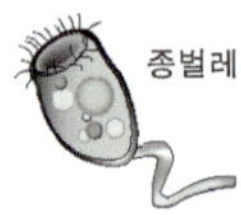

◆**glabella 眉間** 라틴어 glaber「매끄러운, 무모(無毛)의」의 축소사. 즉 눈썹과 눈썹 사이의 작은 무모의 부위라는 뜻 (때로는 좌우의 눈썹이 연결되어 나기도 하지만).「흑어영(黑御影)」이라는 석재명으로도 사용된다. gabbro「반려암」도 glaber에서 유래(그러나 반려암은 대리석보다 풍화되기 쉽고, 오랜 세월의 비바람으로 표면이 울퉁불퉁해진다).

◆**nasal border 頭結, parietal border 頭結**으로 사용되는 연 border은 뼈의「가장자리, 둘레, 테두리」를 가리킨다. frontal margin으로 표기하는 경우도 많다. 골학에서는 margin와 border를 대치할 수 있지만, Web 디자인에서는 HTML문의 border와 margin를 바꿔 넣으면 체재가 완전히 무너져 버린다.

◆**groove for superior sagittal sinus 上矢狀洞溝**「고랑(溝)」을 뜻하는 groove는 게르만어에서 유래. 영어의 grave「묘, 무덤」도 groove의 관련어. 영어의 속어로 groovy가「매우 자극적인, 매혹적인, 뛰어난」이 된 것은 예전 레코드의 고랑 groove에 바늘이 튀지 않아 음이 지속되는 것은「대단히 좋은 상태」이므로 여기에서 연유하였다. sagittal⇒ p.44「시상봉합」

Inferior nasal concha

- **ethmoid 篩骨** 그리스어로 ἠθμός「체〔篩〕」의 뜻.
- **cribriform plate** 라틴어로 cribrum「체」. 대뇌로부터 뻗은 「후구」로부터 20개 정도의 후신경이 비강 내에 뻗어 있다. 사골에 체모양으로 체판 구멍이 열려 있는 것은 이 때문이다.
- **ethmoidal labyrinth** 「미궁, 미로」를 나타내는 그리스어 λαβύρινθος에서 유래. 그리스신화에서는 괴물 미노타우로스를 감금한 크레타섬의 미궁을 가리킨다.
- **superior nasal concha 上鼻甲介, middle ～ 上鼻甲介, inferior ～ 下鼻甲介** 라틴어 concha「고동, 조가비상의 물체」, 그리스어 κόγκη에서 유래. 원래 인도유럽어조상어인 *konkho-「조개」에서 연유하며, cochlea「내이의 와우(달팽이)」와도 같은 기원이다. concha of auricle은 (귀의) 조가비 모양을 한 움푹한 곳이 「이갑개」이다. 또한「패류학(貝類學)」은 conchology.

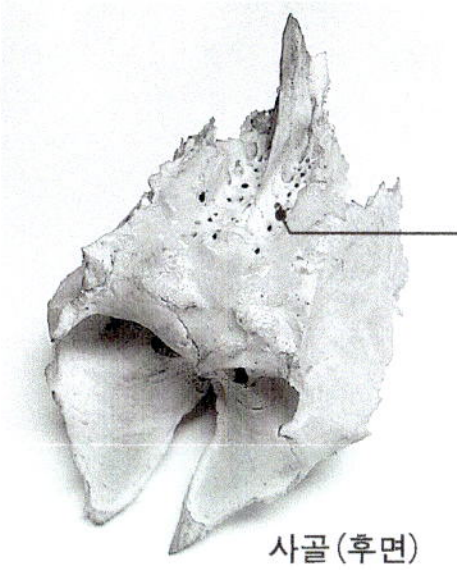

사골(후면)

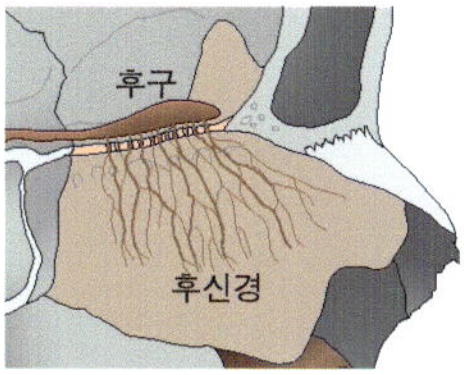

cribriform plate◆ c-18

cribriform foramina c-19 (*olfactory foramina*)

uncinate process c-20

perpendicular plate c-21

ethmoidal labyrinth◆ c-22

ethmoidal air cells c-23

orbital plate c-24

bulla ethmoidalis c-25

※bulla 는 라틴어로 「거품」이란 뜻. 영어 bubble「거품」과도 비슷하지만 어원상 직접적으로 관련이 있어 보이지는 않는다.

crista galli c-26

superior nasal concha◆ c-27

middle nasal concha◆ c-28

inferior nasal concha◆ c-29

계관과 갈륨 원소
GALLUS「닭」

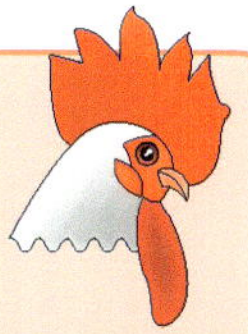

사골 위쪽의 돌기 「계관」의 라틴어 crista galli의 crista는 「계관, 볏」에서 유래. galli는 gallus「수탉」의 소유격인 「수탉의」란 뜻으로 영어 crest「(새의)볏, 갈기, 산꼭대기」는 여기서 파생했다. 그리스 병사나 로마 병사의 투구에 붙어있는 말털로 된 「깃 장식」도 crista라 한다. 새빨간 꽃이 피는 「홍두화」의 학명도 *Erythrina crista-galli*.

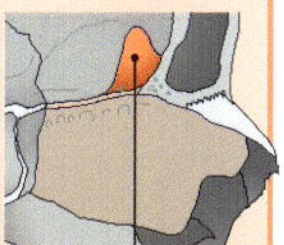

사골의 계관

프랑스의 화학자 르코크 드 부아보드랑(Lecoq de Boisbaudran)은 1875년에 발견한 원소를 자신의 조국인 프랑스의 옛이름 Gallia(Caesar의 「갈리아 전기」의 갈리아)와 연관지어 Gallium「갈륨」으로 명명한 것으로 알려져 있지만, 실은 그의 이름 Lecoq의 coq는 프랑스어로 「수탉」의 뜻으로 새로운 원소의 이름에 라틴어의 gallus「수탉」이라는 형태로 자신의 이름을 몰래 넣었다는 비화가 있다. 이러한 매명행위를 한 원소 발견자는 부아보드랑이 유일하다(아인시타이늄이나 노베리움은 사후 타인에 의해 명명되었다).

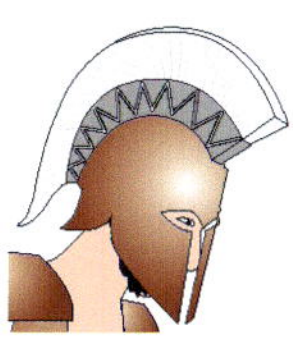

그리스중장보병 투구의 crista

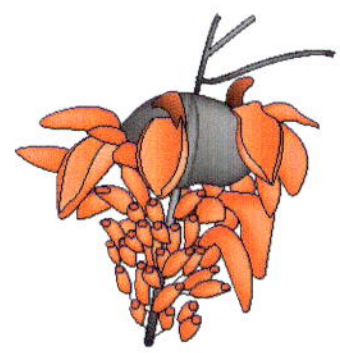

홍두화 *Erythrina crista-galli.*

D 접형골

접형골은 두개저의 중앙에 위치하여 뇌두개를 구성하는 다른 모든 뼈와 접하고 있다. 형태가 나비 모양(박쥐라고도 한다)을 하고 있어 접형골로 명명되었다. 각종 혈관 및 신경이 통과하는 구멍이 접형골을 관통하고 있다.

D-1 소익 **작은날개**

D-2 대익 **큰날개**

D-3 접형골체 **나비뼈몸통**

D-4 익상돌기 **날개돌기**

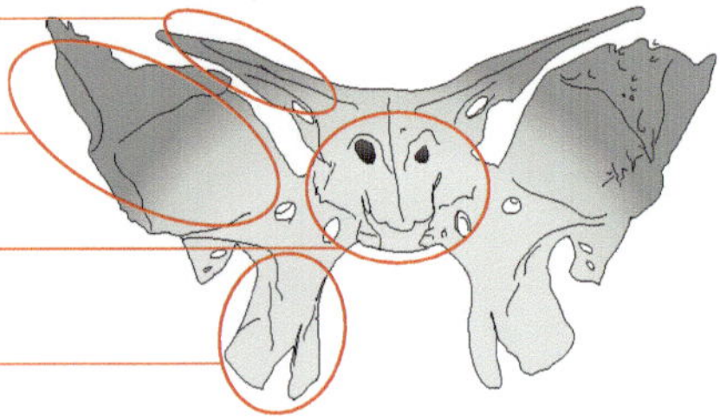

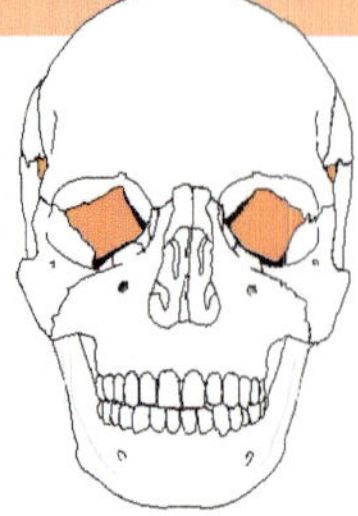

접형골은 안와의 일부와 측두의 일부를 형성한다.

D-5 정원공 **원형구멍**

D-6 난원공 **타원구멍**

D-7 극공 **뇌막동맥구멍**

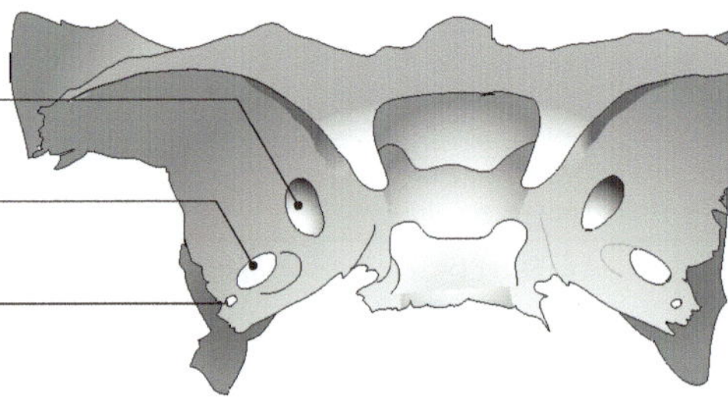

상면

접형골

D-8 접형골동구 **나비굴구멍**

D-9 접형골릉 **나비뼈능선**

D-10 서골초돌구 **보습칼집고랑**

D-11 구개골초돌구 **입천장칼집고랑**

D-12 접형골문 **나비뼈부리**

D-13 초상돌기 **칼집돌기**

D-14 접형골극 **나비뼈가시**

접형골·전면

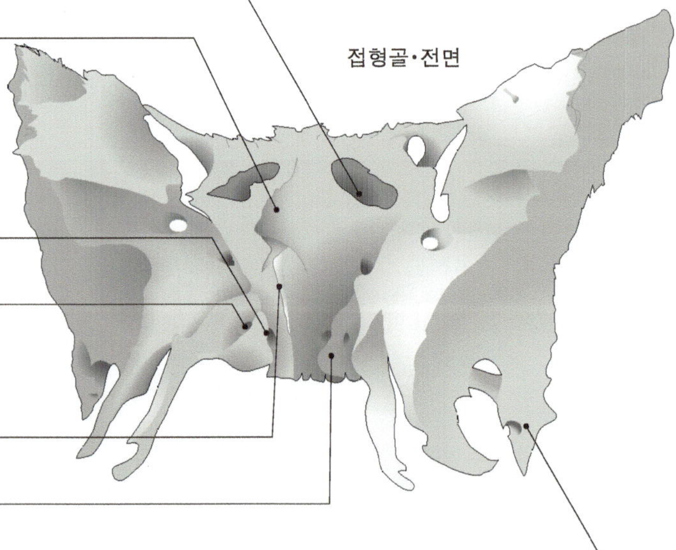

터어키안은 뇌하수체를 넣는 받침접시. 접형골에는 여러 가지 신경과 혈관이 통과하고 있다. 난원공은 하악신경이, 정원공은 상악신경이 지나는 길이다. 경동맥관은 내경동맥이, 시신경관은 시신경이 통과한다. 극공에는 중경막동맥이 통과한다. 그러나 생체에서 파열공은 섬유 연골로 채워져 있다.

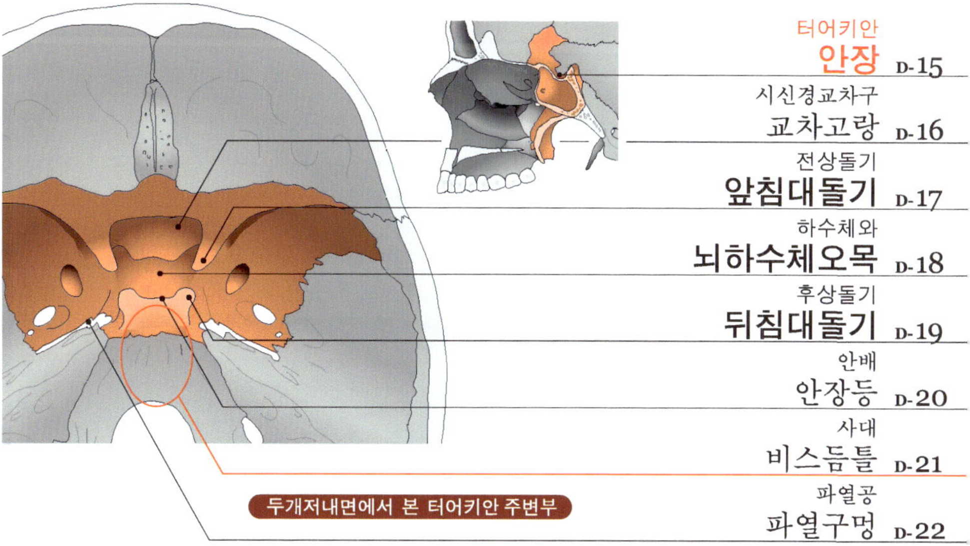

두개저내면에서 본 터어키안 주변부

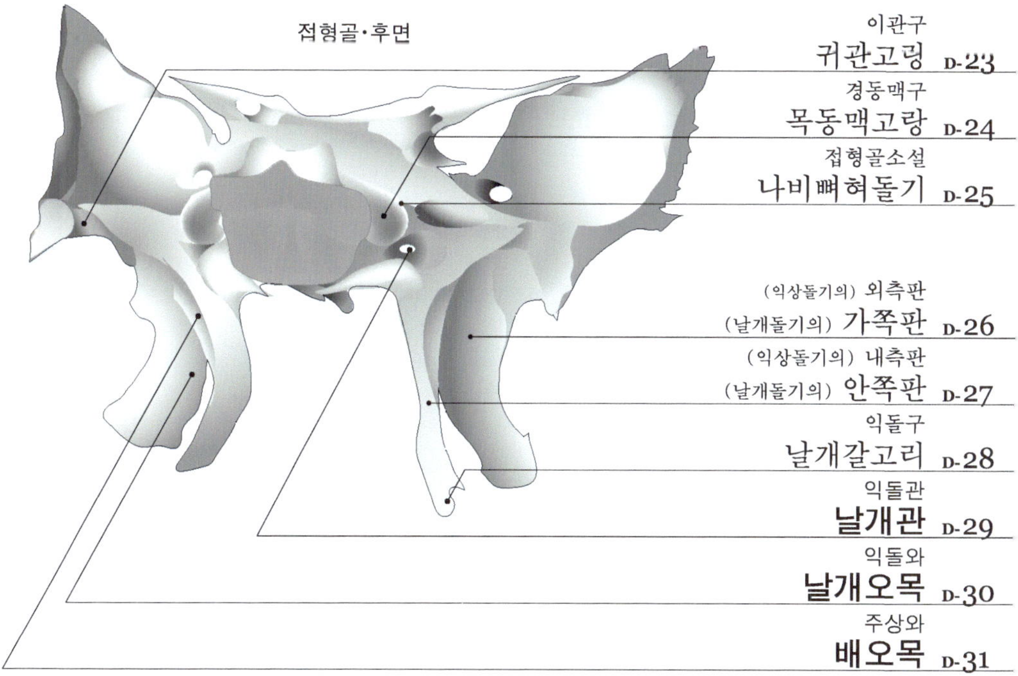

접형골·후면

D Sphenoid

D-1 lesser wing

D-2 greater wing

D-3 body of sphenoid bone

D-4 pterygoid process◆

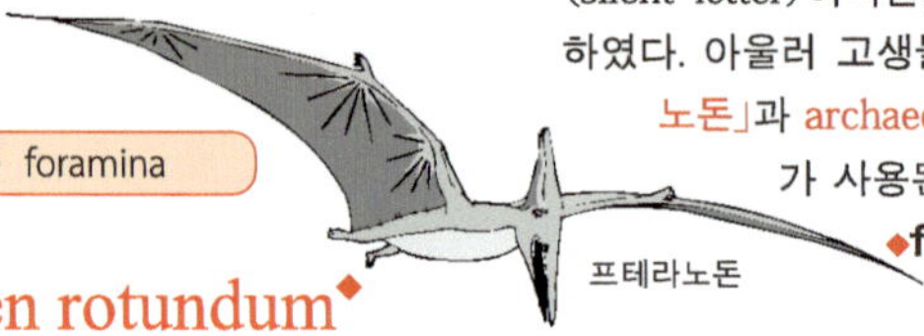

복수형은 foramina

D-5 foramen rotundum◆

D-6 foramen ovale◆

D-7 foramen spinosum◆

D-8 opening of sphenoidal sinus

D-9 *sphenoidal crest*

D-10 *vomerovaginal groove*

D-11 *palatovaginal groove*

D-12 sphenoidal rostrum ⇒ 오른쪽 칼럼

D-13 *vaginal process* ⇒「장단」p.110 참조

D-14 spine of sphenoid bone

◆**Sphenoid 蝶形骨** 그리스어의 σφήν「쐐기」와 유사하다(eidos)라는 뜻. 한자의 나비〔蝶〕와는 관련이 없다. 전두골이나 측두골 등 몇 개의 뼈 사이에 쐐기와 같이 박혀있는 뼈에서 유래.

◆**pterygoid process 익상돌기**「익상」으로 번역되는 영어의 pterygoid는 그리스어의 πτέρυξ「날개〔翼〕」와 유사하다(eidos)라는 뜻. pterygoid의 어두 p는 발음하지 않는다. 영어의 경우 어두에 위치한 자음만의 p는 발음하지 않는 묵음(silent letter)이지만, 어원인 그리스어는 어두의 p도 발음하였다. 아울러 고생물학에서는 익룡의 pteranodon「프테라노돈」과 archaeopteryx「시조새」에 그리스어의 πτέρυξ가 사용된다.

◆**foramen rotundum 正円孔** 라틴어 rotundus「원의, 둥근, 차바퀴형의」로부터 파생. **round foramen**이라고도 한다. rotary「회전식의」, rotate「회전하다」도 유의어. 참고로 로터리 클럽은 윤번제로 회원 자택에서 회합을 열었던 것에서 명명되었다.

◆**foramen ovale 卵円孔** 라틴어 ovum「알〔卵〕」에서 유래. **oval foramen**라고도 한다. 영어의 oval도 역시 라틴어의 ovum이 어원. ovary「난소, (식물의) 씨방」과 ovate「(식물의 잎이) 알모양인」도 ovum으로부터 파생하고 있다.

◆**foramen spinosum 棘孔** 라틴어 spina「가시〔棘〕」로부터 파생 ⇒ p.50「극돌기」

◆**anterior clinoid process 前床突起 posterior clinoid process 後床突起** clinoid는 그리스어 κλίνη「마루, 침대」의 뜻. 전상돌기와 후상돌기의 네 개의 돌기를, 침대의 네 귀퉁이의 네 개의 기둥으로 인식한 것. 또한 영어의 clinic「임상의」의 기원도 κλίνη이다.

◆**clivus 斜臺** 라틴어 clivus「경사면, 언덕」으로부터 파생. 이는 그리스어의 κλίνω「기울게 하다」가 기원. 위 항목의 κλίνη「침대」는 사람을 기울게 하여 자게 하는 장소.

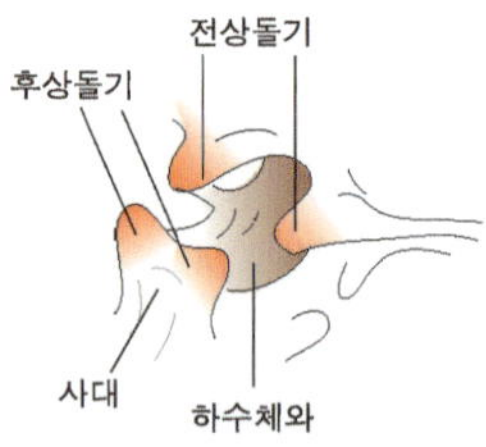

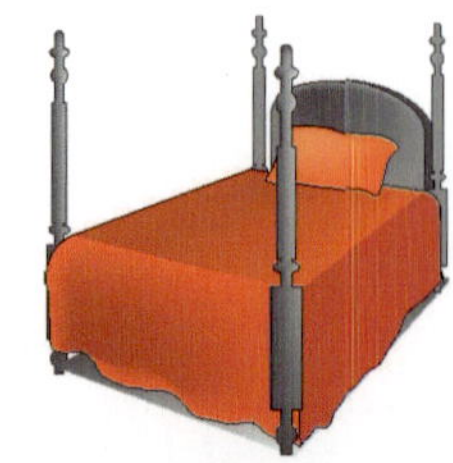

과거에 일본에서 사용된 접형골의 명칭은 Sphenoid를 직역한 「설상골(楔狀骨)」로, 지금은 족근골의 「외측설상골, 중간설상골, 내측설상골」에 설상골이 사용되고 있다. 그보다 이전에는 접형골은 「호접골(胡蝶骨)」이라는 우아한 명칭으로 불리기도 하였다. 접형골은 「나비」나 「날개」 wing, pterygoid 등 나는 것과 관련된 각부의 명칭이 많은 것이 흥미롭다.

- **sella turcica** 터어키鞍 라틴어의 sella 「안장(鞍)」. 중세 터어키 기마대의 후부가 높게 올라간 안장에 비유.
- **hypophysial fossa** **下垂体窩** 그리스어에서 「아래로 성장하는 것」의 뜻 ⇒ p.87 「치골결합」의 칼럼
- **lingula sphenoidalis** **蝶形骨小舌** 라틴어의 lingula 「혀, 언어」의 축소사 ⇒ p.41 「하악소설」
- **pterygoid hamulus** **翼突鉤** 라틴어 hamus 「갈고리(鉤)」의 지소사 hamulus에서 유래.
- **scaphoid fossa** **舟狀窩**는 σκάφη 「작은 배(小舟)」라는 그리스어에서 유래 ⇒ p.76 「주상골」

sella turcica (turkish saddle)◆ D- 15
p.41의 칼럼⇐ *chiasmatic groove* D- 16
anterior clinoid process◆ D- 17
hypophysial fossa◆ D- 18
posterior clinoid process◆ D- 19
dorsum sellae D- 20
clivus◆ D- 21
foramen lacerum D- 22
groove for auditory tube D- 23
carotid groove D- 24
lingula sphenoidalis◆ D- 25
lateral pterygoid plate D- 26
medial pterygoid plate D- 27
pterygoid hamulus◆ D- 28
pterygoid canal D- 29
pterygoid fossa D- 30
scaphoid fossa◆ D- 31

접형골문과 뱃머리, 로마 광장과 표창대

ROSTRUM 「(새의) 부리」

sphenoidal rostrum 접형골문으로 번역되는 rostrum은 라틴어 rostrum 「(새의) 부리, (동물의) 콧등」에서 유래. 해부학에서는 어느 부분의 첨단부 내지는 부리상태의 부분, 즉 「문부(吻部)」를 가리키는데 이용된다(예 : rostrum corpus callosum 「뇌량문」). 반대어는 「미부(尾部)」.

이 rostrum은 머리를 상대의 배에 충돌시켜 파괴하기 위한 장치로 로마 시대 군선의 뱃머리에 장착된 쇠로 된 돌기 「선취(船嘴)」 혹은 「충각(衝角)」을 가리킨다. 기원 전 338년, 로마군은 안티움 해전에서 포획한 적의 선취를 원로원 가까이의 연설대 앞에 장식하였고 후에 이 연설대 자체를 Rostra (rostrum의 복수)로 부르게 되었다. Caesar에 의한 로마 광장(Forum Romanum)의 재정비(기원 전 44년)로 왼쪽 지도의 장소로 옮겨졌다. 현대 영어에서 「연설대·표창대」를 rostrum으로 부르고 있다.

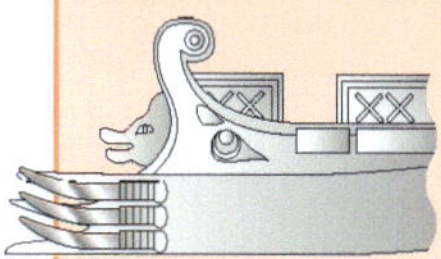

고대 로마 군선의 뱃머리
rostrum

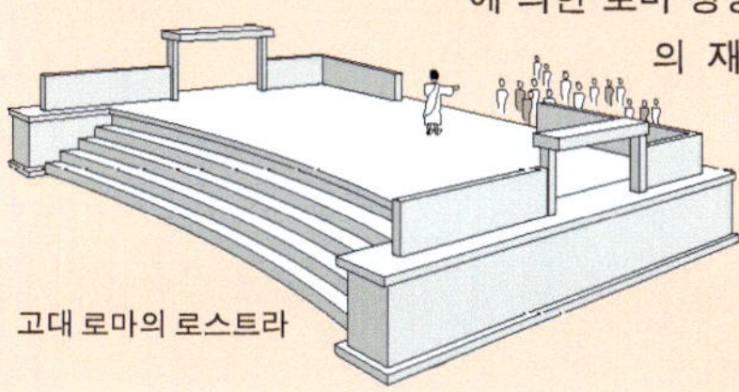

고대 로마의 로스트라

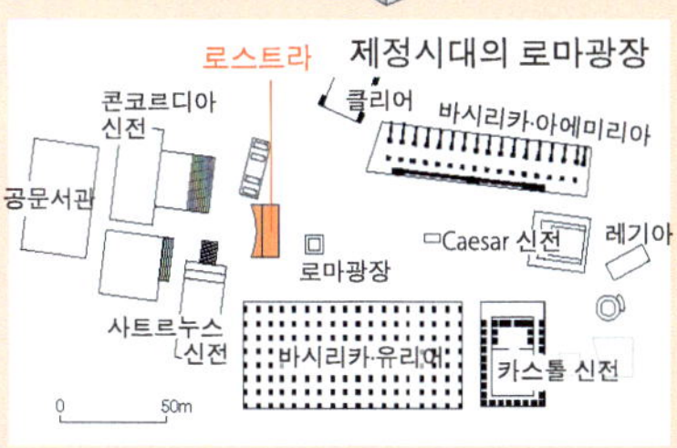

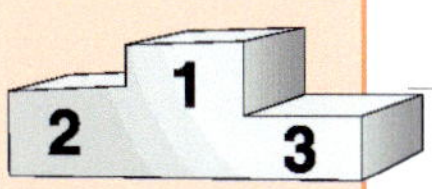

표창대
rostrum

E 측두골

측두골은 측두의 하부 및 두개저의 중두개와를 만든다. 또한 측두골 내부에는 평형 기관 및 청각 기관이 담겨 있으며, 이 뼈를 드나드는 신경·혈관·이관을 위한 구멍이 많이 뚫려있다. 두개골 중에서도 가장 복잡한 구조를 가진다.

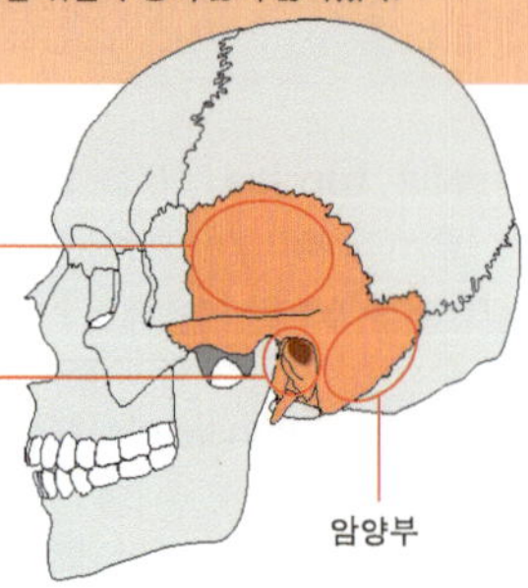

인부
E-1 비늘부분

고실부
E-2 고막틀부분

두정절흔
E-3 마루패임

외이공
E-4 **바깥귓구멍**

관절결절
E-5 **관절결절**

관골돌기
E-6 **광대돌기**

하악와
E-7 **턱관절오목**

고실인열
E-8 고막틀비늘틈새

추체고실열
E-9 바위고막틀틈새

경상돌기초
E-10 붓돌기집

경상돌기
E-11 **붓돌기**

유양돌기
E-12 **꼭지돌기**

유돌공
E-13 꼭지구멍

유돌봉소
E-14 꼭지벌집

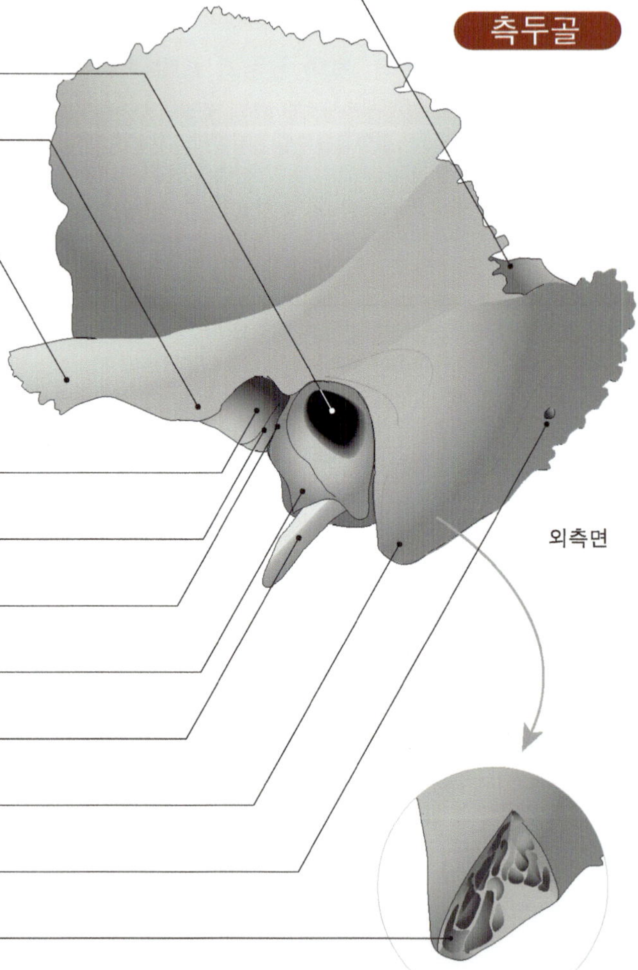

측두골의 외측에는 「외이공」이 있어 외이도를 통해서 고막에 이른다. 그 뒤쪽의 유양돌기는 흉쇄유돌근의 부착부위가 된다. 유양돌기 내부에는 다수의 작은 「유돌봉소」가 「유돌동」으로 이어져 고실로 통하고 있다. 외이공 가까이에는 날카로운 줄기와 같은 「경상돌기」가 뻗어있으며 경돌하악인대, 경돌설골인대, 경돌인두근 등의 기시가 된다.

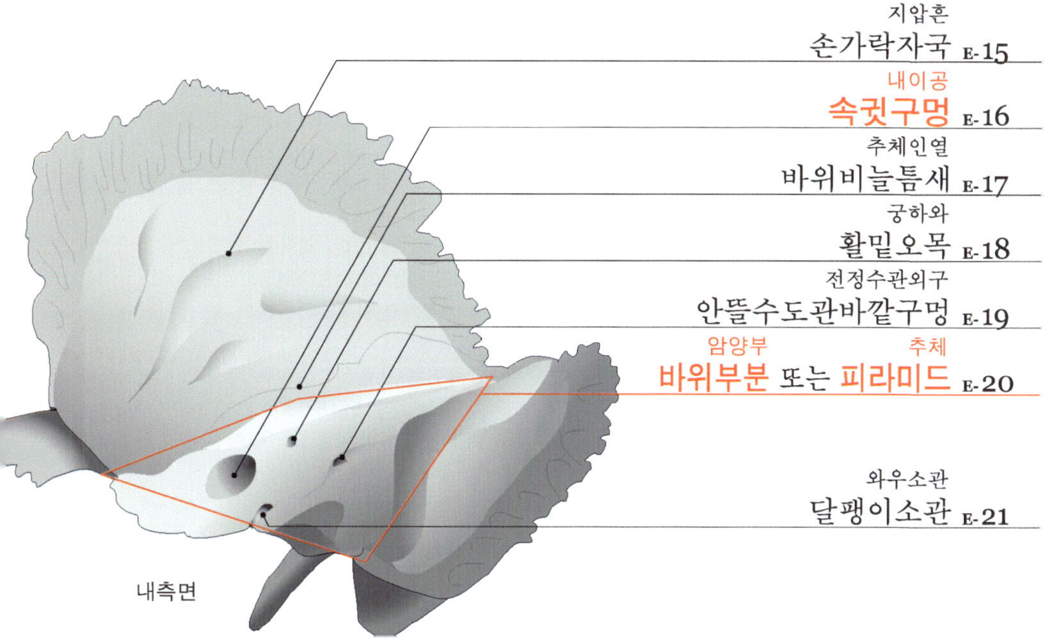

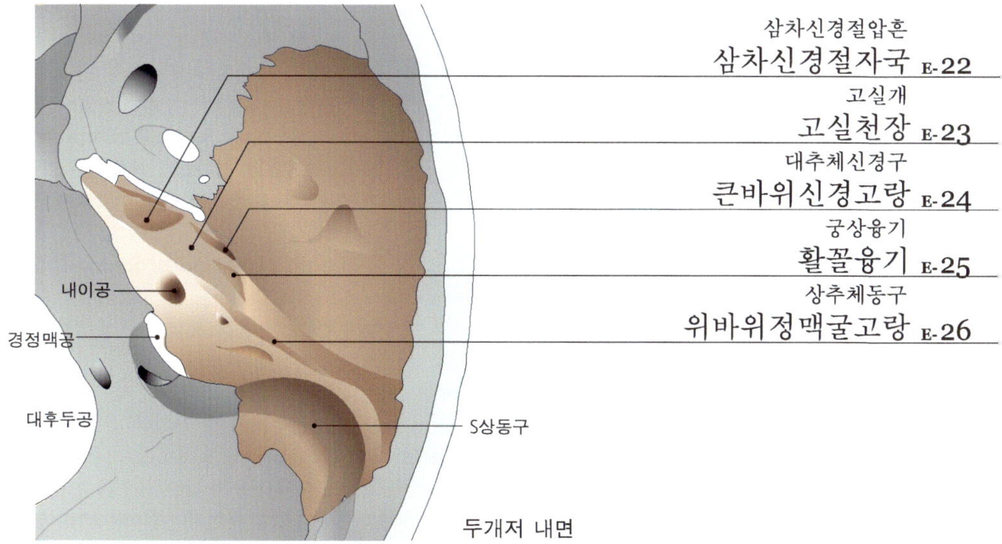

E Temporal bone

E-1 *squamous part*(⇒ p.12「두정린」)

E-2 *tympanic part*

E-3 *parietal notch*

E-4 external acoustic opening◆

E-5 articular tubercle

E-6 zygomatic process◆

E-7 mandibular fossa◆

E-8 *squamotympanic*(*tympanosquamous*) *fissure*

E-9 *petrotympanic fissure*(*Glaserian fissure*)◆

E-10 *sheath of styloid process*◆

E-11 styloid process(⇒p.72)

E-12 mastoid process◆

E-13 *mastoid foramen*

E-14 *mastoid air cells*

◆**temporal bone 側頭骨** 라틴어의 tempora「관자놀이, 측두」에서 유래. 상세한 내용은 p.25의 칼럼을 참조.

◆**external acoustic opening** 외이공에는 이 외에도 몇 개의 영어 표기법이 있다. ⇒ p.8의「외이공」을 참조.

◆**zygomatic process 觀骨突起** zygomatic의 어원은 p.32의 칼럼을 참조. 측두골에서 관골로 뻗은 돌기를「관골돌기」, 반대로 관골에서 측두골로 뻗은 돌기를「측두돌기」라 한다. 이처럼 접하는 뼈의 명칭을 이용한 다수의 해부학용어가 존재한다(쇄골의「흉골관절면」⇔흉골의「쇄골절흔」, 전두골의「두정연」⇔두정골의「전두연」, 요골의「척골절흔」⇔척골의「요골절흔」등 ⇒ p.95의 칼럼).

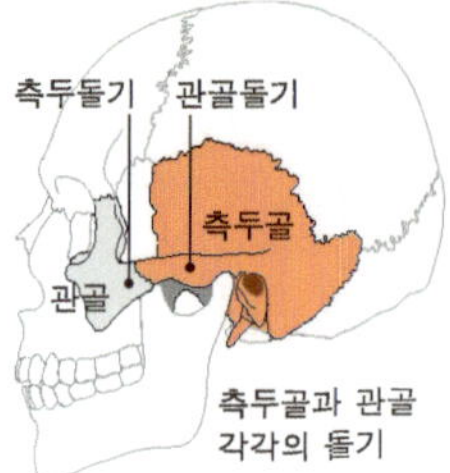

측두골과 관골 각각의 돌기

◆**mandibular fossa 下顎窩**

mandibular「하악의」⇒p.40「하악골」을 참조. 라틴어로 fossa는「구, 고랑」이란 뜻. 지학에서 *Fossa Magna*는 일본 열도의 혼슈(本州) 중부를 남북으로 횡단하는 띠모양의 대지구대(大地溝帶)를 가리킨다. 라틴어로「큰 도랑」의 뜻(Magna는「크다」magnus의 여성형 형용사 ⇒ p.28의 칼럼을 참조. 라틴어는 통상 형용사가 명사의 뒤에 놓인다). 신생대 중기 무렵까지 이곳은 해협이었던 것으로 추정된다. *Fossa Magna*의 서쪽 모서리는 糸魚川－静岡構造線이라 한다.

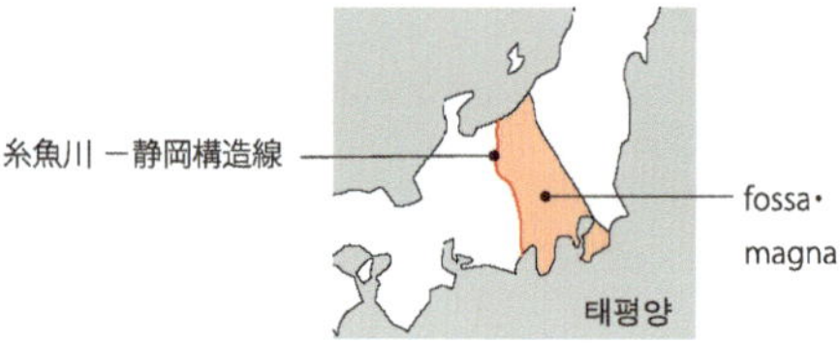

◆**petrotympanic fissure(Glaserian fissure) 錐體鼓室裂** 스위스의 해부학자 그라젤(J. H. Glaser, 1629-1675)에 의해 발견되었다.

◆**sheath of styloid process 莖狀突起鞘**

sheath는 영어로「도검의 칼집, 식물의 엽초(잎집), 곤충의 딱지날개」의 뜻. 해부학에서는 칼집모양의 것을 가리키는데 이용된다. 예: tendinous sheath「건초(腱鞘)」.

◆**mastoid process 乳樣突起** 그리스어 μαστός「유방, 유두」에서 유래. mastitis「유선염(乳腺炎)」도 유의어. 신생대 제 3기에 살던 거대한 코끼리 mastodon「마스토돈」은 어금니의 교합면에 유두와 같은 돌기가 있는 것에서 유래한다. 코끼리의 화석은 치아의 특징에 의해 분류된다.

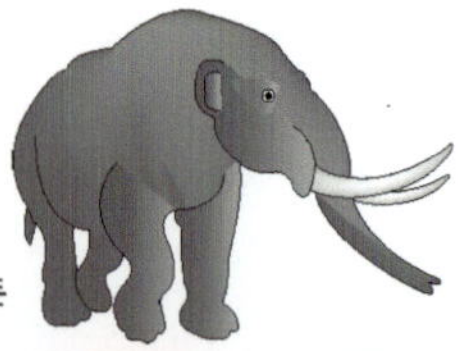

마스토돈

● 측두골의 mastoid air cells「유돌봉소」와 사골의 ethmoid air cells「사골봉소」에 사용되는 air cells「(함기)봉소」는「공기의 소포」라는 의미로, 두개골의 벌집〔蜂巢〕과 같은 다수의 구멍(공기를 포함하는)을 가리킨다. 유돌봉소는 air를 생략하기도 하며(mastoid cells), cellulae mastoideae 혹은 mastoid sinuses라고도 한다. air cells는 pulmonary alveolus「폐포(肺胞)」의 별칭이기도 하다.

◆**digital impression 指壓痕** digital은 라틴어의 digitus「손가락〔指〕」에서 유래. impression은 라틴어 impressio「안으로 누르다, 밀어넣는 것」에서 유래. 두개를 구성하는 뼈(특히 두개저)의 안쪽에는 손가락으로 누른 것 같은 움푹한 곳이 다수 있다. 이는 뇌회의 형태가 두개골 내벽의 성장에 영향을 미친 것. 관련지어 하지 등의 부종이 부은 곳을 손가락으로 누를 때 발생하는 자국(상처자국)도 지압흔이라 한다. 해부학의 impre- ssion은 손가락으로 누른 것처럼 패인 형상의 부분을 가리킨다. 영어의 impression은「인상, 감명, 도장으로 누른 흔적」. 인쇄용어로는「인쇄」란 뜻(예: first impression of 2,000 copies「초판 2천부」).

◆**petrous part 岩様部** 또는 **pyramid 錐体** 그리스어 πέτρα「바위, 암석」에서 유래. 바위와 같이 단단한 부분이라는 뜻으로부터 연유. 추체 pyramid는 그리스어 πυραμίς「피라미드」에서 파생. 영어의 pyramid은 기하학에서「각뿔」을 나타내지만 암양부도「각뿔」과 같은 형상을 하고 있다. 그리스어의「피라미드」의 어원은 그리스인이 먹은 빵의 형태에서 유래한다는 설(반대로 빵의 명칭이 피라미드에서 유래한다는 설도 있어「닭이 먼저인가, 알이 먼저인가」라는 논쟁이 일기도 한다), 린드 수학 파피루스라는 가장 오래된 수학서의 피라미드 높이를 나타내는 말(per-em-us)에서 유래한다는 설,「중심의 불」이라는 그리스어에서 유래한다는 설(그리스어의 πῦρ「불」), 기타 여러 설이 있지만 정설은 알 수 없다.

◆**tegmen tympani 鼓室蓋** 라틴어 tegmen「뚜껑, 지붕, 천정」이란 뜻(영어 integument「외피, 씌우개, 피막」은 동근어). roof of tympanum이라고도 한다.

◆**arcuate eminence 弓狀隆起** 라틴어 arcus「활〔弓〕」의 뜻. 영어의 arc「호(弧)」, archery「궁술」이나 arch「아치, 아치형의」도 유의어. p.83의「arcuate line 궁상선(S-35)」도 유의어.

암양부와 가솔린과 사도 페테로
PETRO-「바위, 돌」

암양부는 그리스어 πέτρα「바위, 암괴」가 어원. 영어의 petroleum「석유」, 영국에서「가솔린」을 나타내는 petrol(미국에서의 가솔린은 gas, gasoline), petrology「암석학」, 기독교의 12 제자 중의 한 사람인「베드로」(영어로는 Peter)의 이름은 그리스어의 πέτρος「돌」에서 유래하였다.

- *digital impression*◆ E-15
- internal acoustic opening E-16
- *petrosquamous fissure* E-17
- *subarcuate fossa* E-18
- *external opening of vestibular aqueduct* E-19
- petrous part, pyramid◆ E-20
- *cochlear canaliculus* E-21

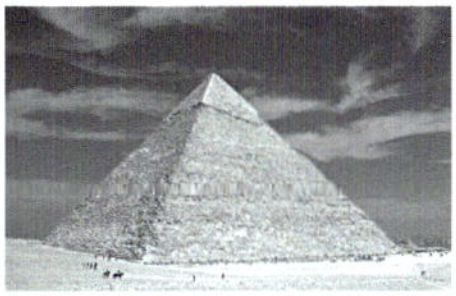
피라미드

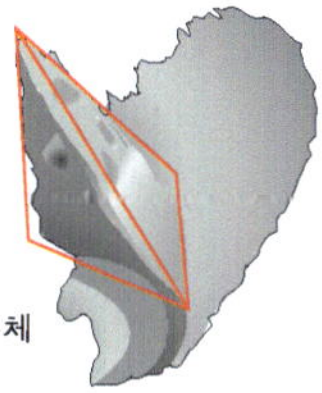
추체

- *trigeminal impression* E-22
- ⇒「뇌단」p.30 칼럼 참조 *tegmen tympani*◆ E-23
- *groove for greater petrosal nerve* E-24
- *arcuate eminence*◆ E-25
- *groove for superior petrosal sinus* E-26

F 측두골 〈2〉, 이소골

경동맥관
F-1 **목동맥관**

경정맥와
F-2 목정맥오목

경유돌공
F-3 붓꼭지구멍

유돌절흔
F-4 꼭지패임

후두동맥구
F-5 뒤통수동맥고랑

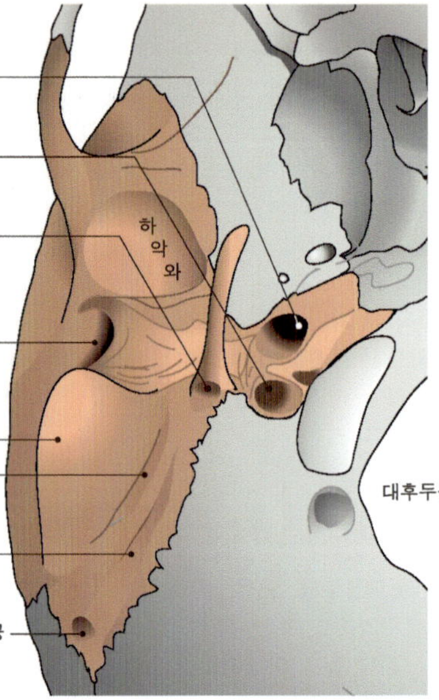

F-6 **고실**

안면신경관
F-7 **얼굴신경관**

유돌공
F-8 꼭지방

전정창
F-9 **안뜰창**

추체융기
F-10 피라미드융기

와우창
F-11 **달팽이창**

갑각
F-12 **고실곶**

근이관관중격
F-13 근육귀뼈관중격

이관반관
F-14 귀관반관

고막장근반관
F-15 고막긴장근반관

근이관관
F-16 근육귀뼈관

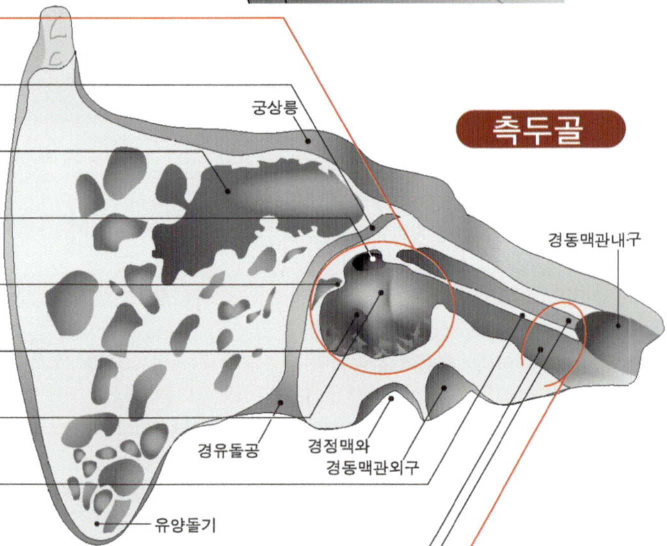

중이의 고실 안에는 세 개의 이소골이 있어 고막의 진동을 증폭시켜 내이로 전달한다. 이소골은 인체에서 가장 작은 뼈로, 그 중에서도 가장 작은 뼈는 등골이다. 등골저는 내이의 입구인 전정창에 부착한다. 내이는 림프액으로 차 있다. 소리는 공기로부터 액체로는 거의 전달되지 않지만 고막과 이소골에 의해 고효율로 치환된다. 또한 이소골은 지렛대의 원리로 고막의 진동을 약 3배로 바꾸어 내이로 전달한다.

귀의 구조

여기서는 측두골내의 공동에 의해 생기는 기관 중 대표적인 것을 제시한다.

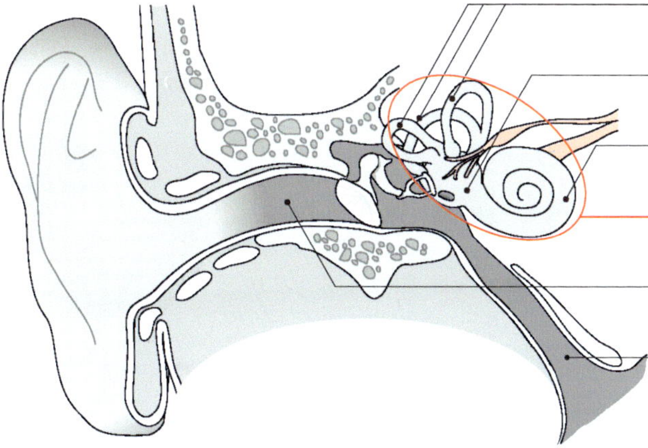

반규관
반고리관 F-17

전정
안뜰 F-18

와우
달팽이 F-19

내이
속귀 F-20

외이도
바깥귀길 F-21

이관
귀(인두)관 F-22

이소골

이하 세 가지 뼈의 총징

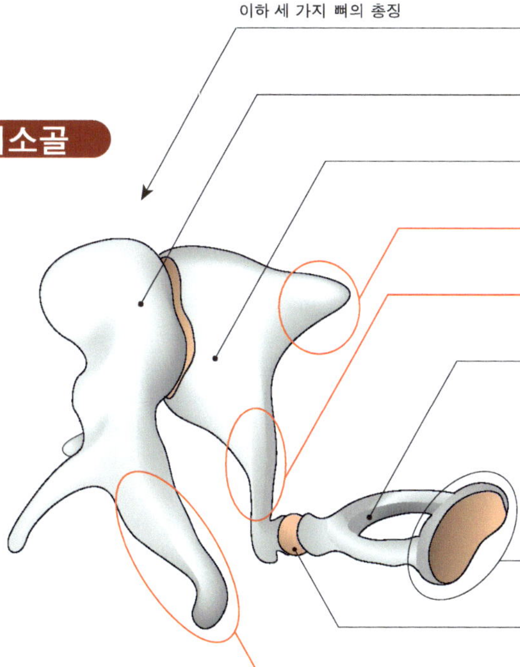

이소골
귓속뼈 F-23

추골
망치뼈 F-24

침골
모루뼈 F-25

단각
짧은다리 F-26

장각
긴다리 F-27

등골
등자뼈 F-28

등골저
등자뼈바닥 F-29

두상돌기
렌즈돌기 F-30

추골병
망치뼈자루 F-31

F Temporal bone(2), Auditory Ossicles

F-1 carotid canal◆

F-2 *jugular fossa*

F-3 *stylomastoid foramen*

F-4 *mastoid notch*

F-5 *groove for occipital artery*

F-6 tympanic cavity◆

F-7 facial canal

F-8 *mastoid antrum*◆

F-9 oval window

F-10 *pyramidal eminence*

F-11 round window

F-12 promontory ⇒p.54(M-18)참조

F-13 *septum of musculotubal canal*

F-14 *semicanal for the auditory tube*◆

F-15 *semicanal for tensor tympani muscle*◆

F-16 *musculotubal canal*

◆**carotid canal 頸動脈管** 그리스어 καρωτίς「경동맥」⇒p.51「경동맥결절」을 참조.

◆**tympanic cavity 鼓室** 그리스어 τύμπανον「북, 탬버린」에서 파생. 고막이나 고실을 영어로 tympanum라고도 한다. 고막을 북의 막에 비유한 것. 이 그리스어 τύμπανον로부터 영어의 timpani「팀파니」, tympanitis「중이염」등의 단어가 생겨났다. 참고로 timpani는 이탈리아어를 경유하여 영어로 유입된 후 단어 중 y가 i로 변화하였다. 또한 timpani는 복수형으로 timpano가 단수형. 오케스트라에서는 다른 음정의 팀파니를 번갈아 사용하므로 timpani라는 복수형으로 알려져 있다.

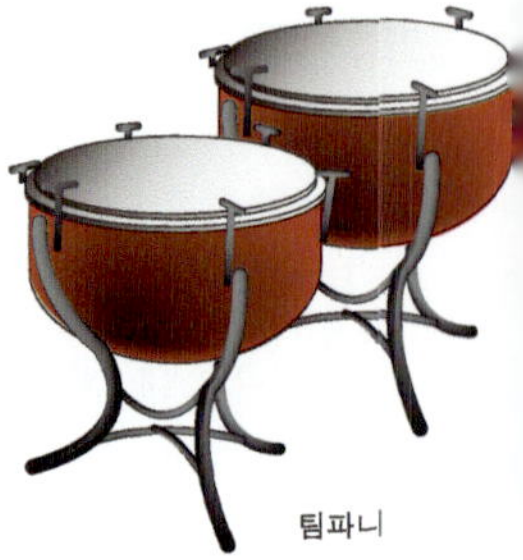

팀파니

◆**mastoid antrum 乳突洞** 그리스어 ἄντρον「동굴」에서 유래. antrum은 거의 폐쇄된 구멍으로 특히 골벽이 있는 경우에 쓰인다. antrum만은 단독으로 유문동(幽門洞, pyloric antrum)을 가리킨다.

◆**semicanal for the auditory tube 耳管半管, semicanal for tensor tympani muscle 鼓膜張筋半管** 라틴어 접두사「반(半)」semi + canal「관(管)」. tensor는「장근(張筋)」. 라틴 어 tendo「늘이다, 당기다」에서 파생. 영어의 tension「장 력, 압력, 팽창력」과 tendon「힘줄〔腱〕」도 유의어.

◆**vestibule 前庭** 라틴어 vestibulum「고대 로마 저택의 안뜰」⇒「장단」p.36의 칼럼 참조.

◆**cochlea 蝸牛** 그리스어 κοχλίας「달팽이〔蝸牛〕」.

◆**external acoustic meatus 外耳道** 라틴어 meatus「길〔道〕」에서 파생되었다.

◆**auditory tube 耳管** 이탈리아의 해부학자 유스타키오(B. Eustachio, 1520-1574)에 의해 발견되어 Eustachian tube「유스타키오관」으로도 불린다.

◆**auditory ossicles 耳小骨** 라틴어의 os「뼈」에 지소사 -cle가 붙은 것.

◆**malleus 槌骨** 라틴어 malleus「망치〔槌〕」에서 파생하였다. 추골의 한자「추(槌)」는「퇴」라는 음으로도 읽힌다. 이 두 가지 음을 사용하는 어휘로는 지추(紙槌), 철퇴(鐵槌), 퇴격(槌擊), 투철퇴(透徹槌) 등이 있다.

고막은 해부학 용어로 tympanic membrane이지만 줄여서 tympanum라고도 한다(단, tympanum은 고실을 뜻하기도 한다). 일반적으로 고막은 eardrum이라 한다.

semicircular canals F-17

vestibule◆ F-18

cochlea◆ F-19

internal ear F-20

external acoustic (auditory) meatus◆ F-21

auditory tube◆ F-22

auditory ossicles◆ F-23

malleus◆ F-24

incus◆ F-25

short crus(limb)◆ F-26

long crus(limb)◆ F-27

stapes◆ F-28

base(footplate) of stapes F-29

⇒「뇌단」p.50 참조 *lenticular process* F-30

handle(manubrium) of malleus F-31

◆**incus 砧骨** 라틴어 incus「쇠마루」에서 파생. 번역된 용어인 침골(砧骨)의 「다듬잇돌(砧)」은 「다림질판」을 작게 만든 것. 방망이로 옷감을 두드려 부드럽게 함으로써 윤기를 내는데 이용하는 나무나 돌로 된 받침대를 가리켰으나, 후에 나무방망이 즉 다듬이 방망이 자체를 뜻하게 되었다.

◆**short crus 短脚, long crus 長脚** 라틴어 crus「정강이, 다리, 종아리」로부터.

◆**stapes 鐙骨** 영어의 stapes은 「등자(鐙子)」를 가리킨다. 등자는 승마 시 말안장의 양쪽에 매달아 발을 지탱하기 위한 마구(馬具).

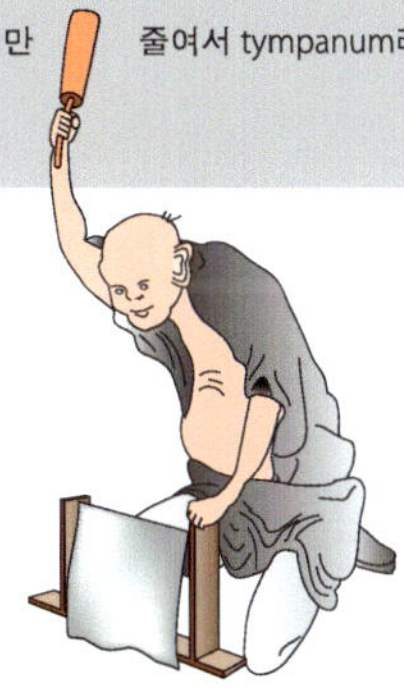

葛飾北斎의「다듬이질(砧打)」

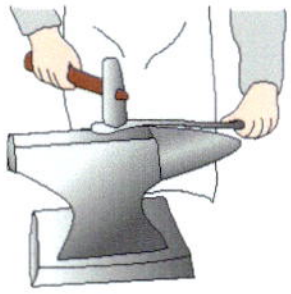

incus 쇠마루

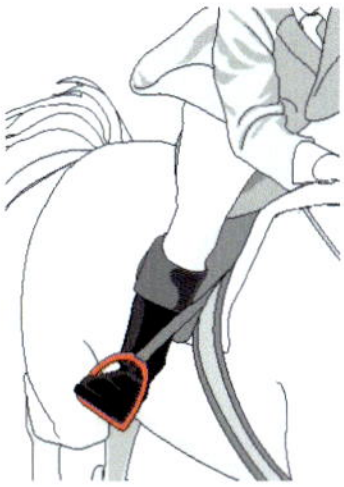

등자(鐙子)

측두골과 신전, 템포
TEM-「자르다」

측두골 temporal bone을 보면 「일시적인 뼈」라는 생각을 갖게도 한다. temporal은 라틴어 tempora 「관자놀이」로부터 파생되었다. 동시에 tempora는 「시간」을 의미하기도 한다. 라틴어 tempus에서 유래한 tempus로부터 「시간의, 일시적인」을 의미하는 temporal, tempo「박자, 완급의 속도, 템포」, temperature「온도」가 생겨났다. 그럼 왜 관자놀이가 「시간」인가? 「관자놀이를 만지면 맥을 잴 수 있기 때문에」, 「관자놀이의 머리카락이 제일 먼저 짧고 얇아져 인생의 시간을 느낄 수 있기 때문에」, 「칼로 관자놀이를 일격할 경우 치명적이므로 상대에게 마지막이라는 시간이 찾아오기 때문」이라는 설이 있다. 또한 인도유럽조상어의 *temp-「당겨서 늘이다」가 기원으로, 「관자놀이는 피부가 팽팽히 당겨져 얇아진 곳」 혹은 「눈의 뒤에서 귀까지 늘어난 부분」이라는 설도 있다. 그리고 라틴어 tempus 「시간」은 「자르다」를 의미하는 어근 TEM-에 그 기원이 있다. 즉 tempus는 「시간」의 단락이란 뜻. 속세로부터 잘려져 신성하게 된 땅 temple「신전」은 TEM-「자르다」로부터 파생되었다.
⇒ p.69 「TOM- 자르다」의 칼럼을 참조할 것.

G 두정골, 후두골

상측두선
G-1 **위관자선**

하측두선
G-2 **아래관자선**

인연
G-3 비늘모서리

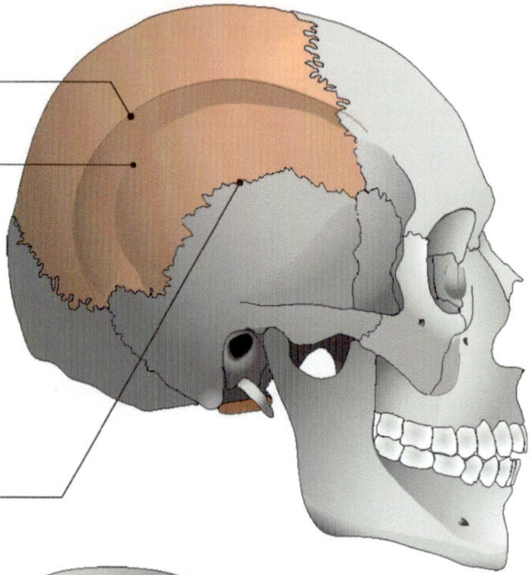

외측면

전두연
G-4 이마모서리

시상연
G-5 정중모서리

후두연
G-6 뒤통수모서리

두정결절
G-7 마루뼈융기

두정공
G-8 마루뼈구멍

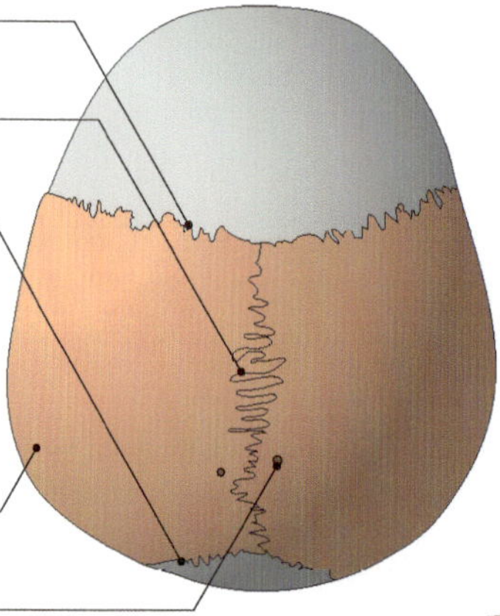

두정골

상면

S상동구
G-9 **구불정맥굴고랑**

중경막동맥구
G-10 중간뇌막동맥고랑

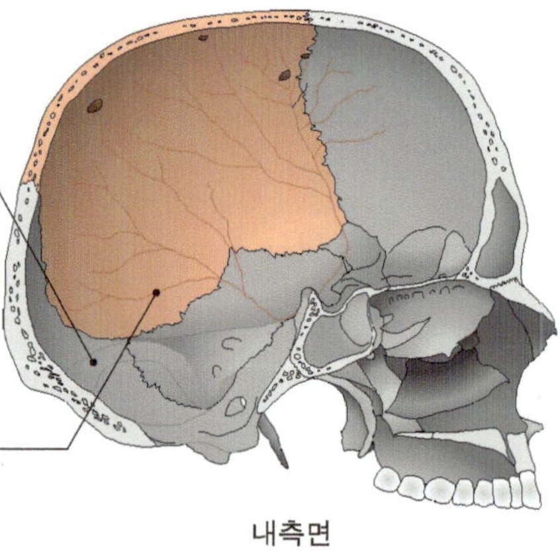

내측면

두정골은 두개관의 대부분을 형성하는 사각형모양의 편평골이다.
후두골은 두개저의 대부분을 형성한다. 대후두공은 두개에서 가장 큰 구멍으로 연수·추골동맥·척수동맥이 여기를 지난다.
후두과는 제1경추(환추)와의 관절면.

후두골

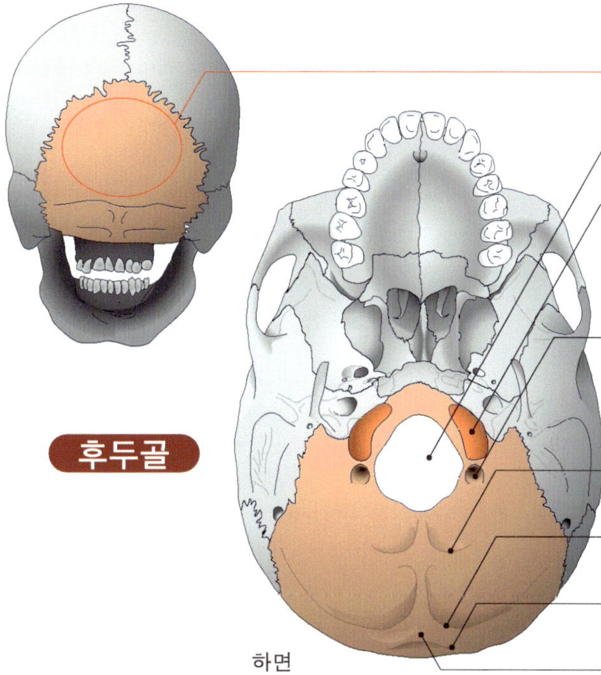

후두린
뒤통수뼈비늘 G-11

대후두공
큰구멍 G-12

후두과
뒤통수뼈관절융기 G-13

과관
관절융기관 G-14

하항선
아래목덜미선 G-15

상항선
위목덜미선 G-16

최상항선
맨위목덜미선 G-17

외후두융기
바깥뒤통수뼈융기 G-18

하면

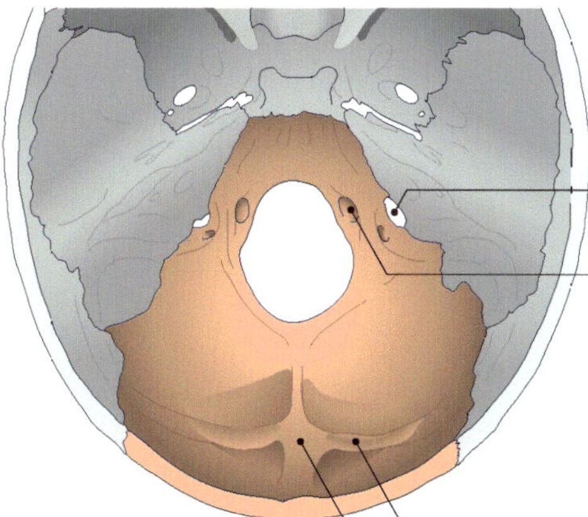

경정맥공
목정맥구멍 G-19

설하신경관
혀밑신경관 G-20

횡동구
가로정맥굴고랑 G-21

내후두융기
속뒤통수뼈융기 G-22

두개저의 내면

G Parietal, Occipital bone

G-1 superior temporal line◆

G-2 inferior temporal line◆

G-3 *squamous border*◆

G-4 *frontal border*

G-5 *sagittal border*◆

G-6 *occipital border*

G-7 *parietal tuber*

G-8 *parietal foramen*

G-9 groove for sigmoid sinus◆

G-10 *groove for middle meningeal artery*◆

miniature는 본래 중세의 사본에 그려진 주홍색으로 채색된 장식 모양을 의미하였다. 거슬러 올라가면 라틴어의 minium 「연단(鉛丹, Pb_3O_4)」에서 유래. 후에 minimus, minor와의 연상작용으로 현재의 「작다」라는 의미가 생겨났다.

◆**parietal bone 頭頂骨** parietal은 라틴어의 「벽」을 의미하는 paries로부터 파생. 이 paries는 두정골 외에도 해부학용어로 여러 부위의 「벽」에 사용된다. 예: gastroparietal 「위체벽(胃體壁)의」, parietosplanchnic 「체벽내장(體壁內臟)의」 등.

◆**superior temporal line 上側頭線, inferior temporal line 下側頭線** 전두골로부터 측두골에 걸쳐 위아래에 활꼴의 선이 2개가 있다. 상측두선에는 측두근막이 붙는 부분이며, 하측두선에는 측두근이 붙는다.

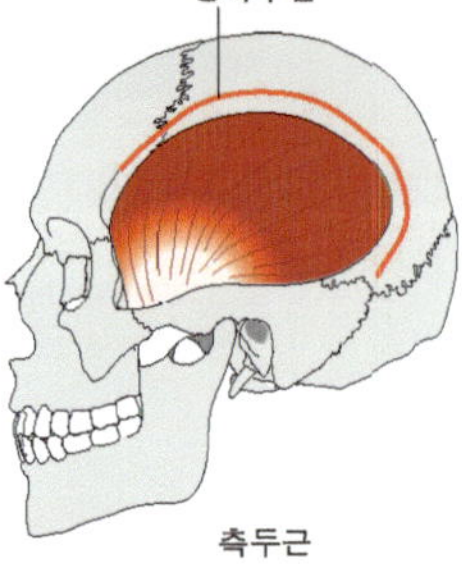

◆**squamous border 鱗縁** squamous는 라틴어의 「비늘〔鱗〕」을 의미하는 squama에서 유래한다.

◆**sagittal border 矢狀縁** 라틴어 sagitta 「화살〔矢〕」에서 유래. sagitta에 대해서는 ⇒ p.44 「시상봉합(矢狀縫合)」

대후동공과 지진과 격언
MAG- 「크다」

foramen magnum 대후동공의 magnum은 라틴어로 「크다」를 의미하는 형용사의 중성형인 magnum. 지진의 「크기」를 나타내는 척도인 magnitude 「매그니튜드, M」, 술병의 사이즈인 magnum 「매그넘 사이즈(약 2.28리터)」, 매그넘 탄약 등도 그 파생어이다.

magnum의 비교급은 major 「보다 큰」으로 영어의 major 「보다 큰, 연상의, 중요한」도 여기에서 유래. 최상급은 maximus로 영어의 maximum 「최대치, 최대량, 최고점」(-us는 남성형, -um은 중성형), maxim 「격언, 금언, 처세훈」의 어원이 된다.

그리스어의 「크다」는 μέγας로 이 또한 거슬러 올라가면 관련이 있다(예: 메가바이트, 메가폰).

반의어인 「작다」는 parvus로, 비교급은 minor, 최상급은 minimus 「축도, 미니츄어」를 의미하는 miniature도 관련어.

자주 사용되는 영어일수록 비교급, 최상급은 불규칙하며, 이는 라틴어에서도 동일한 현상으로 나타난다.

하악골을 의미하는 보다 일반적인 영어로 jaw bone, 즉 「악골」이 있다. jaw는 상악, 하악 양쪽 모두에 사용되므로 하악골을 특정지어 lower jaw라 부르기도 한다. 또한 p.36에 서술한 바와 같이 maxilla 「상악골」 또한 원래 상악, 하악 양쪽을 가리키는 말로 사용되어 하악골에는 submaxilla라는 별칭도 있다.

◆**groove for sigmoid sinus S상동구** 그리스어의 Σ와 유사하다(eidos)라는 뜻. 그리스어의 알파벳 형태에서 유래하는 해부학 용어는 p.41의 칼럼을 참조할 것. 그리스어의 문자 Σ는 히브리·페니키아에서 사용되던 알파벳 ש (שִׁין)을 차용한 것. 그리스어에 도입되었을 당시 90° 회전하였다.

ω ⇒?	W ⇒	Σ
proto-Sinaitic script (기원전 15세기?)	고대 히브리어 문자 (기원전 8세기경)	고대 그리스 문자 (기원전 5세기경)

참고로 히브리어의 שִׁין는 「이, 치아」의 뜻.

◆**groove for middle meningeal artery 中硬膜動脈溝** meningeal은 영어 meninges 「수막(髓膜), 뇌막(脳膜)」의 형용사형(meninges는 복수형이며 단수형은 meninx)으로 그리스어의 μῆνιγξ 「(얇은)막」에서 유래한다.

◆**foramen magnum 大後頭孔** magnum은 라틴어의 magnum 「크다」를 뜻하는 형용사. 왼쪽 페이지의 칼럼 참조.

◆**occipital condyle 後頭顆** condyle은 그리스어 κόνδυλος 「손가락에 붙은 관절, 즉 주먹」에서 유래. 상세한 내용은 ⇒ p.69 「상완골과(上腕骨顆)」

◆**inferior nuchal line 下項線, superior nuchal line 上項線, highest(supreme) nuchal line 最上項線** nuchal은 라틴어 nucha 「목덜미〔項〕」에서 연유. 거슬러 올라가면 아라비아어 nukháh 「척수」에서 유래하지만, 의미는 별도의 아라비아어인 núqrah 「목덜미」를 사용하는 등 혼란이 있었다.

◆**external occipital protuberance 外後頭隆起, internal occipital protuberance 内後頭隆起** protuberance는 라틴어 protubero 「부풀다」에서 연유. pro는 「앞쪽에」를 뜻하는 접두사이며 tuber는 「혹, 덩어리」를 의미하는 라틴어와 관련 ⇒ p.12 「전두결절(前頭結節)」 참조

◆**jugular foramen 頸静脈孔** 라틴어 jugulum 「목〔인후〕」로부터 ⇒ p.32 「관골」

◆**hypoglossal canal 舌下神経管** 그리스어의 γλῶσσα 「혀」에 접두사 hypo- 「~의 아래에」가 결합한 것.

squamous part of occipital bone G-11

foramen magnum◆ G-12

occipital condyle◆ G-13

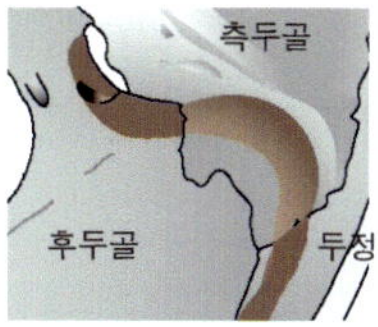

S상동구(두개저 내면)

condylar canal G-14

inferior nuchal line◆ G-15

superior nuchal line◆ G-16

highest (supreme) nuchal line G-17

external occipital protuberance◆ G-18

jugular foramen◆ G-19

hypoglossal canal◆ G-20

groove for transverse sinus G-21

internal occipital protuberance◆ G-22

H 관골, 누골, 비골, 서골, 두개골

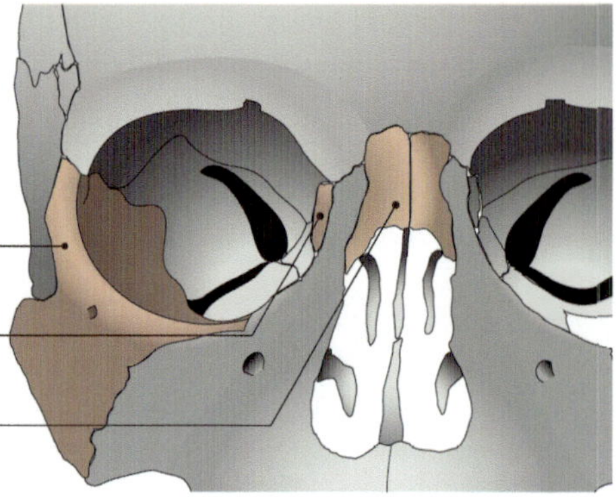

H-1 관골 **광대뼈**

H-2 누골 **눈물뼈**

H-3 비골 **코뼈**

H-4 전두돌기 **이마돌기**

H-5 관골안면공 **광대얼굴구멍**

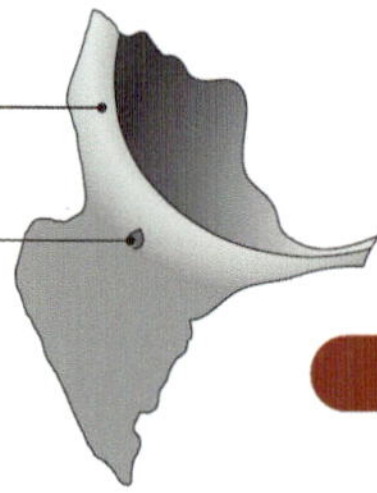

관골

H-6 관골측두공 **광대관자구멍**

H-7 측두돌기 **관자돌기**

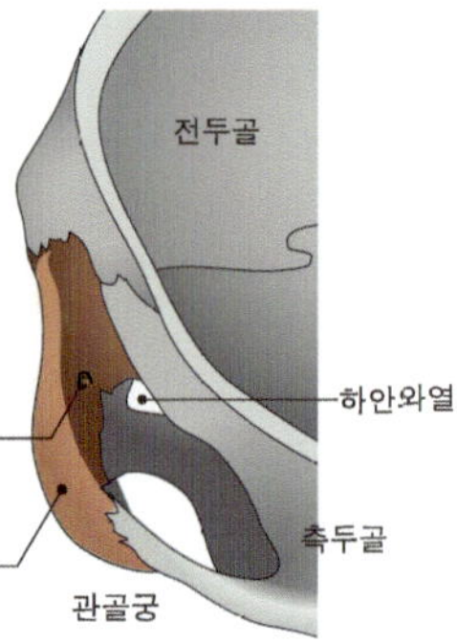

두개골 측면

비골

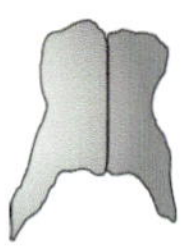

누골

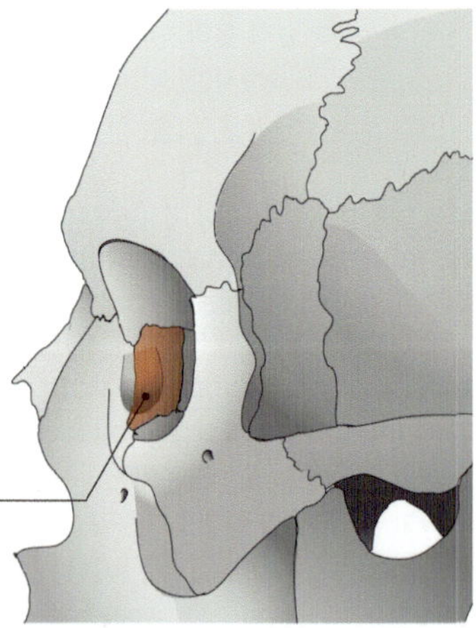

H-8 누낭와 **눈물주머니오목**

관골, 누골, 비골, 서골, 구개골은 안면두개의 형태를 만드는 뼈. 비골은 장방형의 얇은 뼈로 개인별로 형태나 크기가 다르다. 누골은 두개골 내부에서 손톱 정도의 크기로 가장 작고 얇다. 서골은 비중격의 후방하부를 형태짓는 사변형의 얇은 뼈. 구개골은 좌우 한 쌍으로 골구개의 후부를 이룬다.

서골

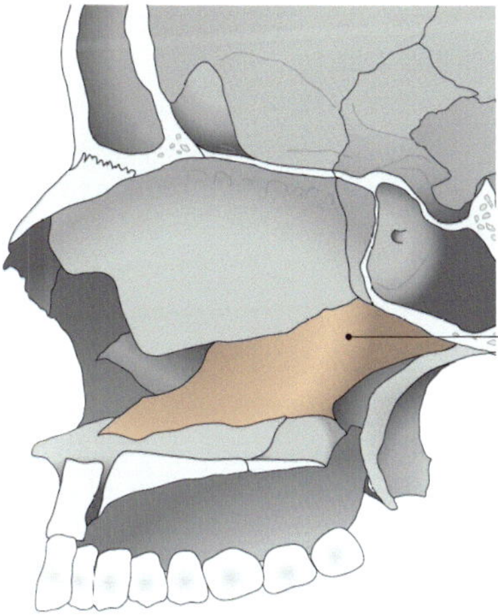

서골
보습뼈 H-9

서골익
보습뼈날개 H-10

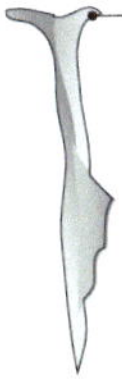

후면

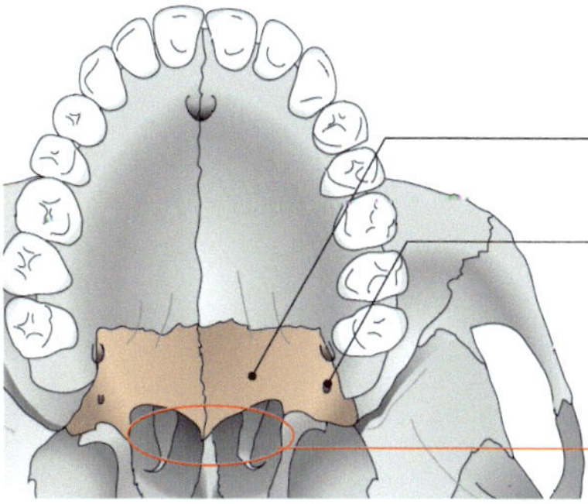

두개저 하면

구개골
입천장뼈 H-11

소구개관
작은입천장관 H-12

구개골

후비공
뒤콧구멍 H-13

접구개절흔
나비입천장패임 H-14

접형골돌기
나비돌기 H-15

추체돌기
날개패임돌기 H-16

안와돌기
눈확돌기 H-17

수직판 H-18

수평판 H-19

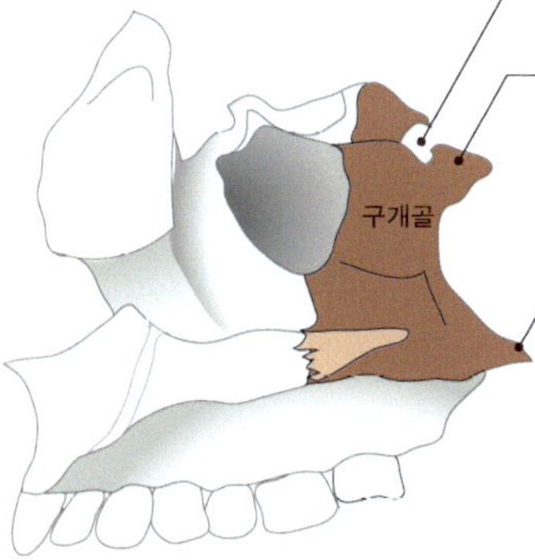

내측면

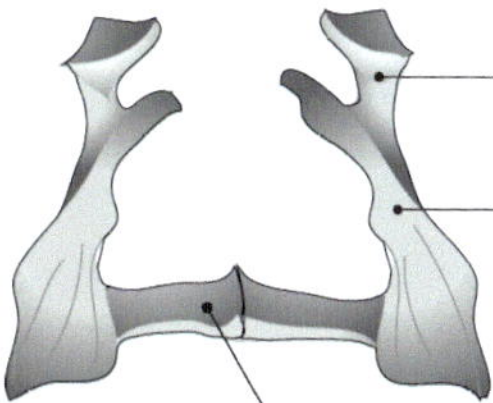

후면

H Zygomatic, Lacrimal, Nasal,

H-1 zygomatic bone◆

H-2 lacrimal bone◆

H-3 nasal bone

H-4 *frontal process*

H-5 *zygomaticofacial foramen*

H-6 *zygomaticotemporal foramen*

H-7 *temporal process*

H-8 fossa for lacrimal sac◆

◆**zygomatic bone 顴骨** 그리스어 ζυγόν 「멍에」에서 유래. 아래의 칼럼 참조.

◆**lacrimal bone 涙骨** 라틴어 lacrima 「눈물〔涙〕」에서 유래. 고대 라틴어에는 dacruma. 따라서 그리스어의 δάκρυον 「눈물」과도 유의어의 관계에 있다. dacryoadenitis 「누선염(涙腺炎)」은 파생어이며 영어의 tear 「눈물」과도 먼 친척 관계에 있다. 하지만 영어의 tear 「찢다, 째다」는 고대인도유럽어의 *der- 「찢다, 가죽을 벗기다」에서 유래하며 dermis 「진피(真皮)」나 epiderm 「표피(表皮)」의 -derm과 관련이 있다.

◆**fossa for lacrimal sac 涙嚢窩** lacrimal sac 「누낭」의 sac은 생물학 용어로 「자루, 주머니〔嚢〕」을 가리킨다. 라틴어 saccus 「자루」에서 유래. 또한 그리스어 σάκκος에서 거슬러 올라가면 히브리어 שַׂק 「조포(粗布 : 거칠게 짠 질이 좋지 않은 베-역자주), 자루」에서 유래한다. 일반 영어에서는 sack 「자루」로 표기한다.

관골과 멍에, 관절과 요가
ZYG-, JUG- 「함께 하다」

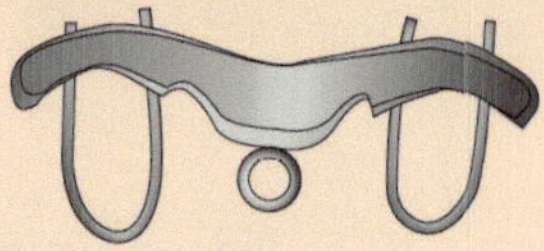

멍에

관골 zygomatic bone의 zygomatic은 그리스어 ζυγόν 「멍에」에서 유래한다. 멍에란 쟁기를 끌게 할 목적으로 두 마리의 가축의 목에 거는 도구를 말한다. 따라서 관골의 영어 명칭, 라틴어 명칭에 「뺨」이란 뜻은 없다.

이로부터 파생하는 다른 어휘로는 zygote 「배우자」가 있다. 거슬러 올라가면 고대인도유럽어의 *yeug- 「함께 하다」가 기원으로 이 말로부터 영어의 yoke 「멍에」, joint 「관절」, join 「많아지다」, yoga 「요가」(힌두교의 종교철학에서 커다란 존재와의 「일체」를 도모하는 것) 등 다수의 어휘가 파생되었다.

또한 영어의 jugular 「경부의」(jugular foramen 「경정맥공」 등에서 이용된다)의 유래인 라틴어의 jugulum 「목, 목의 근원」 또한 *yeug-의 파생어이다. 고대 그리스의 저명한 의사였던 켈수스(Aulus Cornelius Celsus, B.C. 30-A.D. 64?)는 jugulum을 「쇄골」이라는 용어로 사용하였다. 해부학 용어도 시대에 따라 다양한 변천을 보인다.

Vomer, Palatine bone

◆**vomer 鋤骨** 라틴어 vomer 「호미〔鋤〕의 날」의 뜻으로 그 형상이 밭을 경작하는 가랫날의 형태를 닮은 것에 연유한다. 독립된 뼈를 최초로 발견한 학자는 베사리우스의 후계자이자 팔로피오관(난관)의 발견자인 이탈리아의 해부학자 가브리엘 팔로피오 G. Fallopio(1523-1563) 혹은 같은 베살리우스의 제자인 레알도 콜롬보 Colombo(1516-1559)로 추정된다. 이 두 해부학자는 해부학 분야에서 다수의 발견자인 동시에 어느 쪽이 먼저인가라는 논쟁도 다수 불러일으키고 있다. 또한 호밋날의 형태를 닮은 조개인 「Vomer Conch」도 학명으로 *Strombus vomer vomer*라 한다.

◆**palatine bone 口蓋骨** 라틴어 palatum 「구개」로부터 유래. palate 「구개」도 여기에서 파생된 어휘로, palate에는 「미각, 기호」라는 의미도 있는데 이는 미각은 구개를 통해 느낀다는 오해로부터 생겼다. 또한 palatable 「맛좋은, 입에 맞는」도 이런 연유에서 생겨났다. 참고로 영어의 palatine은 「궁전의」, 「팔라틴 백작의」라는 뜻이지만 구개골과는 어원적으로 관계가 없으며 palace 「궁전」과 관련이 있다. 그러나 이 둘은 혼동하기 쉽고 동시에 「구개의 형태는 지붕을 연상시킨다」는 이유로 「궁전」을 나타내는 고대프랑스어의 차입어인 palayce나 palyce를 「구개」라는 의미로 사용하던 시기(중세 영어의 후기부터 16세기에 걸쳐)도 있었다.

◆**choana 後鼻孔** 그리스어 χοάνη 「깔때기」에서 유래한다.

◆**perpendicular plate 垂直板** 라틴어로 「수직선」을 의미하는 perpendiculum에서 연유. perpendiculum은 접두사 per- 「완전히」+pendeo 「매달리다, 움직이다, 흔들다, 매달다」의 합성어로 아래에 매달린 진자(振子)의 선, 연직선을 의미한다. 라틴어의 pendeo로부터 pendant 「펜던트, 샹들리에」와 pendulum 「(시계 등의)진자, 마음을 잡지 못하는 사람」이 파생되었다.

◆**horizontal plate 水平板** horizontal은 영어의 horizon 「수평선, 지평선」의 형용사형. horizon은 그리스어 ὁρίζων 「한계, 경계」에서 유래한다. 수평선과 지평선은 하늘과 바다, 하늘과 육지와의 경계선.

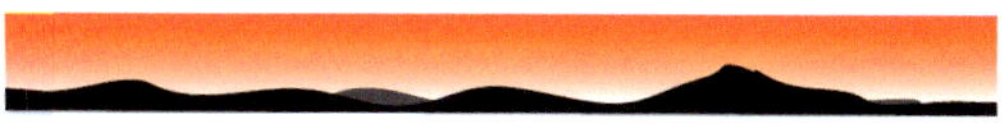

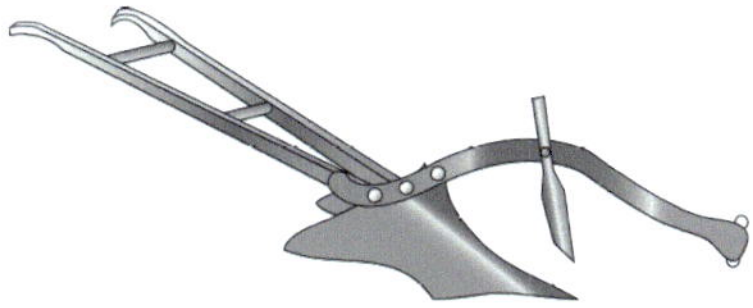

호미

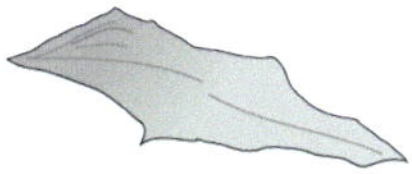

서골
vomer

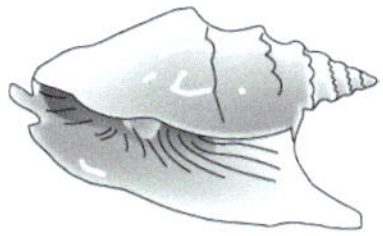

Vomer Conch
Strombus vomer vomer

vomer◆ H-9

ala of vomer H-10

palatine bone◆ H-11

lesser palatine canal H-12

choana, (복) choanae◆ H-13

sphenopalatine notch H-14

sphenoidal process H-15

pyramidal process H-16

orbital process H-17

perpendicular plate◆ H-18

horizontal plate◆ H-19

I 상악골

상악골은 상악을 형성하는 뼈로, 안면두개를 구성하는 관골, 누골, 비골, 하비갑개, 서골, 구개골과 하악골을 제외한 대부분의 뼈와 접하고 있다.

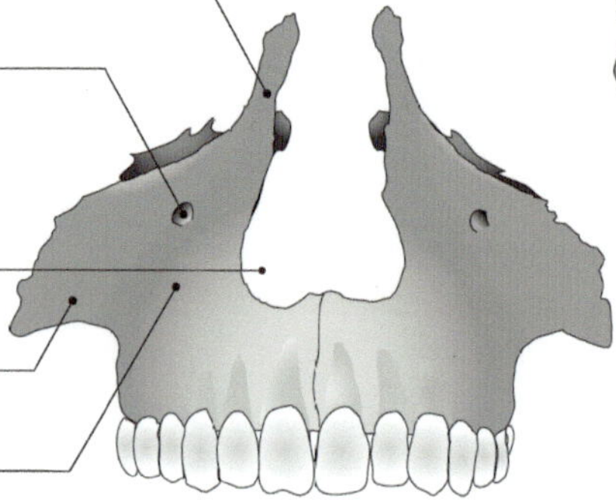

I-1 전두돌기 이마돌기

I-2 안와하공 눈확아래구멍

I-3 비절흔 코패임

I-4 관골돌기 광대돌기

I-5 견치와 송곳니오목

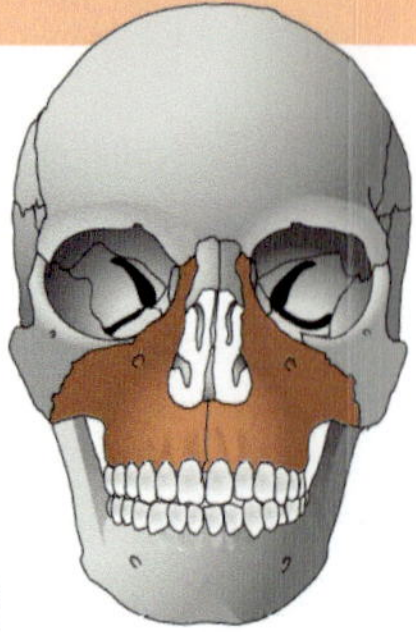

외측면

I-6 상악체 위턱뼈몸통

I-7 안와하구 눈확아래고랑

I-8 안와하관 눈확아래관

I-9 치조돌기 이틀돌기

I-10 구개돌기 입천장돌기

I-11 비릉 코능선

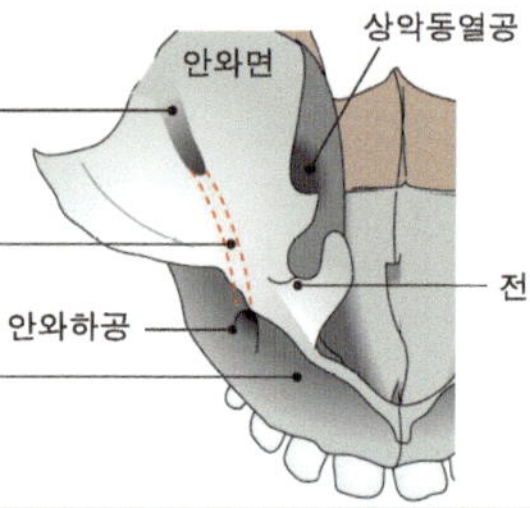

상면

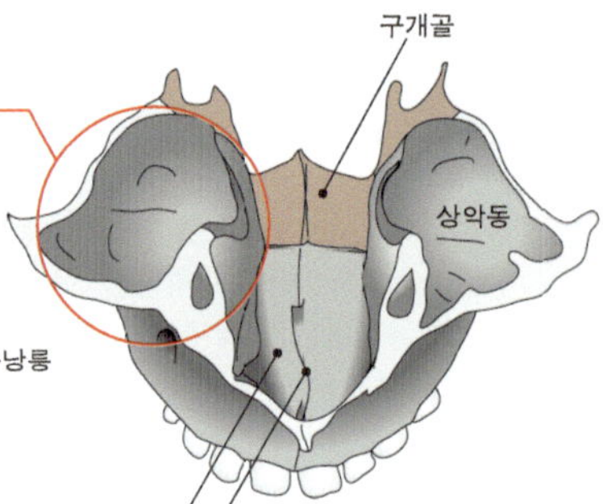

상면
(전두돌기·안와면을 제외하여 상악동이 보이도록 한 그림)

I-12 상악동열공 위턱굴구멍

I-13 누골절흔 눈물패임

I-14 누낭구 눈물고랑

I-15 전비극 앞코가시

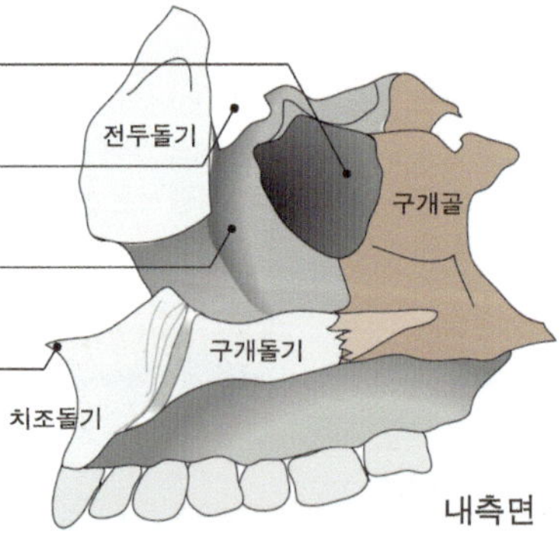

내측면

상악체에서는 위에 전두돌기, 아래에 치조돌기, 내측에 구개돌기, 외측에 관골돌기가 뻗어있다. 상악체 안은 부비강의 하나인 상악동이 비어 있다. 상악동은 내측면에 있는 상악동열공에 의해 중비도로 개구하고 있다. 상악골만으로 보면 상악동열공은 크게 개구하고 있는 것처럼 보이지만 실제로는 사골의 구상돌기와 중비갑개에 싸여 있기 때문에 개구부는 좁다.

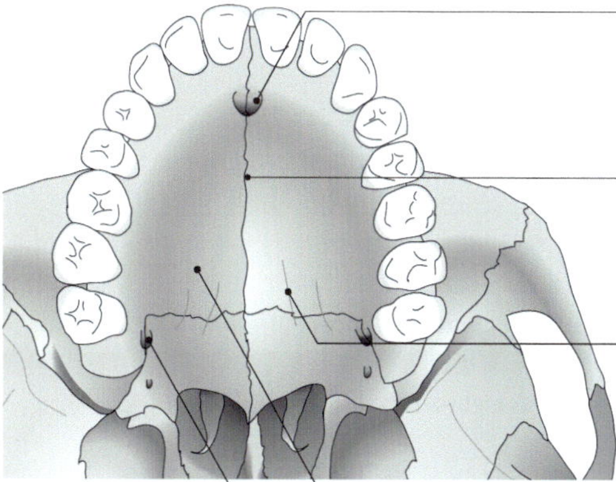

절치와
앞니오목 I-16

정중구개봉합
정중입천장봉합 I-17

구개극
입천장가시 I-18

구개구
입천장고랑 I-19

대구개공
큰입천장구멍 I-20

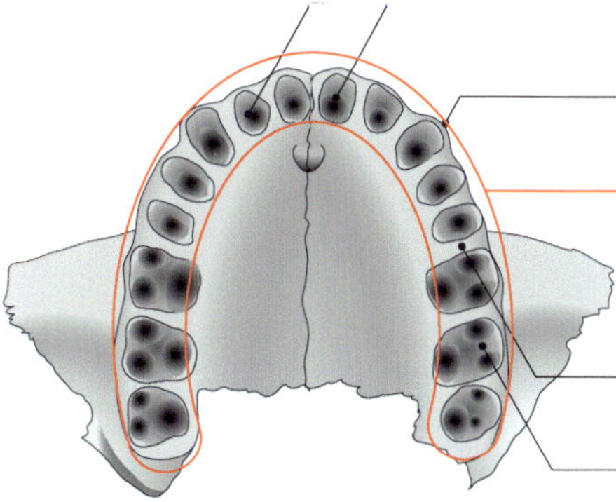

치조
치아확 I-21

치조융기
이틀융기 I-22

치조궁
이틀활 I-23

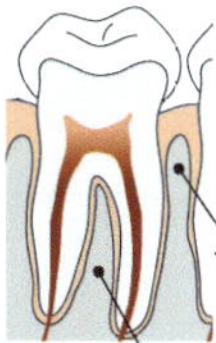

조간중격
확사이중격 I-24

근간중격
뿌리사이중격 I-25

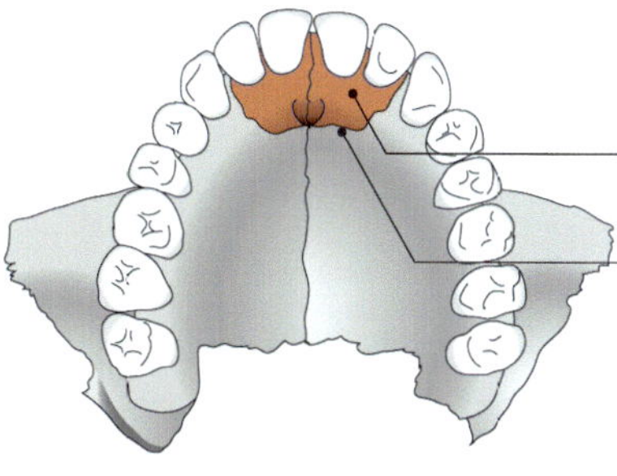

상악골에 나타나는 변이

절치골
앞니뼈 I-26

절치봉합
앞니봉합 I-27

I Maxilla (복)maxillae

I-1 *frontal process*

I-2 infraorbital foramen

I-3 nasal notch◆

I-4 zygomatic process

I-5 *canine fossa*◆

I-6 body of maxilla

I-7 infraorbital groove

I-8 infraorbital canal

I-9 alveolar process

I-10 palatine process

I-11 *nasal crest*

I-12 maxillary hiatus◆

I-13 *lacrimal notch*

I-14 *lacrimal groove*

I-15 *anterior nasal spine*

◆**maxilla 上顎骨** 라틴어 maxilla 「턱(顎)」에서 유래. 로마 시대부터 「턱」의 의미로 상악, 하악 양쪽 모두에 사용되었다. 베살리우스도 상악골을 maxilla superior, 하악골을 maxilla inferior라 불렀다. maxilla가 상악골로만 한정되고 하악골이 mandibula로 불리게 된 것은 근대에 들어서이다.

◆**nasal notch 鼻切痕** 해부학 용어에서 「절흔」으로 번역되는 영어 notch는 원래 seco 「자르다」에 접두사 ab- 「떨어지다」가 붙은 abseco 「떼어내다」로부터 파생. 이 어휘가 고대 프랑스어 oche를 거쳐 영어로 유입된 후 부정관사가 붙은 an otch가 a notch로 해석되어 notch라는 단어가 생겨났다. 이처럼 잘못된 분석이나 유추로 인해 발생한 변화를 언어학에서는 metanalysis 「이분석(異分析)」이라 한다.

견치와 Cynic, 빈정거림과 큰개자리
CANIS, KYON 「개」

견치(犬齒), 즉 송곳니는 영어로 canine tooth라 한다. canine은 「개과(科)의, 개 같은, 송곳니의」라는 뜻으로 라틴어 canis 「개」에서 유래한다. Canis Major 「큰 개자리」, Canis Minor 「작은 개자리」 등의 별자리도 canis에서 유래. canis에 해당하는 그리스어는 κύων.

이 κύων으로부터 Cynic 「(그리스 철학의 일파인) 키닉 학파, 견유학파(犬儒學派)」라는 명칭이 생겨났다. 이 학파에 속한 학자들의 금욕생활이 마치 「개와 같은 생활」이라고 주위 사람들이 평가한 데에서 연유하였다고 한다(일설에서는 이 학파의 창시자인 소크라테스 문하의 안티스테네스가 Κυνόσαργες 「흰 개」라는 이름의 강당에서 가르쳤기 때문이라고도 한다). 실제로 Cynic의 일원인 디오게네스는 「동물의 살아가는 방식이야말로 가장 이상적인 삶의 방식」이라며 개집과 같은 통 안에서 생활하며 길에 떨어진 음식도 주워 먹었다. 그리스의 알렉산더 대왕이 일부러 그를 찾아와 「뭔가 필요한 것은 없는가」라고 묻자 「비켜주시오. 양지가 그림자가 되니까.」라고 대답한 유명한 일화를 남겼다.

또한 견유학파는 인간의 모든 행동이 이기심에서 기인한다고 설파하였다. 인간의 선한 마음을 믿지 않는 발상으로부터 cynical 「냉소적인, 빈정대는」라는 어휘가 생겨났다.

견치를 의미하는 다른 영어는 cuspid로 이는 cusp 「첨단(尖端), 뾰족한 끝」이 하나 있다는 의미. 두개의 cusp가 있는 「소구치(小臼齒)」는 bicuspid 라는 다른 명칭이 있다.

(p.77 「두상골」에 다른 이 분석의 예를 제시한다). 그러므로 notch는 어원적으로 두드리다라는 뜻의 nock와는 관련이 없다. 즉, 노크해서(두드려) 패인 것을 notch 「절흔」이라 하는 것은 아니다.

◆**canine fossa 犬齒窩** 영어의 canine은 「개과(科)의, 개 같은, 송곳니의」의 뜻. 왼쪽의 칼럼 참조.

◆**maxillary hiatus 上顎洞裂孔** 라틴어 hiatus 「입을 크게 여는 것, 하품, 균열, 열공」에서 유래. 지학용어의 hiatus는 지층에서 퇴적이 이루어지지 않았던 기간, 또는 그 불연속면, 「무퇴적(無堆積)」을 의미한다. 인쇄분야에서는 「탈자(脱字)」, 「탈문(脱文)」을 뜻하기도 한다.

◆**incisive fossa 切齒窩, incisive bone 切齒骨, incisive suture 切齒縫合** 「절치(切齒), 앞니의」를 의미하는 영어의 incisive는 「예리한, 신랄한, 통렬한」의 뜻도 가진다. 이는 라틴어 caedo 「자르다, 치다, 죽이다」에 접두사 in- 「안에」가 붙은 것. 「절흔」을 의미하는 라틴어 유래의 명사 incisura도 incisive의 유의어 (⇒p.116의 8 참조). 관련지어 caedo로부터 영어의 scissors 「가위」가 파생되었다.

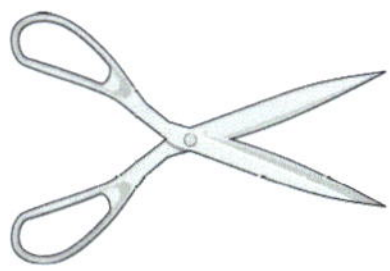

◆**dental alveolus 齒槽** 라틴어 alveolus 「작게 패인 곳, 구멍, 분(盆)」에서 유래. alveolus 혹은 복수형 alveoli의 경우 「폐포(肺胞)」나 「치조(齒槽)」 양쪽 모두를 가리킨다. 정확하게는 dental alveolus 「치조」, pulmonary「폐의」 alveolus 「폐포」라 한다.

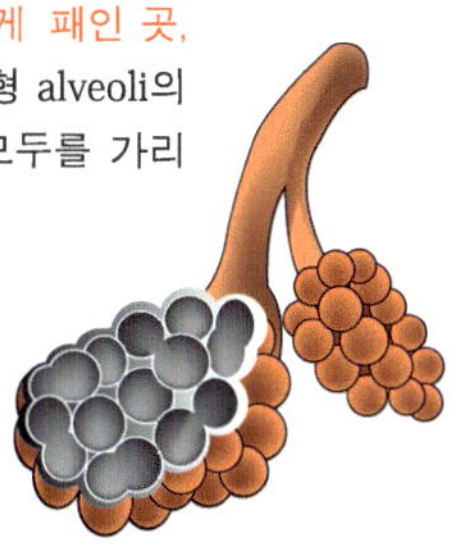

폐포 alveoli

◆**alveolar juga 齒槽隆起** juga는 jugum의 복수형. 그리스어 ζυγόν 「멍에」에서 유래한다. alveolar juga는 alveolar yokes (yoke도 「멍에」)라 부르기도 한다. 이 경우 「관골」이라는 의미도 「경부(頸部)의」라는 의미도 아닌 두 점을 묶는 「융기」를 가리킨다. 또한 접형골 융기도 jugum sphenoidale 또는 sphenoid yoke라 한다.

치조융기

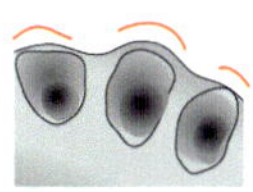

◆**interradicular septum 根間中隔** 라틴어 radix 「뿌리, 근본〔根〕」에서 유래.

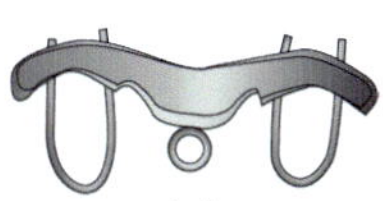

멍에

incisive fossa◆ I-16

median palatine suture I-17

palatine spines I-18

palatine grooves I-19

greater palatine foramen I-20

dental alveolus (복) alveoli◆ I-21

alveolar juga◆ I-22

alveolar arch I-23

interalveolar septum I-24

interradicular septum◆ I-25

septum의 복수형은 septa

incisive bone◆ I-26

incisive suture◆ I-27

J 하악골, 설골

하악골은 안면두개에서 가장 크고 튼튼한 뼈로, 두개골에서 유일하게 움직임을 갖는 뼈이기도 하다.

J-1 하악지 **턱뼈가지**

J-2 하악체 **턱뼈몸통**

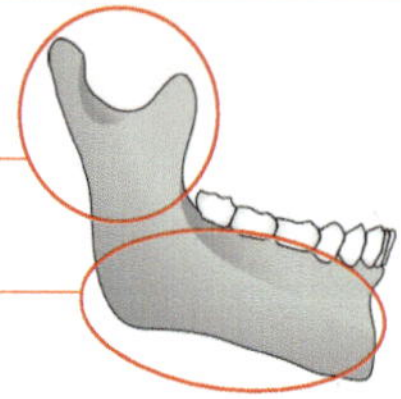

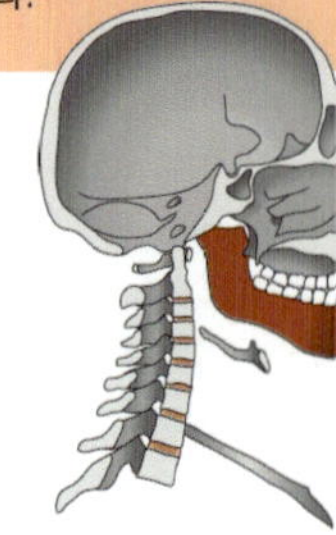

외측면

J-3 **관절돌기**

J-4 하악두 **턱뼈머리**

J-5 하악경 **턱뼈목**

J-6 근돌기 **근육돌기**

J-7 하악절흔 **턱뼈패임**

J-8 하악각 **턱뼈각**

J-9 이공 **턱끝구멍**

J-10 이융기 **턱끝융기**

J-11 이결절 턱끝결절

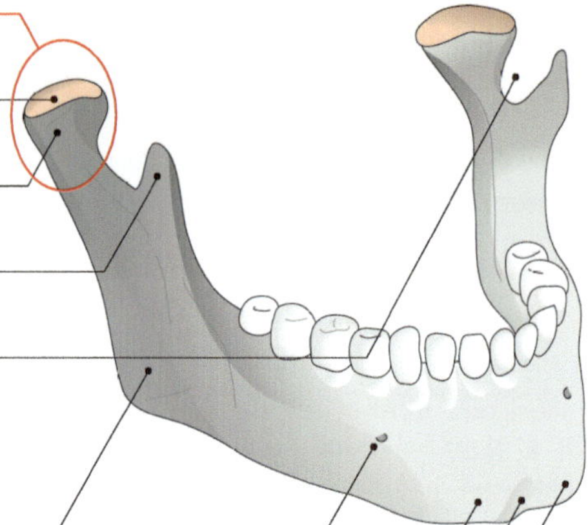

전면

하악골

내측면

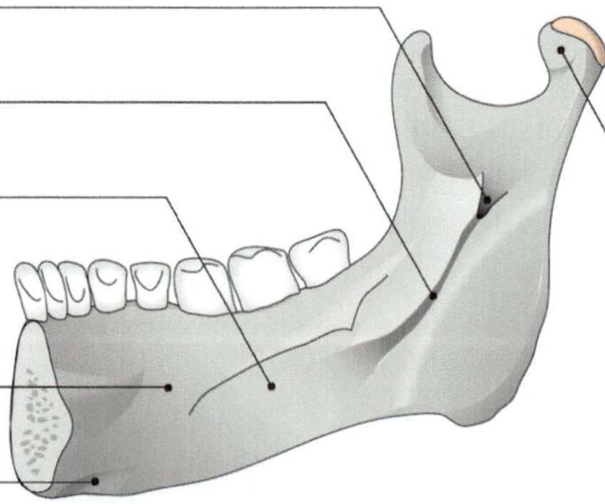

J-12 하악공 **턱뼈구멍**

J-13 악설골근신경구 턱목뿔근신경고랑

J-14 악하선와 턱밑샘오목

J-15 설하선와 혀밑샘오목

J-16 이복근와 두힘살근오목

J-17 익돌근와 날개근오목

관절돌기의 끝에는 타원형의 관절면(하악두)이 있어 측두골의 관절와와 함께 temporomandibular joint 「악관절」을 형성한다. 이공은 제2소구치의 약 1cm 하부에 위치하여 치과의가 이신경을 마취하는데 흔히 사용된다. 설골은 인체의 뼈 중에서 유일하게 다른 뼈와 관절면을 가지지 않는 뼈이다. 또한, 혀의 지지체로 후두의 거상을 위해서도 중요하다.

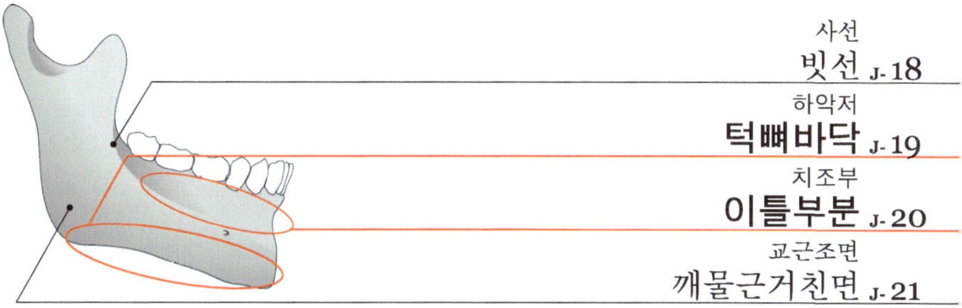

외측면

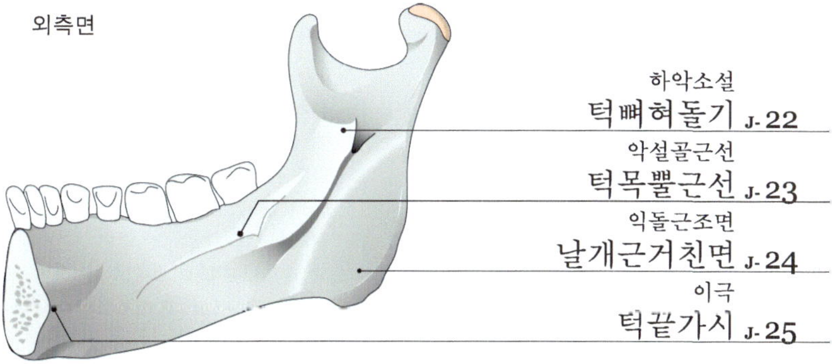

내측면

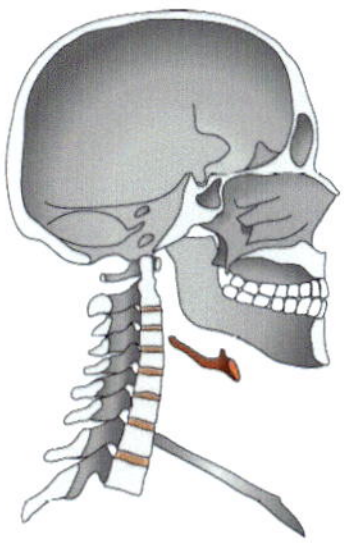

설골

상면

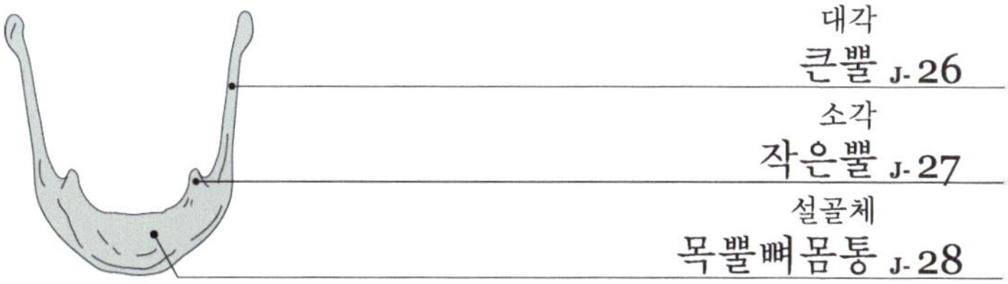

J Mandible, Hyoid bone

J-1 ramus of mandible

J-2 body of mandible

J-3 condylar process◆

J-4 head of mandible

J-5 neck of mandible

J-6 coronoid process◆

J-7 mandibular notch

頤=「이」는 아래턱을 뜻하는 예스러운 한자로, 현재는 턱끝으로 해석.

J-8 angle of mandible

J-9 mental foramen◆

J-10 mental protuberance

J-11 *mental tubercle*

J-12 mandibular foramen

J-13 *mylohyoid groove*◆

J-14 *submandibular fovea*

J-15 *sublingual fossa*

J-16 *digastric fossa*◆

J-17 *pterygoid fovea*

◆**mandible 下顎骨** 라틴어의 mando 「씹다」와 어미인 라틴어의 -bula 「도구」를 의미하는 접미사에서 유래. 하악골에는 「씹기」 위한 저작근(측두근·내측익돌근·외측익돌근·교근의 4종류)이 모두 붙어 있다.

◆**condylar process 關節突起** condylar은 영어 condyle 「과(顆)」(둥글고 작은 돌기)의 형용사형. 이는 그리스어 κόνδυλος 「손가락에 붙은 관절, 즉 주먹」에서 유래한다.⇒p.69 「condyle of humerus 상완골과(上腕骨顆)」

◆**coronoid process 筋突起** 그리스어 κορώνη 「까마귀」에 eidos(～와 유사한)이 붙은 것으로 근돌기를 까마귀의 부리에 비유한 것. κορώνη는 떼까마귀의 학명 *Corvus corone*에도 이용된다. 떼까마귀는 크기가 작고 주로 시골에 서식한다. 도시에서 흔히 볼 수 있는 까마귀는 큰부리까마귀이다. 견갑골(肩甲骨)의 coracoid 「오훼돌기(烏喙突起)」(p.64)는 철새까마귀에서 유래하여 번역된 용어에 까마귀 오(烏)가 포함되어 있는 것에 비해 coronoid process의 용어에는 까마귀의 문자가 없는 「근돌기」로 번역되었다. 이는 근돌기가 이전에 processus muscularis로 불리었던 흔적이다.

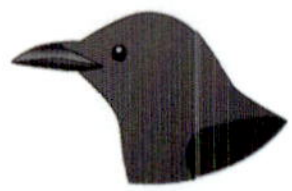

떼까마귀

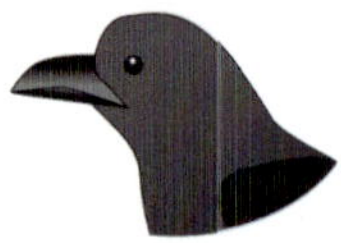

큰부리까마귀

◆**mental foramen 頤孔** 라틴어의 mentum 「턱(顎)」에서 유래. 이 mentum은 인도유럽조상어의 *men- 「뚫고 나오다」가 기원. 이 어근으로부터의 파생어에는 mountain 「산」, prominence 「돌출, 탁월, 융기」(⇒ p.51 vertebra prominens 「융추(隆椎)」, promontory 「갑각(岬角)(⇒ p.54)」 등이 있다. mental 「마음의, 정신의」은 같은 철자이지만 전혀 다른 뜻을 가진 라틴어 mens 「마음, 정신」에서 유래한다.

◆**mylohyoid groove 顎舌骨筋神經溝** 그리스어 μύλος 「맷돌」에 hyoid 「설골(舌骨)」이 붙은 것. 그리스어 μύλος는 영어의 mill 「제분소, 분쇄기, (커피의) 밀」과도 친척관계이다. mylo-, mylio-는 「하악의」라는 복합어를 만드는데 이는 하악이 맷돌처럼 음식을 「갈기」 때문. mylohyoid는 「악설골근」을 의미하지만, 이는 nerve to mylohyoid 「악설골근신경」의 축약. 대부분의 해부학 용어는 번역 용어와 비교하면 영어 용어가 길지만 드물게 이 경우는 번역 용어가 길다.

◆**digastric fossa 二腹筋窩** 그리스어 γαστήρ 「배(腹), 위(胃)」에 접두사 di- 「2」가 붙은 것. 두개의 「배」, 즉 부푼 곳을 가진 근육이란 뜻⇒「장단」 p.76의 칼럼 참조.

하악골을 의미하는 보다 일반적인 영어로 jaw bone, 즉 「악골」이 있다. jaw는 상악, 하악 양쪽 모두에 사용되므로 하악골을 특정지어 lower jaw라 부르기도 한다. 또한 p.36에 서술한 바와 같이 maxilla 「상악골」 또한 원래 상악, 하악 양쪽을 가리키는 말로 사용되어 하악골에는 submaxilla라는 별칭도 있다.

◆**hyoid bone 舌骨** 그리스어의 υ (hy·입실론)을 닮은(eidos) 뼈. 「설골」은 Zungenbein(독일어)의 직역. 설골에서 혀에 이르는 「설골설근(舌骨舌筋)」에 의해 혀 전체를 뒤로 당기는 운동이 가능해진다.

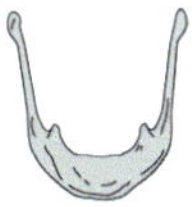

υ 형태의 설골

◆**masseteric tuberosity 咬筋粗面** masseter 「교근」은 그리스어의 동사 μασάομαι 「씹다」에서 유래한다.

◆**lingula of mandible 下顎小舌** 라틴어의 lingula 「혀, 언어, 리본」의 축소사. lingula는 「혀」 모양의 것을 가리키는데 이용된다(⇒p.17 「접형골소설(蝶形骨小舌)」). lingua로부터 영어의 linguistics 「언어학」과 language 「말, 언어」가 생겨났다.

◆**greater horn 大角, lesser horn 小角** horn 「뿔, 뿔피리, 호른」은 해부학 용어에서는 cornu로 대치할 수 있다. 이 cornu의 근원이 된 라틴어 cornu는 어원적으로 인도유럽조상어의 *ker- 「뿔, 머리」에서 유래하므로 horn과 동근어(同根語)이다.

해부학 용어에 나오는 알파벳

설골은 위에서 언급한 것처럼 그리스어의 알파벳인 입실론의 형태에서 유래한다. 이처럼 알파벳의 형태가 그 명칭의 유래가 된 몇 개의 해부학 용어, 의학 용어를 아래에 제시한다.

Δ	(대문자) 델타	…	deltoid 「삼각근」
λ	(소문자) 람다	…	lambdoid suture 「람다상봉합」
Σ	(대문자) 시그마	…	sigmoid groove 「S상동구」 sigmoid colon 「S상결장」
ϒ	(대문자) 입실론	…	hypsiloid cartilage 「Y자 연골」 ypsiliform 「Y자형의」
υ	(소문자) 입실론	…	hyoid bone 「설골」
χ	(소문자) 카이	…	Optic chiasma 「시신경교차」

위의 chiasma 「시신경교차」는 그리스 문자 χchi와 같이 시신경이 교차하는 것에서 유래한다. 유전학에서 염색체는 감수분열 중기까지 4개의 염색분체로 이루어지며, 후기에 그 접합면 또는 종렬면에서 나누어지는데, 그때까지 염색분체 사이에서 부분적 교차가 일어난다. 이것을 「키아스마」라 한다.

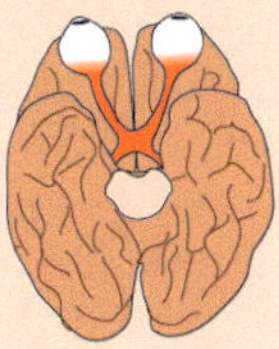

⇒「육단」 p.38 참조 *oblique line* J-18

base of mandible J-19

alveolar part J-20

masseteric tuberosity◆ J-21

lingula of mandible◆ J-22

mylohyoid line J-23

pterygoid tuberosity J-24

mental spine J-25

greater horn [cornu]◆ J-26

lesser horn [cornu]◆ J-27

body of hyoid J-28

K (두개의) 봉합, 천문, 동, 측정점

K-1 **봉합**

K-2 **관상봉합**

K-3 **시상봉합**

람다상봉합

K-4 **시옷봉합**

천문

K-5 **숫구멍**

대천문

K-6 **앞숫구멍**

소천문

K-7 **뒤숫구멍**

전측두천문

K-8 앞가쪽숫구멍

후측두천문

K-9 뒤가쪽숫구멍

부비강

K-10 **코곁굴**

전두동

K-11 **이마굴**

접형골동

K-12 **나비굴**

사골동

K-13 **벌집굴**

상악동

K-14 **위턱굴**

봉합

성인 두개 상면

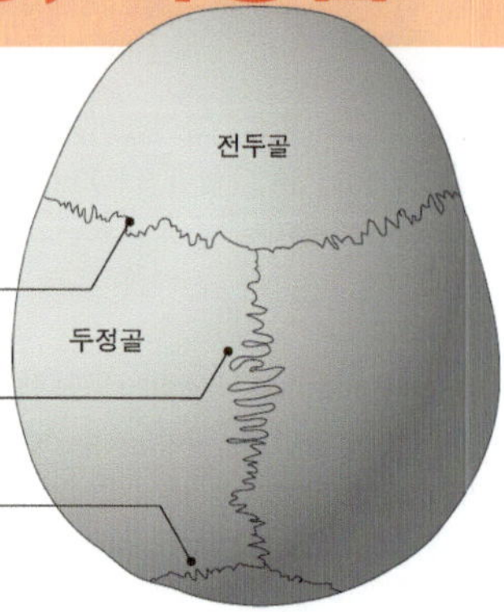

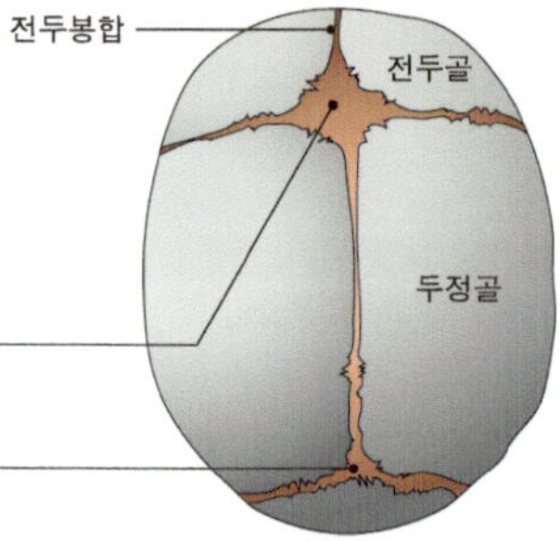

신생아 두개 상면

천문

신생아 두개 측면

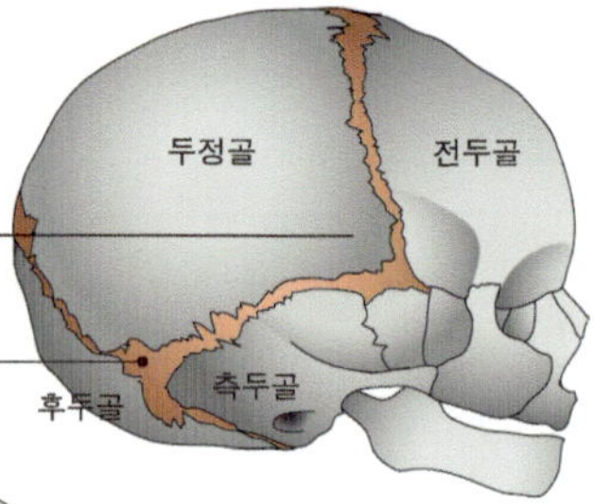

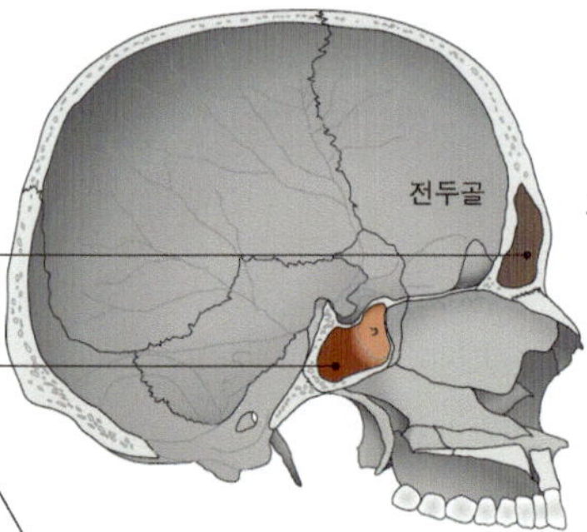

두개시상단면

동

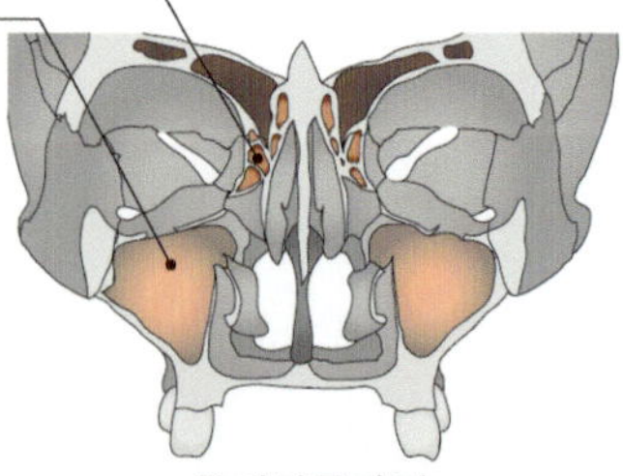

두개전두단면

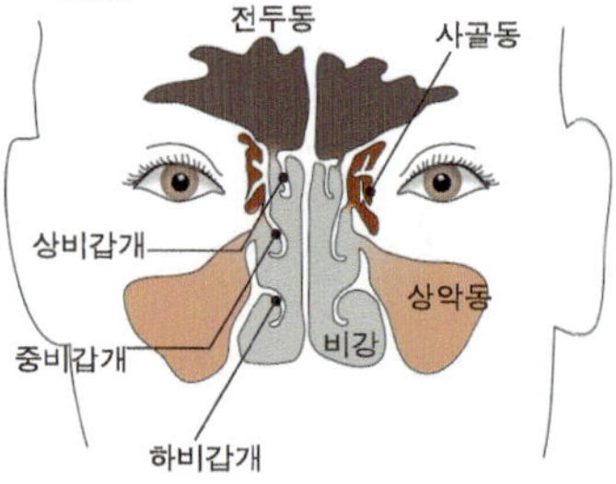

부비강 모식도

● 신생아의 전두골에는 「전두봉합」이 있어 전두골이 좌우로 분리되지만, 생후 2년 무렵부터 유합되기 시작하여 성인이 되면 대체로 하나의 전두골이 된다.
측정점은 두개 계측시의 기준으로서 해부학 및 인류학 분야에서 이용된다.

측정점

두개측면도

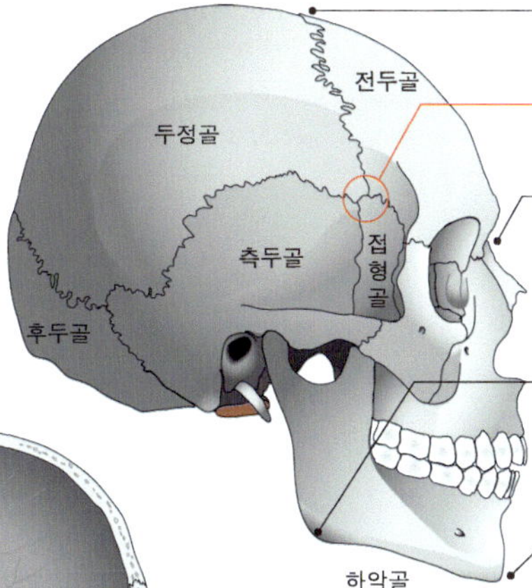

브레그마
정수리점 K-15

프테리온
관자놀이점 K-16

비근점
코뿌리점 K-17

하악각점
턱모서리점 K-18

하악점(나티온)
턱끝융기점 K-19

두개시상단면

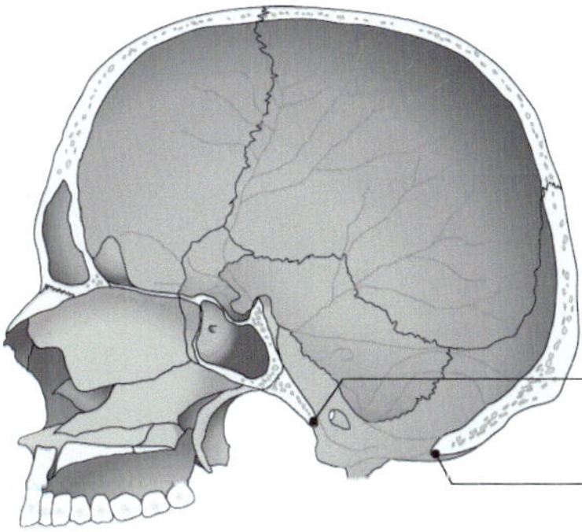

베이시온
큰구멍앞점 K-20

오피스티온
큰구멍뒤점 K-21

두개측면도

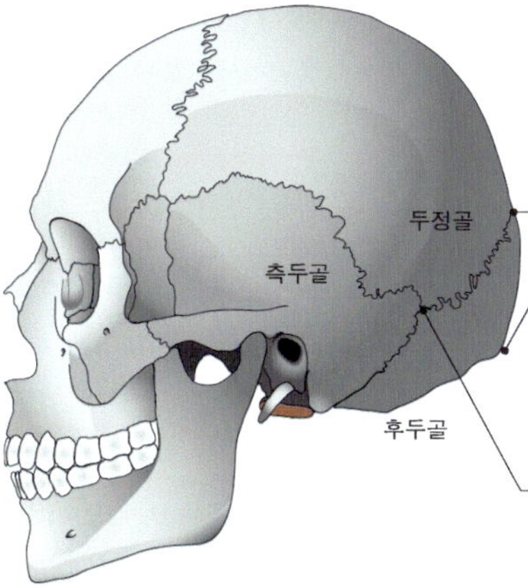

람다
시옷점 K-22

이니온
이뒤통수점 K-23

성상점
별점 K-24

※두개의 측정점으로 기타 오른쪽과 같은 항목이 사용된다.

측두점	Euryon	미간점	Glabellare
관골궁점	Zygion	비첨점	Pronasale
동공	Pupilla	비하점	Subnasale
내안각점	Entocanthion	구열점	Rima oris
두정점	Vertex	비주점	Tragion

K Suture, Fontanel, Sinus, Craniometric point

K-1 suture◆

K-2 coronal suture◆

K-3 sagittal suture◆

K-4 lambdoid suture◆

K-5 fontanelle◆(fontanel로도 쓴다)

K-6 anterior fontanelle

K-7 posterior fontanelle

K-8 *sphenoidal fontanelle* (*anterolateral* ~)

K-9 *mastoid fontanelle*◆ (*posterolateral* ~)

K-10 paranasal sinus

K-11 frontal sinus

K-12 sphenoidal sinus

K-13 ethmoidal sinus

K-14 maxillary sinus

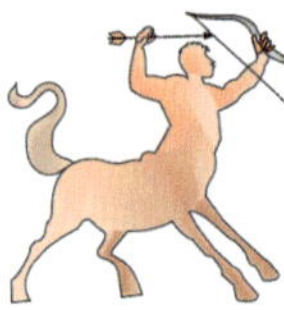

궁수자리
Sagittarius

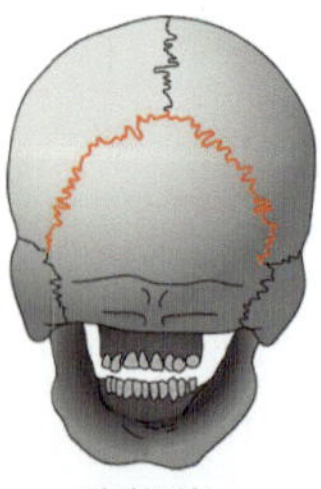

람다봉합

λ

희랍어의
람다

人

사람 인
「人」

◆**suture 縫合** 라틴어 sutura「봉합하는 것」에서 유래. 영어의 sew「바느질하다」, sewing「재봉, 바느질감」, seam「솔기, 꿰맨 줄」및 seamless「솔기가 없는」등도 같은 기원.

◆**coronal suture 冠狀縫合** 라틴어 corona「화환, 관, 왕관」에서 유래. 개기일식 때 보이는 태양의 주위를 둘러싸는 빛의 고리를 corona「광관(光冠)」이라고 한다. 식물학에서는 수선화 등의 꽃잎 가운데의 통 모양을 corona「부관(副冠)」이라 부른다. coronary artery「관상동맥」의 coronary「관 형태의」도 corona의 파생어. 영어의 crown「왕관」도 동근어(同根語).

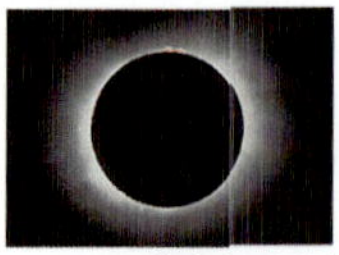

태양의 코로나

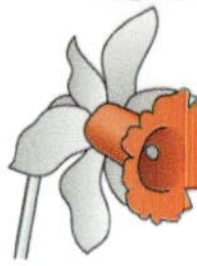

부관

◆**sagittal suture 矢狀縫合** 라틴어 sagitta「화살〔矢〕」에서 유래. 위에서 보면 시상봉합과 관상봉합은 「화살표」의 형태를 띤다. 또한 시상봉합을 따르는 단면을 sagi- ttal section「시상면(矢狀面)」이라 한다. 물고기(경골어류)에는 세 종류의 otolith「이석(耳石)」이 있으며, 그 중 화살촉과 같은 형태의 것을 영어로 sagitta「편평석(扁平石)」이라 한다. 사람의 경우 이석은 모래알과 같이 작아서「평형사(平衡砂)」로도 불린다. 별자리 sagi- ttarius「궁수자리」도「화살」에서 유래한다.

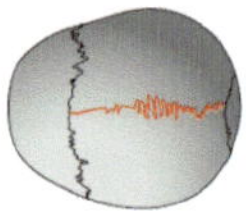

시상봉합

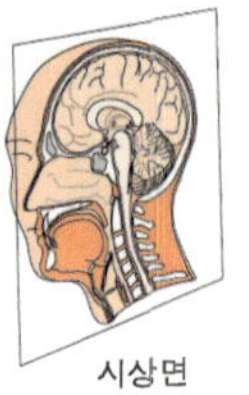

시상면
sagittal section

◆**lambdoid suture 람다縫合** 그리스어의 알파벳 λάμβδα「람다」에 eidos(~같은)이 붙은 것. 람다봉합은 두개의 후부에서 보면 람다의 문자처럼 보인다. 그 형태로부터 이전 일본어에서는「인자봉합(人字縫合)」으로도 불렸다. 참고로 그리스어 알파벳은 셈어의 알파벳에서 그 기원을 찾을 수 있으며, 람다는「소몰이 봉」라메드에서 유래. 또한「소몰이 봉」은 히브리어의 어근 동사 לָמַד「배우다(어근의 의미를 강하게 할 때의 어형으로), 가르치다」에서 파생(소몰이 봉은 동물을 몰아 행선지를「가르치고 또 이끌기」위해 사용하는 앞이 날카로운 봉). 유태교의 율법에 관한 「가르침」을 집대성한 Talmud「탈무드」도 앞서 제시한 동사 לָמַד「배우다」에서 유래한「가르침, 학습」의 뜻.

◆**fontanelle 泉門** 라틴어 fons「샘〔泉〕」에서 유래. 영어의 fountain「분수, 샘」도 같은 어원.

◆**bregma 브레그마** 그리스어 βρέγμα「머리의 앞 부분」에서 유래. 해부학에서는 시상봉합과 관상봉합의 교점을 의미한다.

◆**pterion 프테리온** 그리스어 πτέρυξ「날개」에서 유래. 접형골과 관련된 단어에는 ptero-, pterygo-가 사용된다. 어미의 -ion은 cranion나 inion의 어미에 준하는 것으로 두개 측정에 관련된 용어에 공통적으로 쓰인다. 전두골, 측두골, 두정골 및 접형골(대익)이 접하는 H자형으로 된 봉합선의 집합. 프테리온은 한 점을 가리키지 않기 때문에 계측점이 아니다.

◆**nasion 鼻根點** 라틴어 nasus「코〔鼻〕」로부터. 전두비골봉합의 중간점.

◆**gonion 下顎角點** 그리스어 γωνία「뿔〔角〕」에서 유래. 하악골 우각(隅角).

◆**gnathion 나티온, 下顎點** 그리스어 γνάθος「턱」에서 유래. 해부학에서는 하악정중선의 최하점. 턱끝의 최전방과 최하방의 중간점. 그리스어의 γνάθος는 영어의 gnaw「갉다, 물다」, gnash「이를 갈다」와 유의어.

◆**basion 베이시온** 그리스어 βάσις「바닥」에서 유래. 대후두공 전연의 중간점을 가리킨다. 영어의 base「바닥」도 관련어.

◆**opisthion 오피스티온** 그리스어 ὀπίσθιον「뒷 부분」에서 유래. 베이시온 반대쪽의 대후두공 후연의 중간점을 가리킨다.

◆**lambda 람다** 그리스어의 알파벳 λάμβδα「람다」에서 유래. 왼쪽의 람다봉합의 설명을 참조. 해부학에서는 시상봉합과 람다봉합의 교점을 가리킨다.

◆**inion 이니온** 그리스어 ἰνίον「목덜미」로부터. 후두골의 좌우 상항선과 정중선의 교점. 외후두융기의 선단(先端)에 해당하는 점.

◆**asterion 星狀點** 그리스어 ἀστήρ「별」에서 유래. 람다봉합, 두정유돌봉합 및 후두유돌봉합의 교점. 영어의 star「별」, astronomy「천문학」, astrology「점성술」, 담수 및 해수에 서식하는 대표적 식물 플랑크톤의 *asterionella*「규조류의 일종-역자주」도 모두 ἀστήρ로부터 파생된 어휘이다.

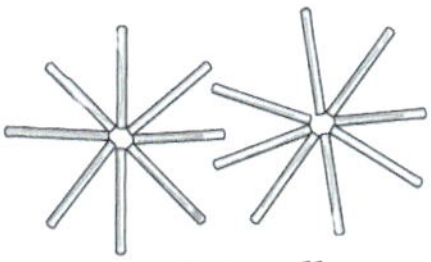

asterionella

bregma◆ K-15

pterion◆ K-16

nasion◆ K-17

gonion◆ K-18

gnathion◆ K-19

gnation의 **g**는 발음하지 않는다. 어두 gn-의 g는 고대영어와는 달리 현대 영어에서는 발음하지 않는 「silent letter 묵자(默字)」이다.

basion◆ K-20

opisthion◆ K-21

lambda◆ K-22

inion◆ K-23

asterion◆ K-24

동(洞)과 파(波)와 사인곡선

SINO-「구부러진」

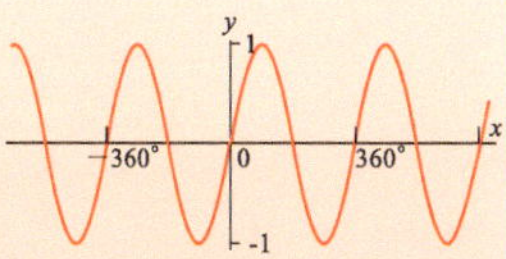

사인곡선

전두동이나 상악동 등의 「동」을 나타내는 어휘 sinus는 라틴어의 sinus「옷 주름, 만(灣), 골짜기, 구멍」에서 유래. 해부학에서는 coronary sinus「관상정맥동」, lymphatic sinus「림프동」 등 혈관, 뼈, 조직의 공동에 이용된다. 라틴어 sinus의 「구부러짐, 커브」로부터 영어의 sinuous「(길이나 강이)꾸불꾸불한」, sinuate「(잎 가장자리가)물결 모양의」이 생겨났다. 수학의 sine「정현(正弦)」도 관계가 깊다(여기에는 복잡한 경위가 있다).

삼각함수는 고대 그리스 천문학에서 이미 사용되어져 후에 인도→아라비아로 계승되었고 중세 유럽은 아라비아 수학을 전수받았다. 일설에 따르면 고대 인도의 수학자는 사인을 「현(弦)」을 의미하는 jya로 불렀고 아라비아인은 음역만으로 jiva라 했지만, 아라비아어는 히브라이어와 마찬가지로 자음만의 표기이므로(jb와 같이) 후에 아라비아인은 이를 jaib, jayb(「패임, 후미, 만」이란 뜻)로 발음하였다. 서양인은 이를 「구부러진 것」이란 연상을 통해 라틴어의 sinus로 번역하였다. 또한 jaib에도 sinus에도 「품다」라는 의미가 있어 이와의 관련설도 있다.

그리스어·라틴어의 숫자와 해부학

그리스어 및 라틴어의 숫자는 해부학 용어에 단어의 일부로서 빈번하게 등장한다. 이러한 숫자의 파악은 해부학뿐만이 아닌 영어 전반을 이해하는데에도 도움이 된다. 그리스어, 라틴어 기타 인도·유럽어족 언어에서는 개별 숫자를 세기 위한 「기수」와 순서를 나타내는 「서수」가 비슷하면서도 조금씩 다른 철자를 사용한다. 즉 제3의 남자[the third man](서수)는 세 명[three men](기수)이 있다는 뜻이 아니다.

또한 영어와는 달리 그리스어의 명사나 형용사에는 남성형, 여성형, 중성형의 구별이 있어 1부터 4까지의 수사는 명사의 성에 따라 다른 형태를 취하는 경우가 있다. 아래에 그리스어의 수사 일람표를 제시한다.

그리스어의 수사 일람표

	기수	용례		서수	용례
1	εἷς, μία, ἕν	Ace「에이스」	1	πρῶτος	protein「프로테인, 단백질」(생명에 가장 중요한 물질)
2	δύο	dualism「이원설」 dual personality「이중인격」	2	δεύτερος	deuterium「중수소(重水素)」 deuteronomy 성서의「신명기 申命記」(두번째의 율법)
3	τρεῖς, τρία	triassic period「삼첩기 (三疊紀)」 triangle「삼각형」	3	τρίτος	tritium「삼중수소(三重水素)」
4	τέτταρες, -ρα	trapezium「대능형골/큰마름뼈」 ※후에 τέσσαρα로 변화.	4	τέταρτος	
5	πέντε	pentose「펜토오스, 오탄당(五炭糖)」 pentagon「오각형」	5	πέμπτος	
6	ἕξ	hexane「헥산」 hexose「육탄당(炭糖), 헥소스」	6	ἕκτος	
7	ἑπτά	※영어의 seven도 동근어(同根語). 인도유럽조상어의 s 발음이 그리스어에서는 h로 변화한 경우가 많다.	7	ἕβδομος	
8	ὀκτώ	octopus「문어」 octane「옥탄」	8	ὄγδοος	
9	ἐννέα		9	ἔνατος	
10	δέκα	decapod「십각류(十脚類)」(새우, 게),「십완류(十腕類)」(오징어 등) decade「십년간」	10	δέκατος	
100	ἑκατόν	hectare「헥타르」(100아르, 즉 10,000㎡) hectopascal 헥토파스칼=100 pascal	100	ἑκατοστός	
1000	χίλιοι	kilometer「1000미터」 chiliad「천년」	1000	χιλιοστός	

※서수는 남성형을 제시하였다. 어미가 여성형인 경우는 -a, 중성형에서는 -on이 된다.

— Chapter 2 —

척추(脊椎) Vertebra

흉곽(胸廓) Thorax

《여러 언어의 뼈》 그리스어 ὀστέον

그리스어에서 뼈를 의미하는 어휘 ὀστέον(오스테온)은 라틴어의 os, 산스크리트어의 âsthi와 어원적으로 친척 관계에 있다. 이 ὀστέον의 연어형(連語形) osteo-「뼈의」를 기본으로 osteology「골학」, osteoma「골종(骨腫)」, osteopath「접골사(接骨師)」 등 다수의 어휘가 생겨났다. 치밀골에 존재하는 소단위의 원통형 구조를 그리스어 ὀστέον 그대로 osteon「오스테온(골원)」이라 부른다.

L 추골

척주는 24개의 유합되지 않은 추골과 1개의 천골, 1개의 미골로 이루어진다. 천골은 5개의 천추가 유합된 것. 미골은 3~ 5개의 미추가 유합된 것. 그래서 유합된 천추, 미추를 세어보면 추골은 32~ 35개가 된다. 경추는 7개로 위로부터 C1~ C7라고 하는 공식번호가 매겨져 있다. 흉추는 12개(T1~ T12). 요추는 5개(L1~ L5).

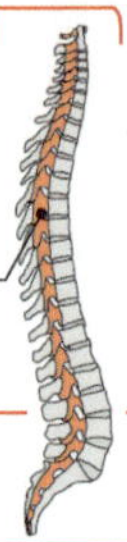

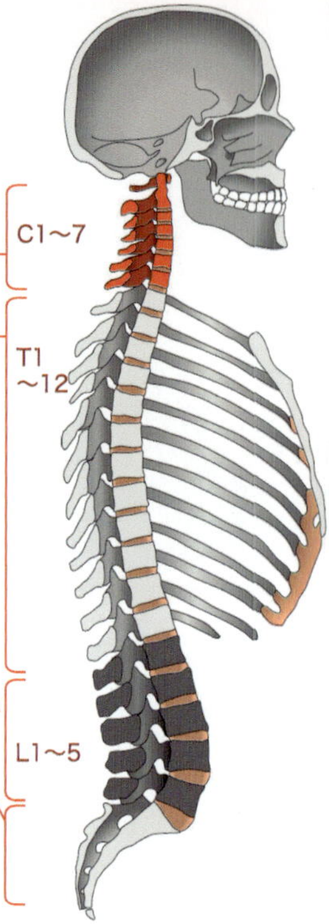

L-1 **척주**

L-2 **척주관** (핑크색으로 표시한 관 추공이 연결된 것)

경추
L-3 **목뼈**

흉추
L-4 **등뼈**

요추
L-5 **허리뼈**

천골
L-6 **엉치뼈**

추궁
L-7 **척추뼈고리**

추궁판
L-8 **고리판**

추궁근
L-9 **고리뿌리**

추공
L-10 **척추뼈구멍**

추체
L-11 **척추뼈몸통**

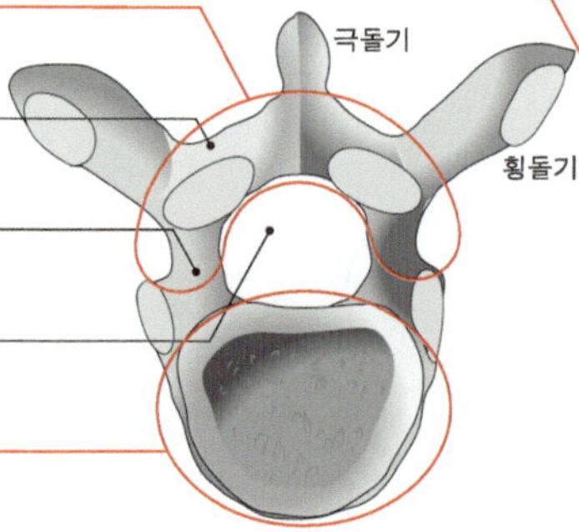

흉추 상면도

추간공
L-12 척추사이구멍

상추절흔
L-13 위척추뼈패임

상관절돌기
L-14 위관절돌기

횡돌기
L-15 **가로돌기**

하관절돌기
L-16 아래관절돌기

하추절흔
L-17 아래척추뼈패임

극돌기
L-18 **가시돌기**

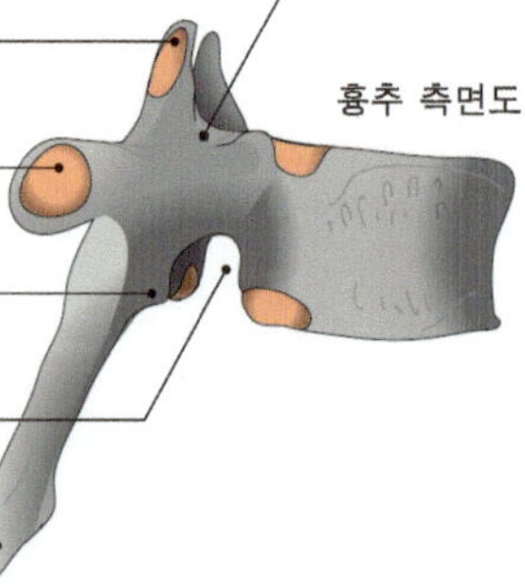

흉추 측면도

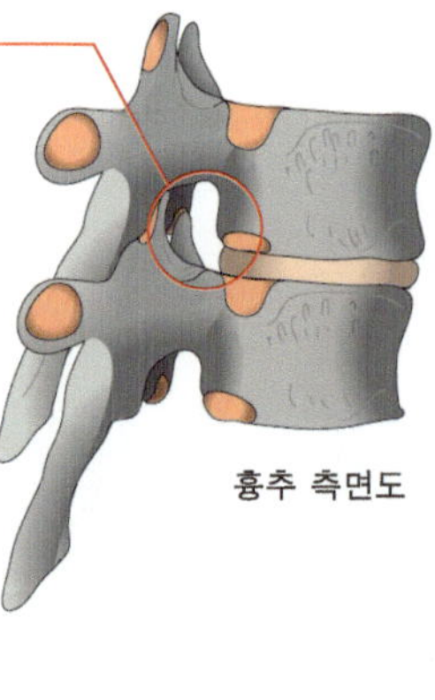

흉추 측면도

● 경추는 추골동맥이나 추골정맥이 통과하는 횡돌기공을 갖고 있다. 횡돌기공의 앞에 있는 전결절은 늑골원기의 흔적. 특히 제6 경추의 전결절은 크고 총경동맥의 바로 뒤쪽에 위치하므로 「경동맥 결절」이라 한다.
흉추의 특징은 늑골과의 관절면(늑골와, 횡돌기늑골와)을 가지는 것. 요추의 특징은 짧은 늑골이 유합된 「늑골돌기」.

경추

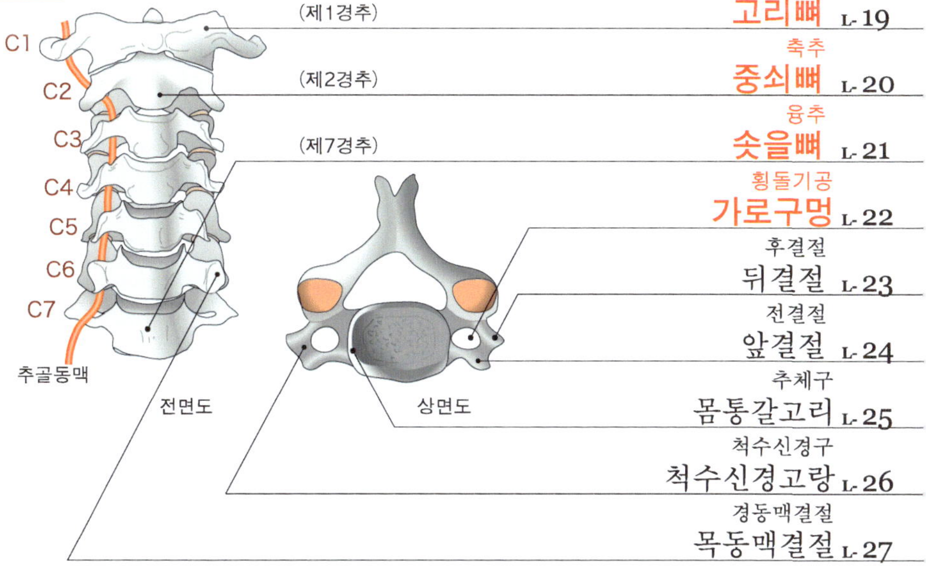

전면도

상면도

흉추

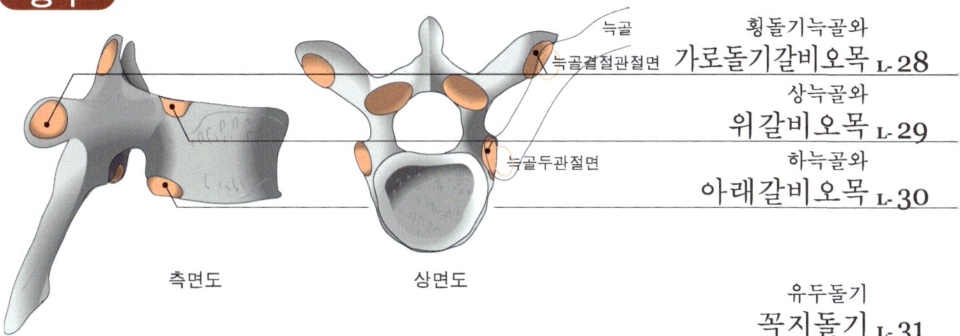

측면도

상면도

요추

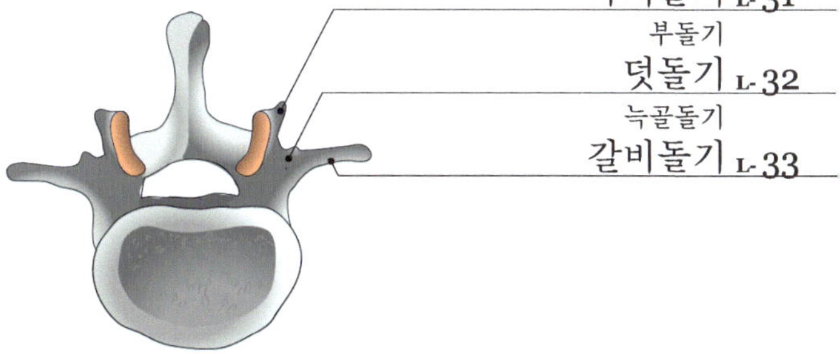

상면도

L Vertebra (복) vertebrae

L-1 vertebral column◆

L-2 vertebral canal

L-3 cervical vertebrae◆

L-4 thoracic vertebrae◆

L-5 lumbar vertebrae◆

L-6 sacrum, (복) sacra

L-7 vertebral arch

L-8 lamina◆ (복수형은 laminas와 laminae 양쪽 모두 사용 가능하다.)

L-9 pedicle◆

L-10 vertebral foramen

L-11 vertebral body

L-12 *intervertebral foramen*

L-13 *superior vertebral notch*

L-14 *superior articular process*

L-15 transverse process◆

L-16 *inferior articular process*

L-17 *inferior vertebral notch*

L-18 spinous process◆

◆**vertebra 椎骨** 라틴어 vertebra 「추골」은 verto 「회전하다, 뒤집다」로부터 파생. 추골이 회전하는 뼈이기 때문. 관련지어 영어의 vertigo 「어지러움」도 눈이 「빙빙 돌기」 때문. 강의(強意)의 접두사 con-이 붙으면 convert 「변환하다, 환전하다, 개종시키다」가 되며, ad- 「~의 방향으로」라는 접두사가 붙으면 adversary 「적(敵)」이 된다. 상승한 것이 하부로 방향을 바꾸는 점을 vertex 「정점(頂點)」이라 하지만, 천문용어에서는 「천정(天頂)」을 의미한다. 이 천정으로부터 똑바로 아래를 향하는 선은 vertical 「수직(垂直)」인 선.

◆**vertebral column 脊柱** column은 라틴어의 columna 「기둥(柱)」. 오른쪽의 칼럼을 참조.

◆**cervical vertebrae 頸椎** cervical은 라틴어 cervix 「목, 경부」에서 유래. cervix는 목 모양의 것을 가리키는데 이용된다(cervix of the axon 「축삭경(軸索頸)」 등), cervix 단독으로는 「자궁경(子宮頸)」.

◆**thoracic vertebrae 胸椎** 그리스어의 θώραξ 「흉갑(胸甲), 흉부」가 라틴어를 거쳐 영어로 유입된 것.

◆**lumbar vertebrae 腰椎** 라틴어 lumbus 「허리(腰)」.

◆**lamina 椎弓板** 라틴어 lamina 「얇은 판, 엽편(葉片)」. 건축 용어로 lamina는 두께 5cm 이하의 판자. lamina를 겹쳐 「집성재(集成材)」를 만든다. 지질학에서 lamina는 퇴적암에서 동일 지층 속의 세세한 층 구조인 「엽리(葉理)」를 뜻한다. 생물학에서는 다시마 속을 *Laminaria* 라 한다. 또한 영어 laminate 「라미네이트」는 얇은 판이나 막으로 씌우는 것을 가리킨다.

◆**pedicle 椎弓根** 라틴어의 pes 「발」 + 지소사(指小辭)-culus. 「작은 발」, 「손잡이, 근원」을 가리킨다. pedal 「발판」도 pes 「발」에서 유래한다. 이속의 학명은 추궁근의 학명과 같은 *Pediculus*. 이의 발은 확실히 작다.

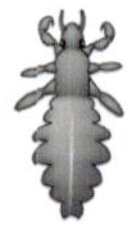
이

◆**transverse process 橫突起** tansverse는, trans- 「횡단하여」 + verto 「회전하다, 향하다」. 즉 「횡단하여 향하다, 횡단하다」의 뜻. 왼쪽의 vertebra와 같은 동사로부터 파생.

◆**spinous process 棘突起** 영어의 spinous는 라틴어 spina 「가시(棘)」로부터 파생한 형용사.

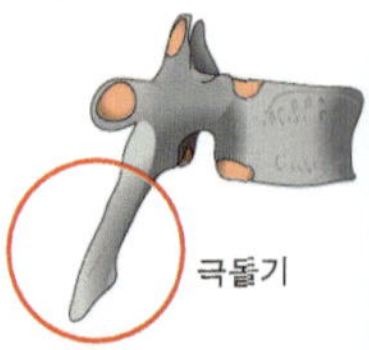

spina에서 유래한 spine은 「척주·추골」을 뜻하는 영어로, 추골에는 극돌기를 비롯한 몇 개의 돌기인 「가시」가 솟아 나오기 때문. 견갑극, 이극, 비극, 장골극 등 spine를 이용한 용어가 다수 존재한다. spina에서 유래하는 식물명으로는 spinach 「시금치」가 있으며, 이 시금치는 열매를 싸는 껍질에 가시가 있다.

◆**vertebra prominens 隆椎** 제7 경추의 극돌기는 경추 중 가장 크고 목을 앞으로 구부릴 때 눈에 띄며 만질 수 있다. 그 때문에 vertebra prominens라는 별칭을 가진다. 천문학 용어로 prominence는 태양의 코로나에 떠오르는 루프모양 혹은 끈모양의 가스체로, 수천~수만 km의 높이에 이른다.

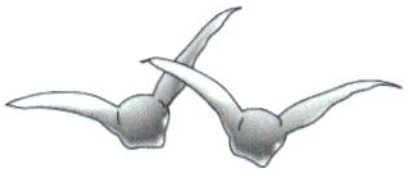
시금치의 씨

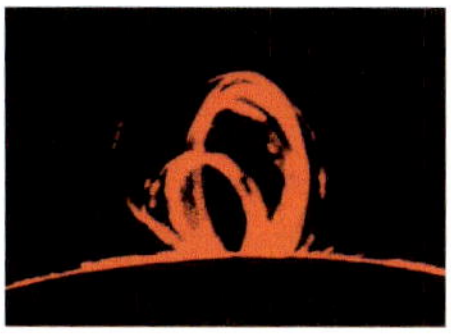
태양의 프로미넌스(홍염)

◆**uncinate process 椎體鉤** uncinate는 라틴어 uncus 「갈고리」에서 유래. uncinate process는 사골에도 있으며 「구상돌기(鉤狀突起)」라 한다(⇒C-20). 척골의 「구상돌기」는 coronoid process(⇒Q-27)로 영어가 다르다. 이와 같이 해부학 용어는 영어명칭과 일대일 대응을 하지 않는 경우도 있다.

◆**carotid tubercle 頸動脈結節** carotid는 그리스어 καρωτίς 「경동맥」. καρωτίς는 동사 καρόω 「깊은 잠에 빠지다」에서 유래한다. 전투에서 상대의 경동맥을 누르면 혼수상태에 빠진다고 생각한 것에서 유래. 검투사의 의사 경력을 가진 1세기의 저명한 해부학자인 갈레노스가 명명하였다.

◆**mammillary process 乳頭突起** 라틴어 mamma 「유방」의 축소사 mamilla(=mammilla) 「작은 유방→유두」. mammal 「포유류」와도 같은 기원이다.

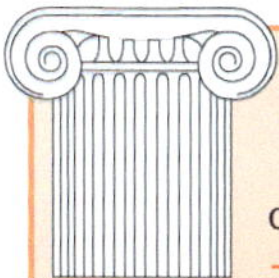

척주와 칼럼니스트, 주랑과 육군 대령
COLUMNA 「기둥」

column은 라틴어의 columna 「(그리스·로마풍의) 기둥」에서 유래. 해부학에서는 nasal column 「비주(鼻柱)」, column of fornix 「뇌궁주(腦弓柱)」 등 기둥 모양의 것을 가리킨다. 관련지어 신문이나 잡지의 「칼럼」은 인쇄물 중 「기둥」 모양을 한 별도의 상자기사나 특별 기고란을 가리키며 칼럼을 쓰는 사람을 columnist 「특별 기고가」라 한다. 표 안의 종행(縱行), 단(段)도 column. 화재시의 「불기둥」은 column of fire. 건축에서는 「열주(列柱), 주랑(柱廊, 기둥만 있고 벽이 없는 복도-역자주)」 또는 「가로수」를 colonnade라 한다. 군대의 대열(column)을 지휘하는 것은 colonel 「육군 대령」.

atlas L-19
axis(복) axes L-20
vertebra prominens◆ L-21
transverse foramen L-22
posterior tubercle L-23
anterior tubercle L-24
uncinate process◆ L-25
groove for spinal nerve L-26
carotid tubercle◆ L-27
transverse costal facet L-28
superior costal facet L-29
inferior costal facet L-30
mammillary process◆ L-31
⇒「뇌단」 p.95 참조 *accessory process* L-32
costal process L-33

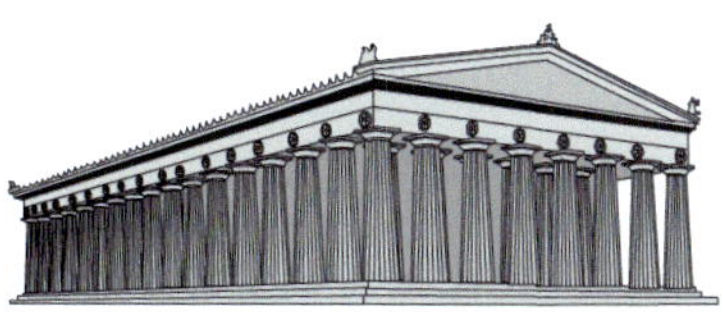
colonnade 콜로네이드식의 신전

M 환추, 축추, 천골, 미골

M-1 뒤고리 (후궁)

M-2 가쪽덩이 (외측괴)

M-3 앞고리 (전궁)

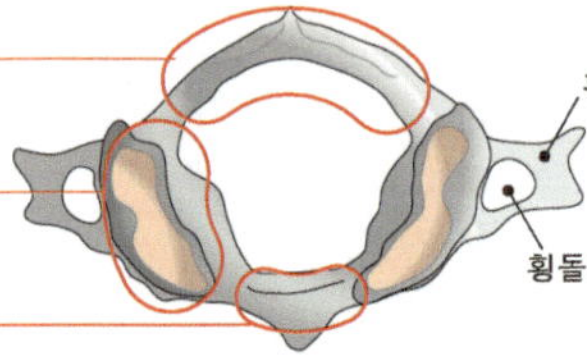

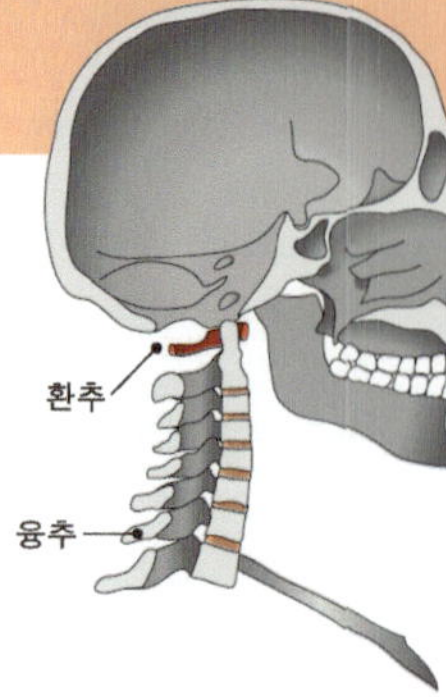

환추 C1

M-4 뒤결절 (후결절)

M-5 척추동맥고랑 (추골동맥구)

M-6 **위관절면** (상관절와)

M-7 치아돌기오목 (치돌기와)

M-8 앞결절 (전결절)

M-9 아래관절면 (하관절와)

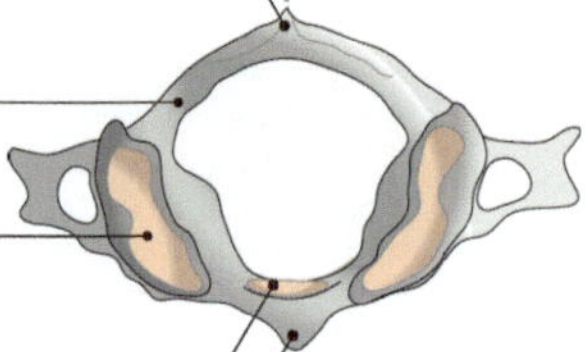

※ 환추의 전·후결절은 다른 경추의 전·후결절과는 전혀 다른 장소를 가리킨다.

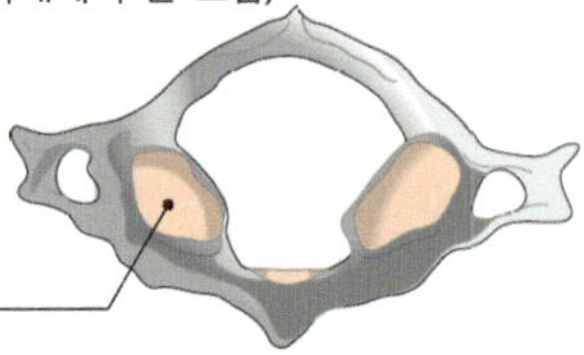

M-10 **치아돌기** (치돌기)

M-11 위관절면 (상관절면)

M-12 뒤관절면 (후관절면)

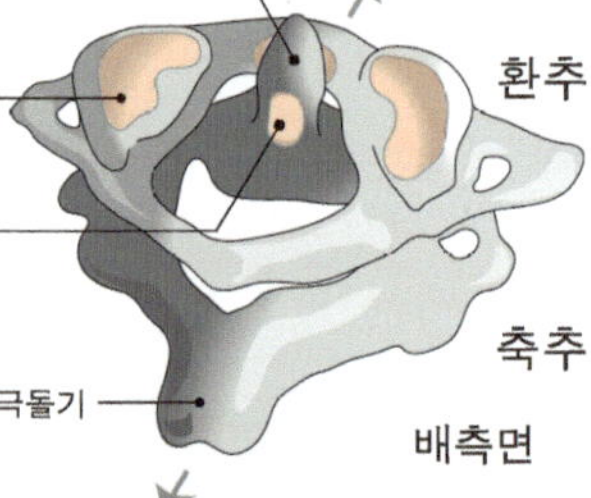

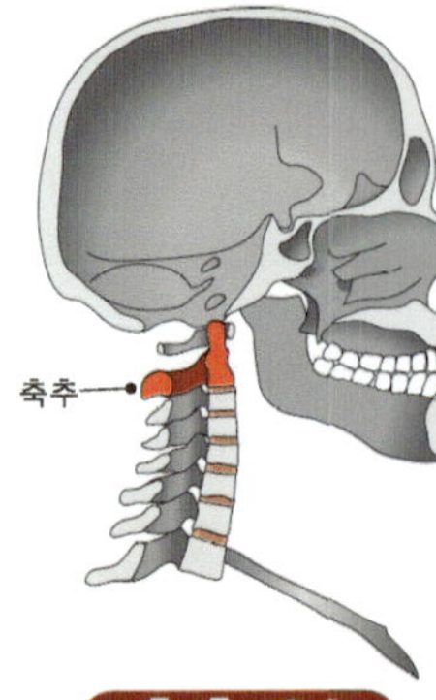

축추 C2

M-13 치아돌기끝 (치돌기첨)

M-14 앞관절면 (전관절면)

M-15 아래관절면 (하관절면)

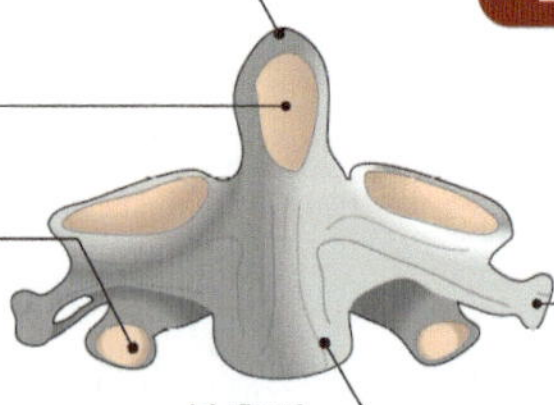

환추는 다른 경추와 달리 추체와 극돌기가 없다. 환추의 상관절와와 후두골과의 관절로 두개골을 지탱하여 고개를 끄덕이는 동작을 가능하게 한다. 축추에는 치돌기가 있어 이것을 축으로 환추와 두개골을 회전시켜 고개를 옆으로 돌리는 것을 가능하게 한다. 천골은 5개의 천추(S1~S5)가 유합된 것. 미골은 3~5개의 미추가 유합된 것으로 20~30세 무렵에 유합된다.

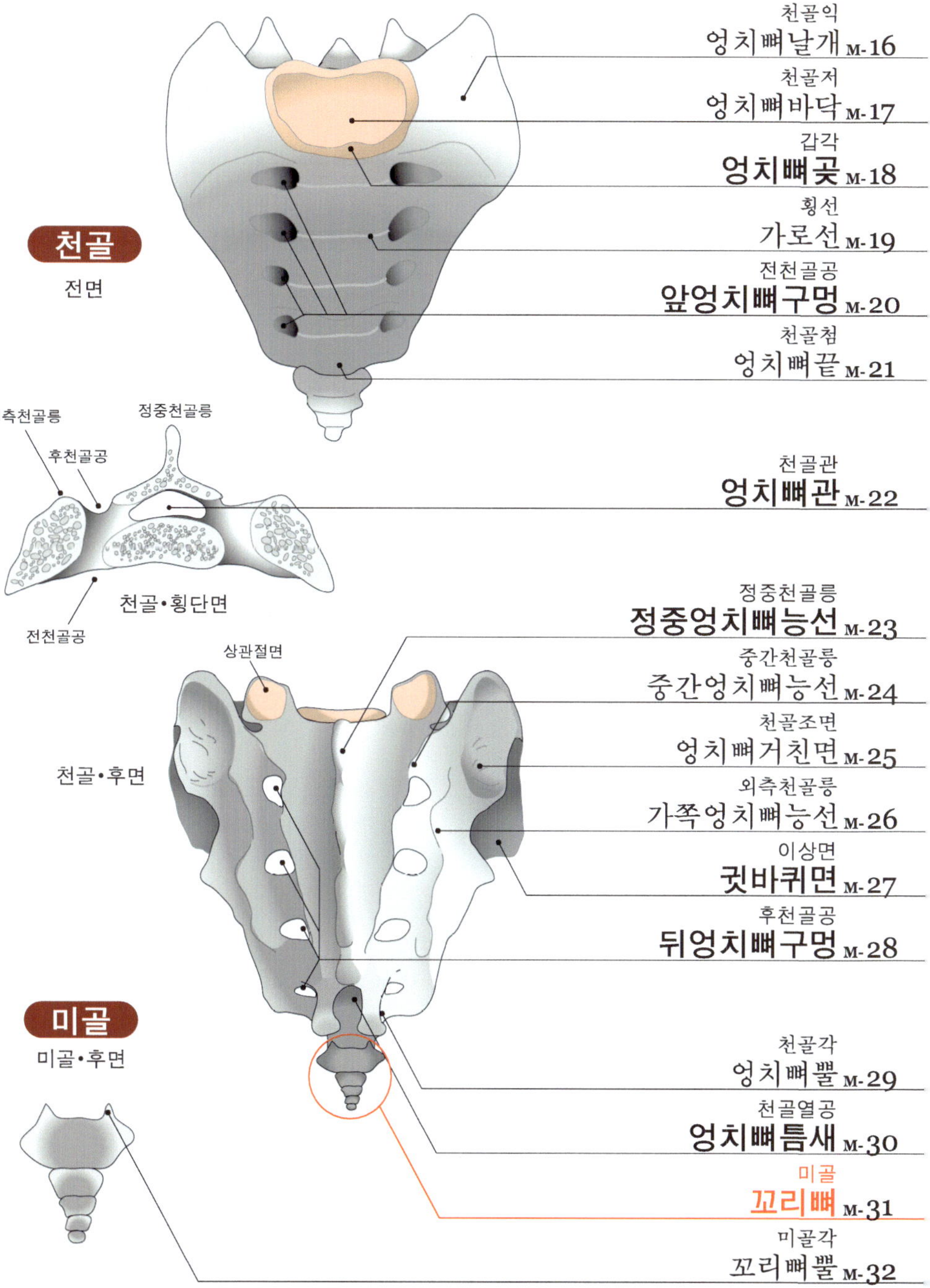

M Atlas, Axis, Sacrum, Coccyx

(복) axes (복) coccyges

M-1 *posterior arch of atlas*

M-2 *lateral mass of atlas*◆

M-3 *anterior arch of atlas*

M-4 *posterior tubercle*

M-5 *groove for vertebral artery*

M-6 superior articular facet

M-7 *dentral fovea of atlas*

M-8 *anterior tubercle*

M-9 *inferior articular facet*

M-10 dens (axis)◆

M-11 *superior articular surface*

M-12 *posterior articular surface*

M-13 *apex of dens*

M-14 *anterior articular surface*

M-15 *inferior articular surface*

◆**atlas 環椎** 그리스어 Ἄτλας「아틀라스신」에서 유래한다. 상세한 내용은 오른쪽의 칼럼을 참조.

◆**lateral mass of atlas 外側塊** mass는 라틴어 massa「덩어리」에서 유래. 영어의 mass에는「대량, 질량, 용적, 집단」의 뜻이 있어 mass spectrography「질량분석기」, mass production「대량 생산」, mass media「대중 매체, 매스 미디어」등으로 사용된다.

◆**axis 軸椎** 라틴어 axis「축(軸)」으로부터 거슬러 올라가면 그리스어 ἄξων「축」에서 유래. 신경세포의「축삭(軸索)」을 나타내는 영어 axon도 ἄξων로부터. 참고로 the Axis는 제2차 세계대전 당시, 일본 · 독일 · 이탈리아의 세 동맹국이 스스로를 칭하던「추축국(樞軸國)」을 뜻한다.

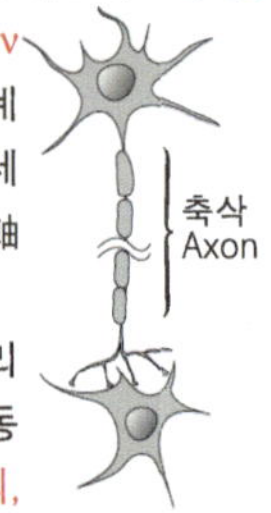

◆**dens 歯突起** 라틴어dens「이〔歯〕」. 그리스어의 ὀδούς, 영어의 tooth도 모두 동근어(同根語). dens로부터 dental「이의, 치과의, 치음(혀끝과 이 사이에서 조절되어 나오는 소리인 자음. [t], [d])」, dentist「치과의사」등이 파생. 인쇄분야에서 새로 시작되는 줄의 첫머리를 안으로 약간 넣어 짜는 것을 뜻하는 indent「들여 쓰기」(in-「안으로」+「이로 패이게 한다」)도 dens에서 유래. 아울러 세계에서 최초로 발견된 공룡 화석의 iguanodon「이구아노돈」은 이구아나+그리스어-odon「~의 이빨」이란 뜻. 이구아나와 이빨이 닮았다하여 명명되었다. 공룡 이름에서 흔히 볼 수 있는「~오돈」은「~의 이빨」이란뜻.

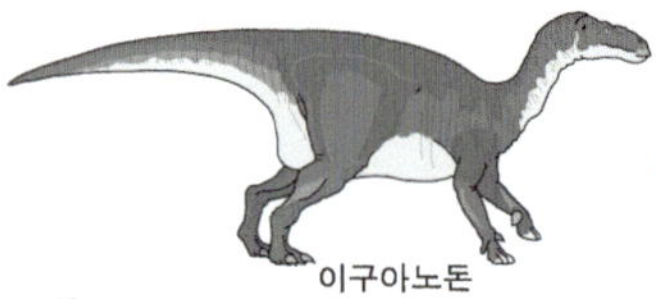
이구아노돈

◆**sacrum 薦骨** 라틴어 os sacrum를 직역하면「신성한 뼈」(일본어 용어는 仙骨을 사용-역자주). 왜 신성한지에 대해서는 p.60의 칼럼을 참조.

◆**base of sacrum 薦骨底** base는 라틴어 basis로부터. 거슬러 올라가면 그리스어 βάσις「보행, 다리, 토대, 기초」에서 유래한다. 영어 basic「기본적인, 초보의」도 동근어(同根語). 용어는 천골「바닥〔底〕」인데도 천골의 상단에 위치하는 이유는 p.60의 칼럼을 참조.

◆**promontory 岬角** promontorium은「곶, 능선, 봉우리」. prominence(⇒p.51「융추」)도 유의어.

◆**apex of sacrum 薦骨尖** 라틴어 apex「끝, 점, 정상」.

◆**auricular surface 耳狀面** 라틴어의 auricula「외이(外耳), 귓불」은 auris「귀」의 축소사.

형태나 질감이 귓불과 매우 비슷한 「목이버섯」의 속명은 *Auricularia*. 목이는 한자로 「木耳」. 이 auris 유래의 영어로는 audio「음성의, 청각음의」, audition「청각, 오디션」 등이 있다.

◆**sacral hiatus 薦骨裂孔** 라틴어의 hiatus「균열, 열공, 입을 여는 것」에서 유래.

◆**coccyx 尾骨** 그리스어의 κόκκυξ「뻐꾸기」에서 유래. 미골이 뻐꾸기의 부리를 닮아 있기 때문. 그리스어의 κόκκυξ, 영어의 cuckoo, 일본어의 칵코(カッコー) 모두 울음소리와 관련한 의성어에서 유래한다.

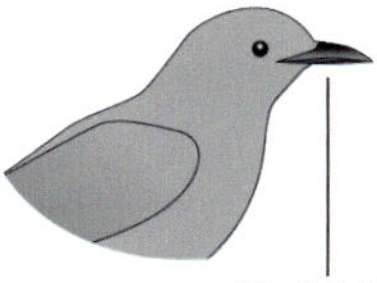

뻐꾸기의 부리

환추와 세계 지도와 아트란티스 대륙
그리스 신화 「아틀라스신」

그리스 신화에는 티탄족의 거신 아틀라스가 「천공」(「지구」라는 설도 있다)을 떠받들고 있다. 환추가 누개골을 지지하고 있어 환추에 「아틀라스」라는 명칭을 붙였다. 또한 지리학자 메르카톨은 1595년에 발행한 지도서의 표제를 Atlas로 명명하여 표지에 아틀라스신을 그려 넣었다. 이후 아틀라스의 그림은 세계 지도책의 기본이 되어 세계 지도 자체를 atlas로 부르게 되었다.

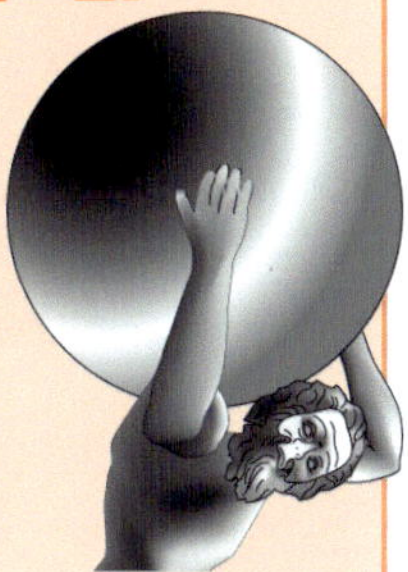

아틀라스신

그리스인에게 세계의 서쪽 끝이던 지브랄타 해협에서 천공을 지탱하고 있던 아틀라스는 페르세우스가 가진 메두사의 목을 본 후 돌로 변하여 Atlas mountains「아틀라스 산맥」이 된다. 서쪽 바다는 Atlantic ocean「아틀라스의 바다, 대서양」. 플라톤이 말한 atlantis「아트란티스 대륙」은 대서양에 떠 있었지만 하룻밤만에 바다 속으로 잠겼다는 전설이 있다. 덧붙여 미국 조지아주의 Atlanta「아틀랜타」는 웨스턴&아틀랜틱 철도의 종착역이었던 것에서 유래한다.

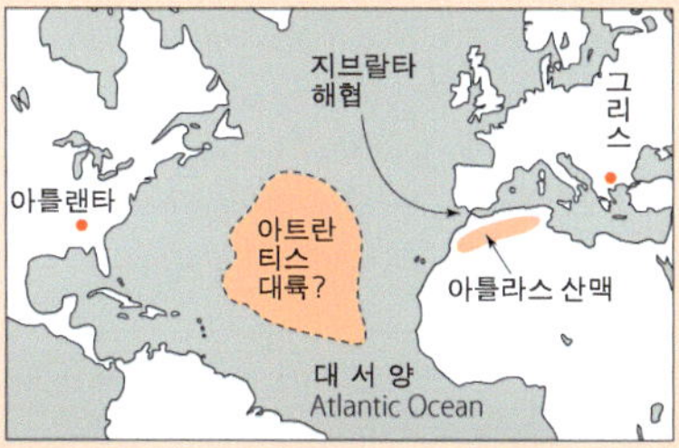

ala(wing) *of sacrum* M-16

base of sacrum◆ M-17

promontory◆ M-18

transverse ridge(lines) M-19

anterior sacral foramina M-20

apex of sacrum◆ M-21

sacral canal M-22

median sacral crest M-23

intermediate sacral crest M-24

sacral tuberosity M-25

lateral sacral crest M-26

auricular surface◆ M-27

posterior sacral foramina M-28

sacral horn(*cornu*) M-29

sacral hiatus◆ M-30

coccyx(복) coccyges◆ M-31

coccygeal horn(*cornu*) M-32

N 늑골, 흉골

흉곽은 12개의 흉추, 12쌍의 늑골 및 1개의 흉골로 이루어진다. 흉곽은 심장이나 폐 등의 내장을 보호함과 동시에 상지대의 지지체로서의 역할도 담당한다. 늑골은 통상 12쌍이지만 때로는 11쌍 혹은 13쌍인 경우도 있다.

N-1 흉곽 **가슴**

N-2 늑골 **갈비뼈**

N-3 늑연골 **갈비연골**

N-4 늑간극 **갈비사이공간**

N-5 늑골궁 **갈비활**

N-6 흉골하각 **명치각**

N-7 흉곽상구 **위가슴문**

N-8 흉강 **가슴안**

N-9 흉곽하구 **아래가슴문**

N-10 진륵 **참갈비뼈** — 흉골과 직접 연결되는 제1~7늑골

N-11 가륵 **거짓갈비뼈** — 흉골과 직접 연결되지 않는 제8~12늑골

N-12 부유륵 **뜬갈비뼈** — 자유단으로 끝나는 제11~12늑골

N-13 늑골두 **갈비뼈머리**

N-14 늑골경 **갈비뼈목**

N-15 늑골결절 **갈비뼈결절**

N-16 늑골경릉 **갈비뼈목능선**

N-17 늑골체 **갈비뼈몸통**

N-18 늑골구 **늑골구**

흉곽

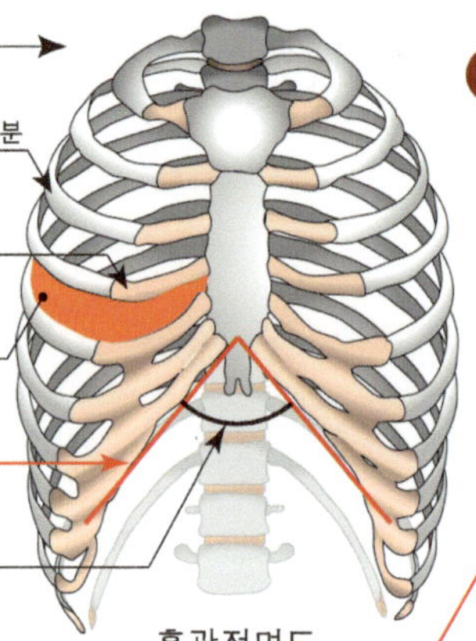

흉곽전면도

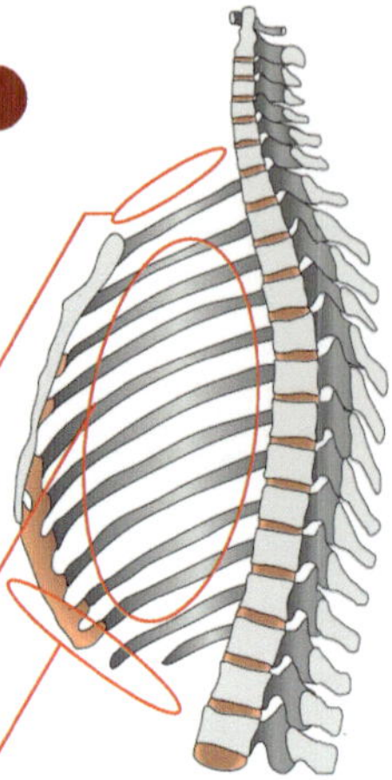

흉곽·시상단면도

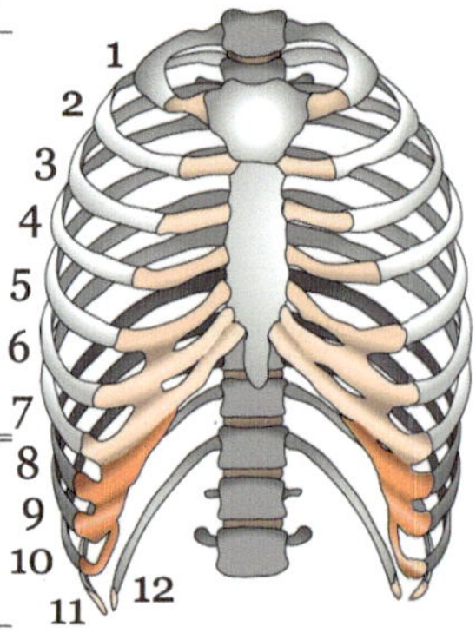

흉곽전면도

직접 흉골에 연결되지 않는 늑연골을 진한 핑크색으로 표시

늑골

오른쪽 제2늑골

늑골에 공통되는 구조를 표시

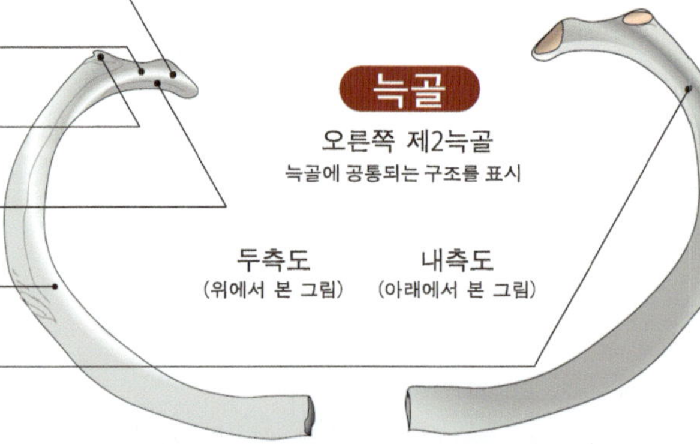

두측도 (위에서 본 그림)

내측도 (아래에서 본 그림)

● 흉골각의 돌기는 피부 위에서도 만져지며 제2늑골의 위치를 결정하기 위해서도 중요하다.
늑골두관절면에는 척추의 하늑골와 및 상늑골와가 관절을 형성한다. 늑골결절관절면은 횡돌기늑골와에 접한다.
검상돌기는 두 갈래로 나뉘어진 것, 구멍이 열린 것 등 형태가 다양하다. 검상돌기는 노화와 함께 골화한다.

늑골

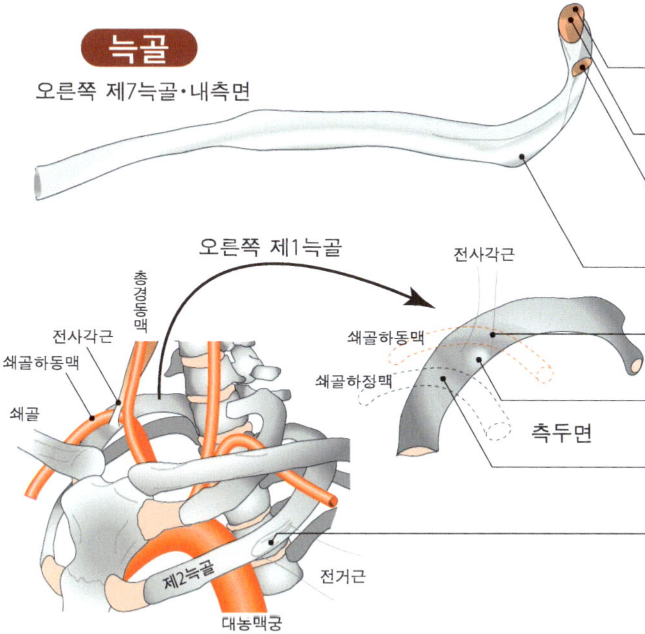

흉곽상부~경부전면도

늑골두관절면
갈비뼈머리관절면 N-19
늑골두릉
갈비뼈머리능선 N-20
늑골결절관절면
갈비뼈결절관절면 N-21
늑골각
갈비뼈각 N-22
쇄골하동맥구
빗장밑동맥고랑 N-23
전사각근결절
앞목갈비근결절 N-24
쇄골하정맥구
빗장밑정맥고랑 N-25
전거근조면
앞톱니근거친면 N-26

흉골

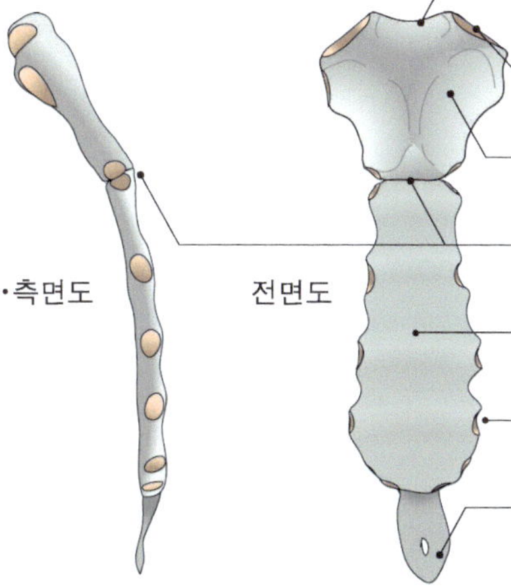

경절흔
목아래패임 N-27
쇄골절흔
빗장패임 N-28
흉골병
복장뼈자루 N-29
흉골각
복장뼈각 N-30
흉골체
복장뼈몸통 N-31
늑골절흔
갈비패임 N-32
검상돌기
칼돌기 N-33

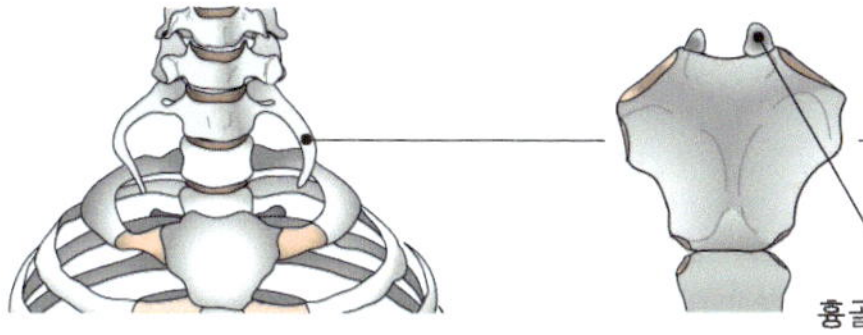

경추·흉골에 나타나는 변이

경륵
목갈비뼈 N-34
흉상골
복장위뼈 N-35

N rib, sternum (복수형은 sternums와 sterna 양쪽 모두 사용 가능하다.)

N-1 thorax◆

N-2 rib◆

N-3 costal cartilage◆

N-4 intercostal space

N-5 costal arch

N-6 infrasternal angle◆

N-7 *thoracic inlet*◆

N-8 thoracic cavity

N-9 *thoracic outlet*◆

N-10 true ribs

N-11 false ribs

N-12 floating ribs

N-13 head of rib

N-14 neck of rib

N-15 tubercle of rib

N-16 crest of neck of rib

N-17 body (shaft) of rib

N-18 costal groove

◆**thorax 胸郭** 그리스어 θώραξ「가슴, 흉곽, (고대 그리스 병사의) 가슴에 대는 갑옷」에서 유래.「흉곽」은 흉추·늑골·흉골에 의해 구성된다(때로는 근육·근막의 연조직을 더한 흉벽의 총칭으로 사용되기도 한다). 흉곽의 골격만을 가리키는 경우에는 bony thorax「골성흉곽」, thoracic skeleton「흉부 골격」 등의 표현이 있다. 그 형상을 새장에 견주어「흉곽」을 thoracic cage로도 부른다.

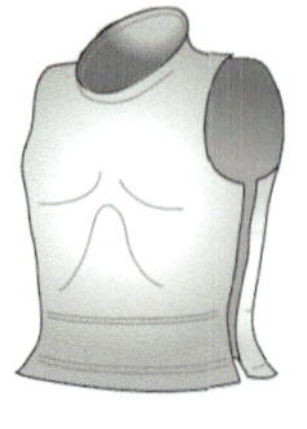

그리스의 흉갑(胸甲)
thorax

◆**rib 肋骨** 고대영어 ribb「늑골」에서 유래. spare-rib「살이 붙은 돼지갈비」의 리브도 늑골의 뜻.

◆**costal cartilage 肋軟骨** costal은 라틴어 conta「늑골」에서 유래⇒오른쪽의 칼럼 cartilage에 대해서는⇒p.108「연골」

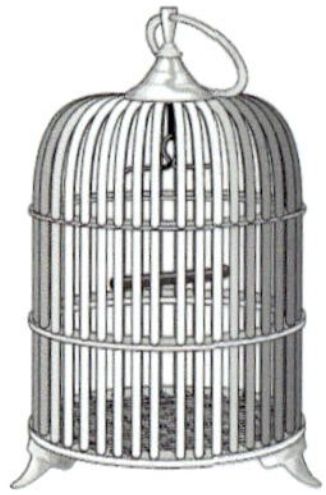

새장
bird cage

◆**sternal angle 胸骨角, infrasternal angle 胸骨下角, angle of rib 肋骨角** angle은 라틴어 angulus에서 유래. 흉골하각의「각(角)」은 수학적인「각도」의 뜻이지만 흉골각이나 늑골각의「각」은「모퉁이, 모난 부분, 구석」이란 의미로 사용되는 점에 주의할 것.

◆**thoracic inlet 胸郭上口, thoracic outlet 胸郭下口** 영어의 inlet은「입구, 후미, 만(灣)」. outlet은「출구, 방수구, 배출구, 전기의 인출구」, 특가 상품의「아울렛」. 마지막에 붙는 -let은, let「들여보내다, 가게 하다」(용례: let in「들어오게 하다」). 임상의는 간혹「흉곽상구(胸廓上口)」를 **thoracic outlet「흉곽출구(胸郭出口)」**라 부르는 경우가 있다(예: thoracic outlet syndrome「흉곽출구증후군(胸廓出口症候群)」). 번역은「하구(下口)」와「출구(出口)」로 구별이 가능하다.

◆**sternum 胸骨** 그리스어 στέρνον「가슴, 내측」에서 유래.

◆**tubercle for scalenus anterior muscle 前斜角筋結節** 그리스어 σκαληνός「경사의, 부등변(不等邊)의」에서 유래.

◆**tuberocity for serratus anterior muscle 前鋸筋粗面** 라틴어 serra「톱(鋸)」에서 유래. 전거근의 톱니모양 형태로부터. 톱니과 같은 모양의 식물 잎의 가장자리의 형상이나, 상어 이빨의 형태를 serration「톱니(鋸齒)」라 하는 것도 serra가 어원.

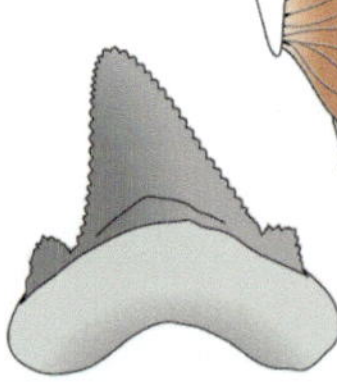

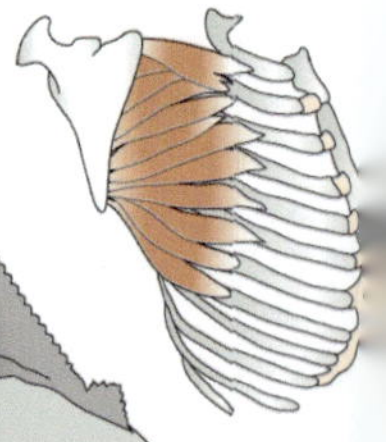

전거근
serratus

상어이빨의 serration「톱니」

◆**jugular notch 頸切痕** 라틴어의 jugulum「목, 인후」로부터 ⇒ p.32「관골」

◆**manubrium 胸骨柄** 라틴어 manubrium「손에 쥐어지는 것, 손잡이, 핸들」로부터. manubrium은 manus「손」에서 유래. manus로부터 파생한 영어는 manual「지침서, 메뉴얼」, manufacture「수공업」, manicure「매니큐어」등 다수.

◆**xiphoid process 剣状突起** 그리스어의 ξίφος「검(劍)」에서 유래. xiphias「황새치류」도 ξίφος에서 유래. 황새치의 영어의 통명은 sword fish .

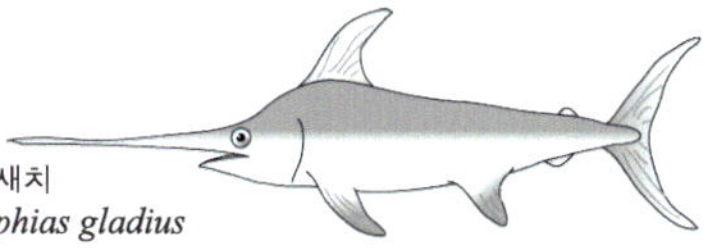

황새치
Xiphias gladius

articular facet of head of rib N-19

interarticular crest on head of rib N-20

articular facet of costal tubercle N-21

angle of rib◆ N-22

groove for subclavian artery N-23

tubercle for scalenus anterior muscle◆ N-24

groove for subclavian vein N-25

tuberocity for serratus anterior muscle◆ N-26

jugular notch◆ N-27

clavicular notch N-28

manubrium of sternum◆ N-29

sternal angle◆ N-30

body of sternum N-31

costal notch N-32

xiphoid process◆ N-33

cervical rib N-34

suprasternal bones N-35

늑골과 커틀릿, 해안과 코스터
COST-「옆구리」

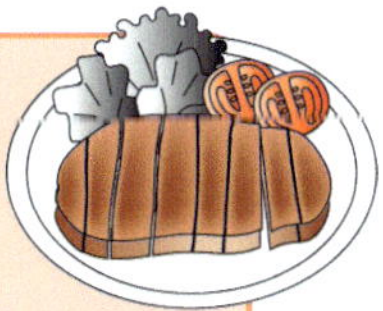

라틴어 costa「늑골」의 조어형, costo-(모음의 앞에서는 cost-)「늑골의~」로 시작되는 어휘는 costalgia「늑골통」, costochondritis「늑골연골염」, costovertebral joints「늑추관절」등이 있다. 관련지어 cutlet「커틀릿」은 고대 프랑스어 costelette에서 유래하여 갈비살 costa의 토막이란 뜻. 흔히 말하는 커틀릿은 빵가루를 입혀 튀긴 음식이지만 구미에서는 주로「얇게 자른 고기토막」을 구운 요리를 가리 킨다.

영어의 cost「비용, 가격」은 라틴어 consto「함께 서다, 똑바로 서다」가 기원으로 늑골과는 다르다. 오히려 constant「불변의, 상수(常數)」와 동근어(同根語).

costa는「늑골」뿐만이 아닌 어떤 구조의 측면을 나타낸다. 육지의「측면」에서 영어의 coast「해안, 연안」이 생겨났다(스페인어 Costa Rica「풍부한 해안」. 프랑스어 Côte d'Azur「감청색의 해안」). 연안을 경비하는 순시선을 coaster라 하는데 식사 후의 테이블을「순회하는」작은 바퀴가 달린 은제 수레 쟁반, 컵의 밑받침, 토지의 측면「비탈」을 내려오는「활강 썰매」등도 코스터라 부른다. 이 코스터에서 roller coaster「(유원지 등의)제트코스터」가 파생하였다.

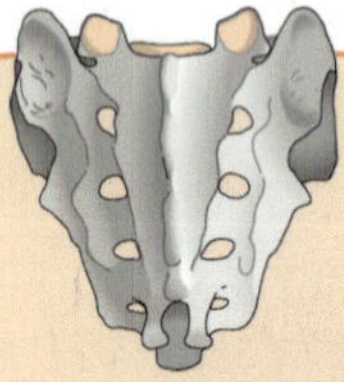

《천골담화 1》 신성한 천골 SACRUM

천골을 의미하는 영어 sacrum은 라틴어 os sacrum에서 유래하며 직역 하면 「신성한 뼈」란 뜻이다. 영어의 sacred 「신성한, 성스러운」, sacrifice 「희생」, sanctify 「신성하게 하다, 축성(祝聖)하다」, sanctuary 「성소, 금수 보호구」 등은 관련어. 라틴어의 os sacrum는 그리스어 ἱερὸν ὀστέον 「신성한 뼈」의 직역으로 기원전 400년경의 Hippocrates 시대에 명명되었다고 한다. 그러나 왜 천골이 「성스러운」 지에 대해서는 여러 설이 분분하다. 그 중 몇 가지를 아래에 소개한다.

- 천골은 고대에 신성한 뼈로 인식되어 동물의 천골이 희생(犧牲, 제사에 쓰이는 짐승-역자주) sacrifice으로 바쳐졌다.
- 천골은 신성한 생식기 genitalia를 보호하는 것.
- 그리스어의 ἱερός에는 「신성한」 뿐만이 아닌 「강력한」의 뜻이 있다. 그리스어로부터 라틴어로 번역되는 과정에서 오역되였다.
- 고대 이집트에서 천골은「오시리스(풍요의 신)의 등뼈」로 불리는 등 이집트인에게 천골은 인체에서 가장 신성한 부분으로 간주되었다. 이러한 생각을 그리스인이 차용했다라는 설.

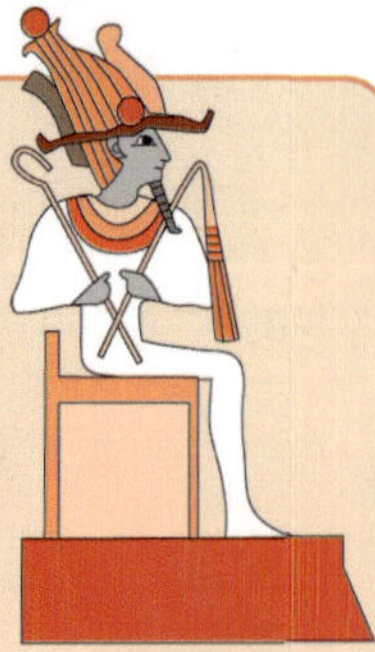

오시리스신

- 천골은 다른 추골보다 크고 튼튼하여 사후에도 부패하지 않고 남는다. 그래서 천골은 히브리어로 לוז 「아몬드」로 불리어 부활시 천골을 「핵」으로 육체가 재구성된다는 유태인의 전설에 기초한 설.

결국 왜 신성한가에 대한 설명은 모두 추측에 지나지 않는다. 그렇지만 고대 이집트로부터 그리스·로마, 마야문명에 이르기까지 신성한 뼈로 인식되었다는 사실은 흥미롭다.

일본어에서는 1950년대까지 천골(薦骨), 즉 「신에 추천하는」 뼈라는 용어를 사용하였으나 현재는 같은 음으로 획수가 적은 한자 「선(仙)」을 대용한 「선골(仙骨)」을 사용하고 있다.

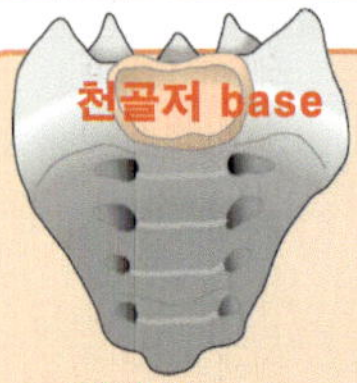

《천골담화 2》 왜 「천골저」는 위쪽에 위치하는가
BASE 「저(底)」와 APEX 「첨(尖)」의 관계

천골저는 천골의 상단을 가리킨다. 왜 「바닥(底)」인데 위쪽에 있는가? 해부학에는 「저」란 명칭이 붙어있으면서도 신체의 아래에 위치하지 않는 용어가 적지 않다(슬개골저, 신추체저, 전립선저, 심저). 물론 내두개저와 같이 아래쪽인 경우도 있다. 이들은 라틴어 basis 「바닥, 기저」에서 유래. 수학에서 basis, base는 삼각형의 밑변, 삼각뿔 • 원추의 밑면을 가리킨다. 인체 기관이 뿔꼴이나 삼각형인 경우, 위치가 아닌 개별 기관이나 부분의 정점을 영어 apex 「첨」으로, 그 반대의 밑면을 basis 「저」로 부른다.

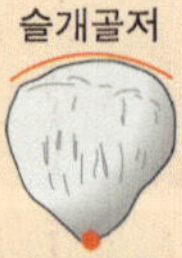

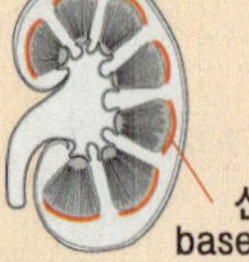

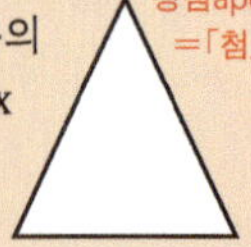

관련지어 옛 화학자들은 강하게 가열한 후에 남는 부분은 처음보다 안정되고 기본적인 것이라고 생각하여, 석회를 가열한 후 남은 강알칼리성 물질을 base 「염기(塩基)」라 명명하였다.

또한 「위저」, 「안저」 및 「자궁저」도 아래쪽에 있지 않다. 이러한 「저」는 라틴어 fundus에서 유래. 「(용기의) 바닥, 기초」의 뜻. 동공을 항아리의 입구라 하면 「안저」는 항아리의 바닥이 된다. fundus로부터 영어 fund 「기금, 자금」, profound 「깊은, 심원한」이 파생되었다.

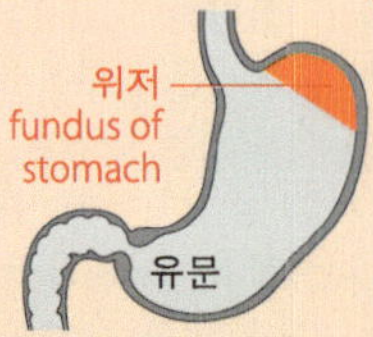

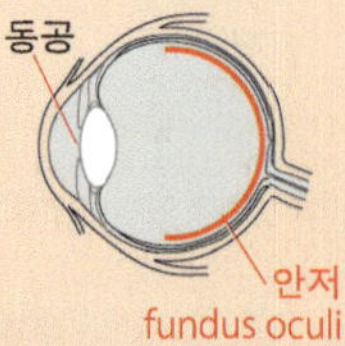

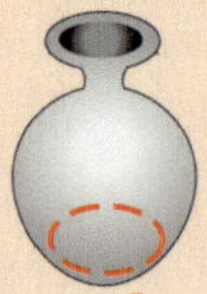

– Chapter 3 –

상지(上肢)
Upper limb

《여러 언어의 뼈》 **독일어 Knochen**

현대 독일어에서 「뼈」를 의미하는 말인 Knochen(크놋헨)은 영어 knuckle 「주먹」의 기원으로 영어의 knock 「두드리다, 노크하다」와도 어원적으로 친척 관계에 있다. 영어의 bone에 대응되는 독일어 Bein는 옛날에는 「뼈」를 의미하였으나 지금은 주로 「다리」를 가리킨다. 그렇지만 Keilbein 「접형골」(Keil는 「쐐기〔楔〕」의 뜻), Schenkelbein 「대퇴골」(Schenkel는 「대퇴」의 뜻) 등의 복합어에 지금도 뼈로서의 Bein이 남아 있다.

O 견갑골, 쇄골

상지대
o-1 **팔이음뼈**

상각
o-2 위각
상연
o-3 위모서리
오훼돌기
o-4 **부리돌기**
견봉
o-5 **봉우리**
관절와
o-6 **접시오목**
견갑경
o-7 어깨뼈목
견갑하와
o-8 어깨뼈밑오목
내측연
o-9 안쪽모서리
외측연
o-10 가쪽모서리
하각
o-11 아래각
견갑절흔
o-12 어깨뼈패임
극상와
o-13 **가시위오목**
견갑극
o-14 **어깨뼈가시**
극하와
o-15 **가시아래오목**

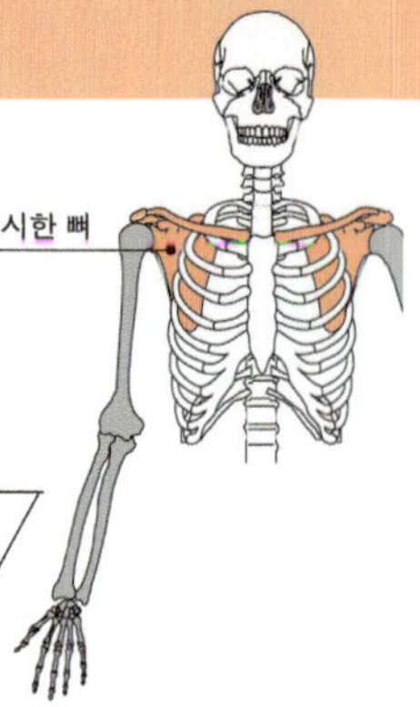

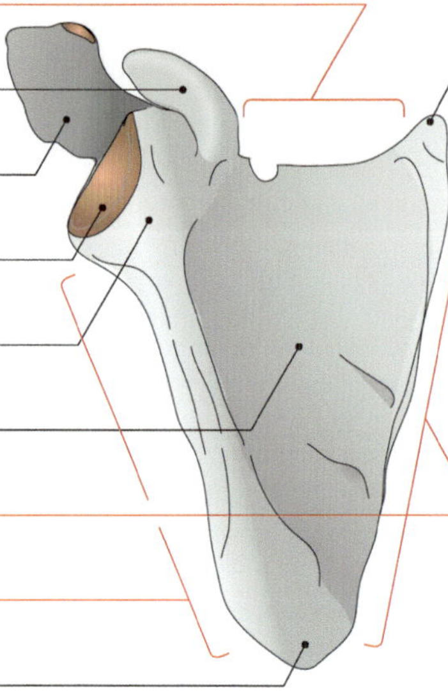

오른쪽 견갑골·복측면
(위 그림과 같은 방향)

견갑골

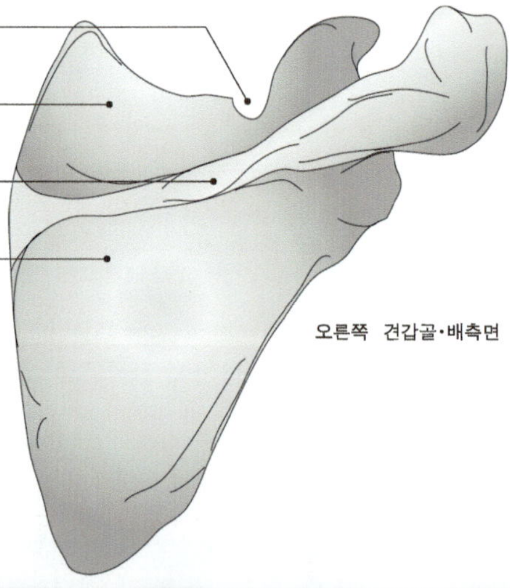

오른쪽 견갑골·배측면

상지대는 쇄골과 견갑골로 이루어진다. 하지대와 비교시 상지대는 체간과 사지의 연결이 느슨하기 때문에 상지의 운동 자유도 또한 크다. 포유류의 경우 영장류는 쇄골이 발달되어 있지만 네 발로 보행하는 동물(개, 고양이, 소, 말)에는 쇄골이 없다.

견봉각
봉우리각 o-16

관절상결절
오목위결절 o-17

관절하결절
오목아래결절 o-18

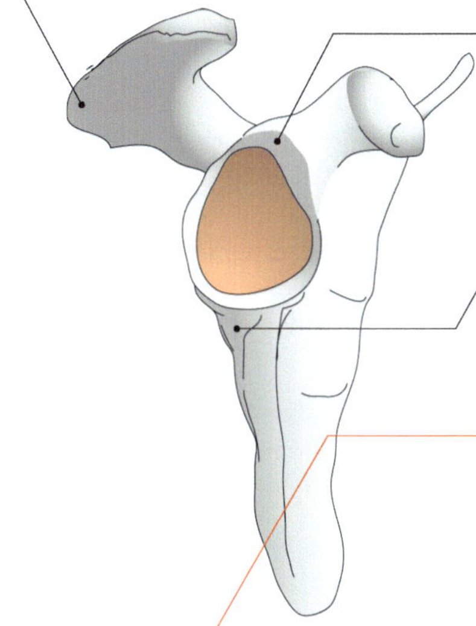

견갑골

오른쪽 견갑골·외측면

견봉단
봉우리끝 o-19

쇄골체
빗장뼈몸통 o-20

흉골단
복장끝 o-21

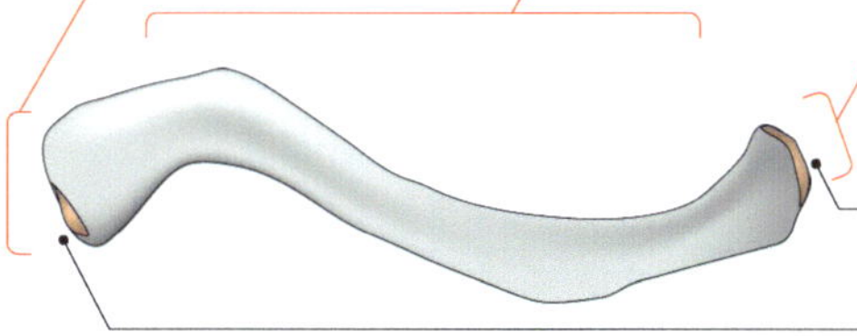

흉골관절면
복장관절면 o-22

견봉관절면
봉우리관절면 o-23

오른쪽 쇄골·상면

쇄골

능형인대선
마름인대선 o-24

오른쪽 쇄골·하면

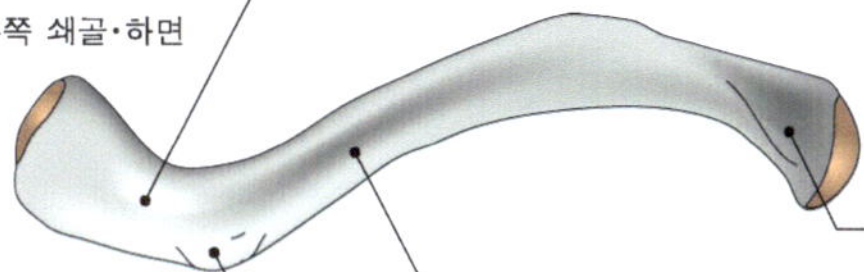

능쇄인대압흔
갈비빗장인대자국 o-25

쇄골하근구
빗장밑근고랑 o-26

원추인대결절
원뿔인대결절 o-27

O Scapula (복) scapulae , Clavicle

o-1 shoulder (pectoral) girdle◆

o-2 *superior angle*

o-3 *superior border*

o-4 coracoid process◆

o-5 acromion◆

o-6 glenoid cavity◆

o-7 *neck of scapula*

o-8 *subscapular fossa*

o-9 *medial border*

o-10 *lateral border*

o-11 *inferior angle*

o-12 *suprascapular notch*

o-13 supraspinous fossa

o-14 spine of scapula◆

o-15 infraspinous fossa

◆**scapula 肩甲骨**은 그리스어 σκάπτω 「파다」에서 유래한다. 견갑골의 형태가 삽을 닮아 있기 때문. scoop 「삽, 특종」은 scapula와 비슷하지만, 네덜란드어의 schoppe에서 유래하는 다른 계통의 어휘.

◆**pectoral girdle 上肢帶** pectoral은 라틴어의 pectus 「가슴」에서 유래. pectoralis major 「대흉근」도 동근어(同根語). 스페인어에는 라틴어의 ct-가 ch-로 음운 변화했기 때문에 pecho 「가슴」이 된다. girdle은 「띠, 허리끈, 거들」을 의미하는 영어. 견갑골과 쇄골이 띠모양으로 체간을 둘러싸고 있다. 영어의 gird 「매다, 띠다」와 같은 어원.

◆**coracoid process 烏喙突起**
조鳥가 아닌 오烏인 것에 주의. coracoid는 그리스어 κόραξ 「철새까마귀」에 eidos(~와 같은)이 붙은 것. 철새까마귀는 보통 도시에서 볼 수 있는 큰부리까마귀와 떼까마귀보다 큰 까마귀이다.

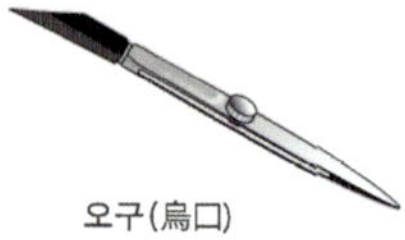

오구(烏口)

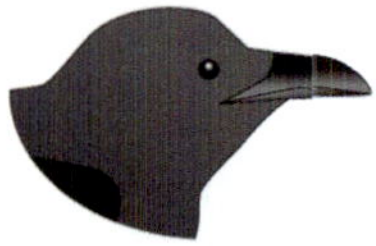

철새까마귀의 두부

◆**acromion 肩峰** 그리스어 ἄκρος 「정점의, 첨단의, 날카로운」 + ὦμος 「어깨, 상완(上腕)」. ὦμος는 humerus 「상완골」과도 어원적으로 관련이 있다.⇒아래의 칼럼 참조.

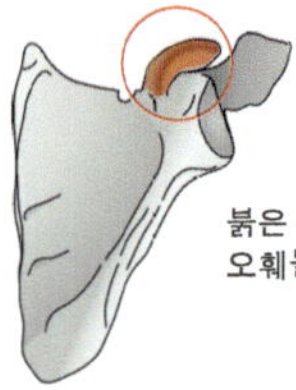

붉은 부분이 오훼돌기

◆**glenoid cavity 關節窩** 그리스어의 γλήνη는 원래 「안구(眼球)」의 뜻. 「얕게 패인 부분」이 「관절와」로 변환.

◆**spine of scapula 肩甲棘** 라틴어의 spina 「가시(棘)」에서 유래⇒p.50 「극돌기」

◆**clavicle 鎖骨**은 라틴어의 clavis 「열쇠, 빗장」에 -cula 축소사가 붙은 것. 로마시대의 열쇠 형태에서 유래(이외에도 여러 설이 있다). 영어의 clavier 「건반악기」도 같은 「열쇠」로부터 파생.

견봉, acrobat, acropolis, 고소공포증
어근 ACRO-「날카로운 것」

그리스어 ἄκρος 「정점의, 첨단의」으로부터 생겨난 의학 용어는 상기의 acromion 「견봉」 이외에 acromegaly 「말단비대증(末端肥大症)」, acrocephaly 「첨두증(尖頭症), 탑상두개(塔狀頭蓋)(람다상 봉합과 견갑골을 가리키는 보다 일반적인 영어로 shoulder blade가 있다. blade는「칼날」의 뜻. 쇄골은 collarbone, 즉 「옷깃의 뼈」로도 불린다.

◆**trapezoid line 菱形靭帶線** 그리스어 τράπεζα 「책상, 사다리꼴」＋eidos(와 같은)⇒ p.77의 칼럼 참조.

◆**conoid tubercle 円錐靭帶結節** 그리스어의 κώνος 「솔방울」로부터 「원추형」의 의미가 되었다. 영어의 cone 「원추」, 지학 용어로 독일어에서 유래한 Konide「화산원뿔」(일본 후지산(富士山)과 같은 원추형의 산), 아이스크림 아래 부분의 cone「콘」도 동근어(同根語). 아이스크림의 콘은 corn 「옥수수」가 원료이므로 명명된 것은 아니다(실제 원료는 대부분 「밀」이다). 또한 「송과체(松果體, pineal body)」에는 conarium라는 별칭도 있다. pineal은 pine 「소나무」의 형용사.

솔방울

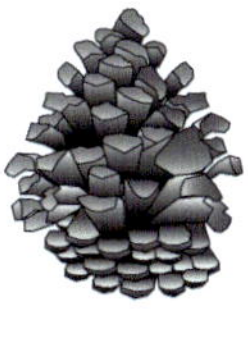

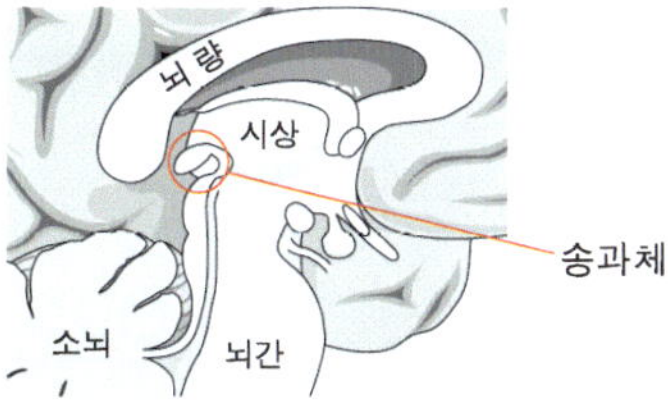

acromial angle o-16

supraglenoid tubercle o-17

infraglenoid tubercle o-18

acromial end o-19

body (shaft) of clavicle o-20

sternal end o-21

sternal articular surface o-22

acromial articular surface o-23

trapezoid line◆ o-24

impression for costoclavicular ligament o-25

subclavian groove o-26

conoid tubercle◆ o-27

관상봉합의 폐쇄가 통상보다 빠른 시기에 이뤄져 비정상적으로 높아진 두개)」, acrodermatitis「선단피부염(先端皮膚炎, 사지의 피부 염증)」 등이 있다. acrophobia 「고소공포증(高所恐怖症)」은 ἄκρος 「선단」에 그리스어 φόβος 「공포」가 붙은 것(참고로 화성의 위성인 Phobos도 군신(軍神) Ares의 아들 혹은 종자(從者)의 이름, 군신 Mars의 말 이름에서 유래). acrobat「줄타기를 하는 광대, 곡예사」는 그리스어 akrobatos「발끝으로 걷는 사람, 높은 곳을 걷는 사람」에서 유래. 아테네의 acropolis는 아테네 시내의 우뚝 솟은 언덕의 정상에 위치한 「도시(폴리스)」로, 이전에는 장엄한 파르테논 신전 등의 신전들이 늘어 서 있었다.

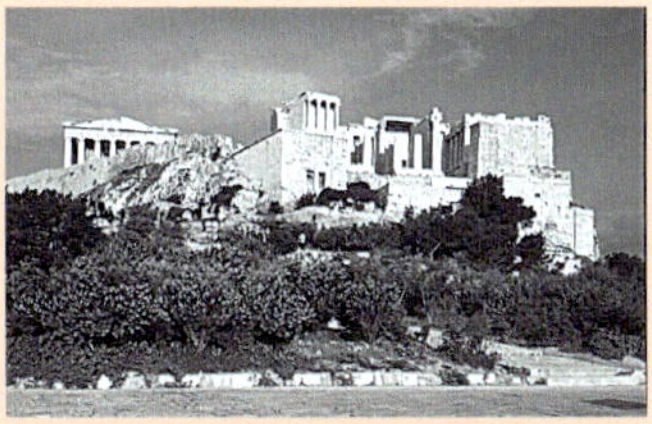

아테네의 아크로폴리스

시의 세계에서 시의 각 행의 선단(첫번째 문자 또는 마지막 문자)을 나열하면 다른 말이 나타나는 시를 acrostic이라 하는데, 이는 그리스어의 ἄκρος에 στίχος「행, 대열」이 붙은 것이다.

P 상완골

P-1 자유상지골
자유팔뼈

P-2 상완골두
위팔뼈머리

P-3 대결절
큰결절

P-4 대결절릉
큰결절능선

P-5 결절간구
결절사이고랑

P-6 소결절
작은결절

P-7 소결절능
작은결절능선

P-8 상완골체
위팔뼈몸통

P-9 삼각근조면
세모근거친면

P-10 요골신경구
노신경고랑

P-11 주두와
팔꿉치오목

P-12 구상돌기와
갈고리오목

P-13 요골와
노오목

P-14 상완골소두
위팔뼈작은머리

P-15 상완골활차
위팔뼈도르래

P-16 척골신경구
자신경고랑

핑크색으로 표시한 뼈

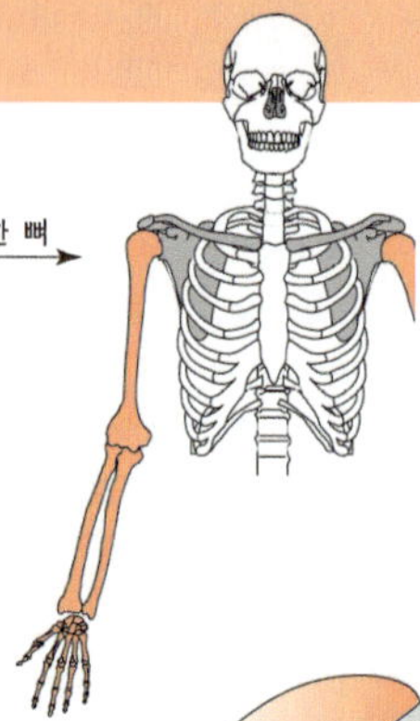

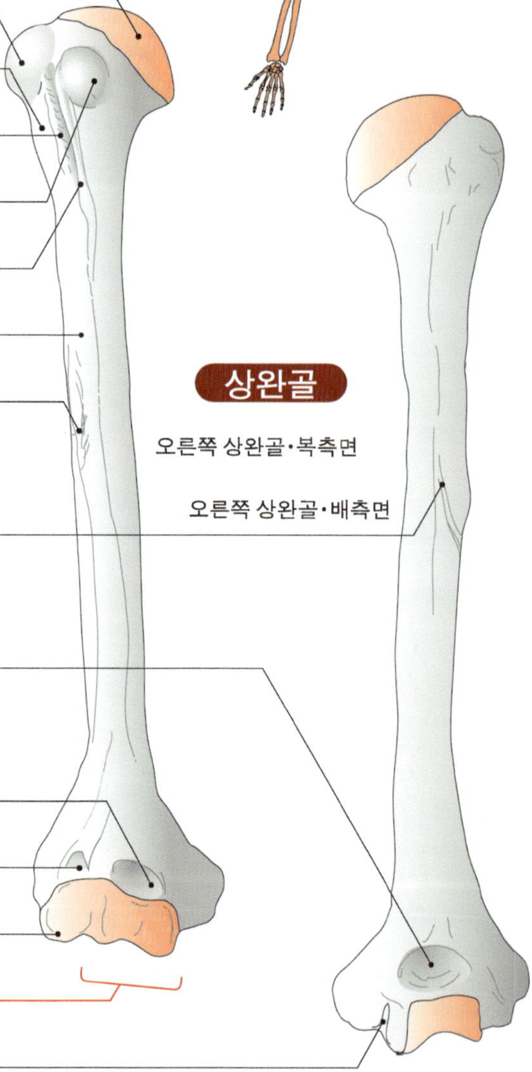

상완골

오른쪽 상완골·복측면

오른쪽 상완골·배측면

해부경이란 상완골두 주위의 얕은 굴곡이며, 외과경은 대·소결절과 상완골두의 바로 아래의 부위로 골절되기 쉽다.
상완골과란 내측상과 및 외측상과의 사이에 있는 하단부 전체에 대한 총칭. 과상돌기는 내측상과의 상방에 작은 돌기가 생기는 변이.
활차상공은 구상돌기와 주두와의 움푹한 곳끼리 연결되어 구멍이 비는 변이.

상완골

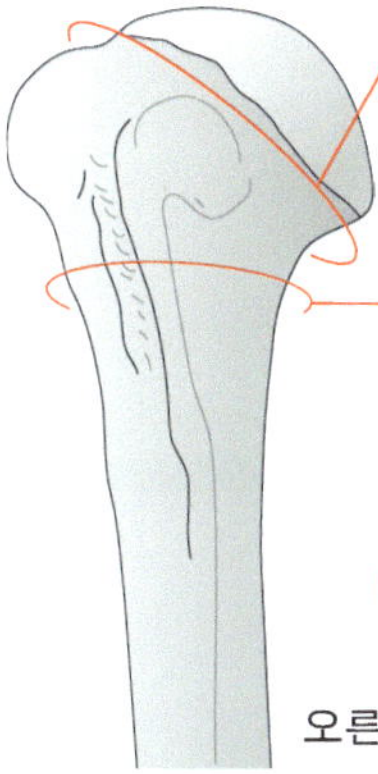

오른쪽 상완골 골두

해부경
해부목 P-17

외과경
외과목 P-18

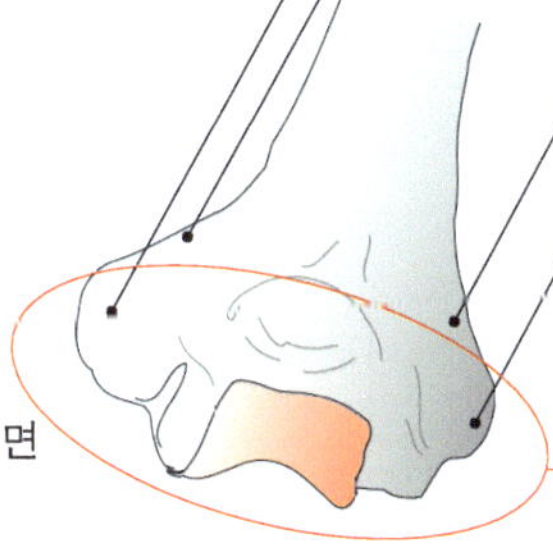

오른쪽 상완골·배측면

내측상과
안쪽위관절융기 P-19

내측과상릉
안쪽관절융기위능선 P-20

외측과상릉
가쪽관절융기위능선 P-21

외측상과
가쪽위관절융기 P-22

상완골과
위팔뼈관절융기 P-23

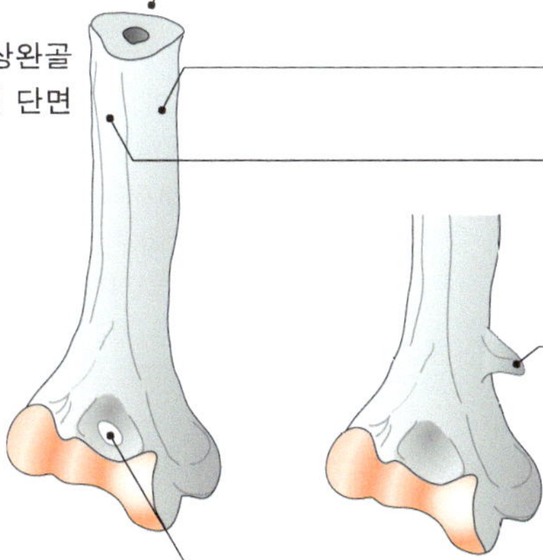

오른쪽 상완골
복측면 단면

후면
뒤면 P-24

내측전면
앞안쪽면 P-25

외측전면
앞가쪽면 P-26

과상돌기
관절융기위돌기 P-27

활차상공
도르래위구멍 P-28

상완골에 나타나는 변이

P Humerus (복) humeri

P-1 free upper limb

P-2 head of humerus

P-3 greater tubercle

P-4 *crest of greater tubercle*

P-5 *intertubercular sulcus*

P-6 lesser tubercle

P-7 *crest of lesser tubercle*

P-8 *body of humerus*

P-9 *deltoid tuberosity*◆

P-10 *radial groove*

P-11 *olecranon fossa*

P-12 *coronoid fossa*

P-13 *radial fossa*

P-14 capitulum of humerus◆

P-15 trochlea of humerus◆

P-16 *groove for ulnar nerve*

◆**humerus 上腕骨** 라틴어 humerus 「위팔」.

◆**deltoid tuberosity 三角筋粗面** deltoid 「삼각근」은 그리스어 문자인 Δ 델타에 eidos(~와 같은)이 붙은 것. 지리 용어의 delta 「삼각주(三角洲)」도 같은 발상에서. 그리스 문자는 원래 히브리·페니키아의 알파벳을 차용하여 만들어져 그 명칭은 히브리어·페니키아어 등의 셈어에 기원을 두고있다(אָלֶף 「소」→α, בַּיִת 「집」→β). 델타도 헤브라이어의 דָּלֶת 「문짝」에서 유래한다. 문짝은 주로 사각형인데 왜 삼각형일까? 이는 유목민이 사는 천막(텐트)의 입구가 삼각형의 형태를 띠고 있기 때문.

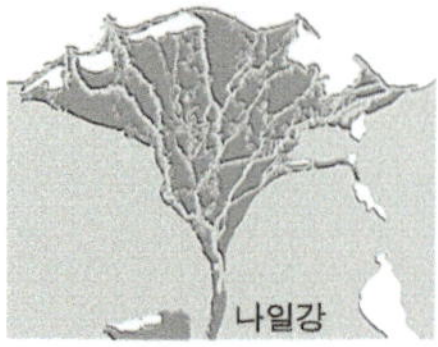

이집트의 삼각주

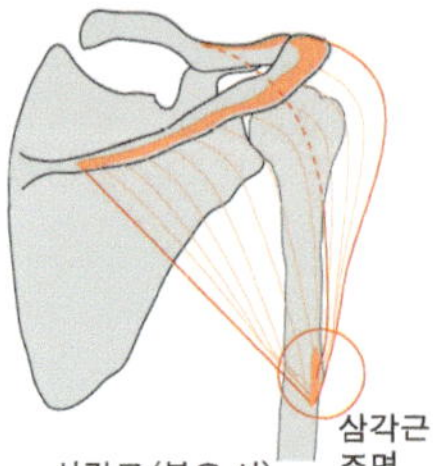

삼각근 (붉은 선)

◆**capitulum 小頭**는 라틴어의 caput 「머리」의 축소사. captain 「수장, 지도자」, capital 「수도, 대문자」 등도 caput로부터 파생한 어휘.

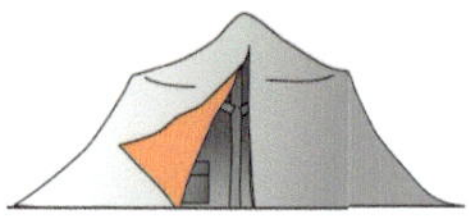
고대메소포타미아의 텐트

◆**trochlea of humerus 上腕骨滑車** trochlea는 그리스어의 τροχός 「차바퀴」가 「도르래〔滑車〕」가 된 것. 일본어의 경우 τροχός의 발음 토로코스는 「토롯코(トロッコ)」를 연상시킨다. 그리스어 τροχός가 「차바퀴」→「운반용의, 차바퀴로 달리는 것」→영어의 truck이 되었다. 「토롯코(トロッコ)」란 truck이 메이지(明治) 시대에 와전된 말로, 「(광산에서) 손으로 미는 궤도(軌道) 화차」를 가리킨다. 이러한 과정에도 불구하고 어원이 그리스어와 비슷한 발음이 되었다. 뒤에 「화물자동차」가 도입되었을 때 같은 영어가 「트럭」으로 변화하였다. 이처럼 같은 어원이 단어가 다른 언어에 유입되는 시기의 차이 등으로 인해 두 개로 갈라진 말을 언어학에서는 「doublet(二重語)」라 한다.

대퇴골의 trochanter 「전자(轉子)」도 유의어. 바퀴형의 작은 알약인 troche 「트로키」도 τροχός의 축소사. 해부학 용어 trochlea는 「도르래」를 의미하는 영어 pulley와 치환 가능.

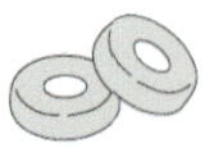
트로키

◆**anatomical neck 解剖頸** 아래의 칼럼을 참조.

◆**surgical neck 外科頸** 그리스어 χείρ「손」에 ἔργον「일, 직업(영어 work도 같은 인도유럽조상어에서 유래)」이 붙은 χειρουργία「손끝으로 하는 일」이 surgery「외과」라는 영어로 변환되었다. 그리스어 철자의 흔적이 남은 고대 영어로 chirurgery「외과」가 있다. chiropractic「척추 교정요법, 카이로프랙틱」도 χείρ에 πρακτικός「실행, 행동, 기술(영어 practice「실행, 실시」도 같은 어원)」이 붙은 말. 즉 외과나 카이로프랙틱도 본래의 의미와 유사한「숙련된 손으로 가능한 직업」.

◆**condyle of humerus 上腕骨顆** 顆 condyle은 그리스어 κόνδυλος「손가락에 붙은 관절, 즉 주먹」에서 유래한다. 사마귀가 생기는 condyloma「콘딜로마」도 같은 어원. 일본 성감염증학회에 의한 정식 표기는「첨형콘딜롬」.

anatomical neck◆ P-17
surgical neck◆ P-18
medial epicondyle P-19
medial supracondylar ridge P-20
lateral supracondylar ridge P-21
lateral epicondyle P-22
condyle of humerus◆ P-23
posterior surface P-24
anteromedial surface P-25
anterolateral surface P-26
supracondylar process P-27
supratrochlear foramen P-28

해부학자, 단층사진, 원자 그리고 규조류(珪藻類)
TOM-「자르다」

해부경에 이용되는 anatomical은 그리스어의 접두사 ανα-「위에, 다시, 제각각」에 τομή「자르다, 절단」이 붙은 것. 변화형으로서 anatomy「해부, 해부학」, anatomist「해부학자」등이 있다. 그리스어의 τομή는「~절제술, ~절개술」로서 다양한 조어의 접미사가 된다(appendectomy「충수절제(蟲垂切除)」, lobotomy「뇌엽절리술(腦葉切離術)」) 등. tomography「단층사진촬영」도 유의어. 만일 τομη에 부정의 접두사 α-가 붙으면 atom「원자(당시에는 더 이상 분할할 수 없는 입자로 인식되었으므로)」가 된다.

τομη에서 유래하는 다른 어휘 diatom「규조류(珪藻類)」는「반으로 자른다」라는 의미. 규조의 증식법 또한 대단히 독특하다. 피각(被殼)은 타블레트의 캅셀과 같으며, 세포 분열전의 세포질 증가와 함께 슬라이드하여 세포분열 시 반으로「절단된다」. 피각은 규산(SiO_2)으로 되어 있어 수축하지 않으며 새로운 피각은 반드시 낡은 피각의 내부에서 형성되므로 증식할 때마다 점점 작아진다. 그 때문에 가끔 유성생식을 하여 본래 사이즈로 돌아올 필요가 있다.

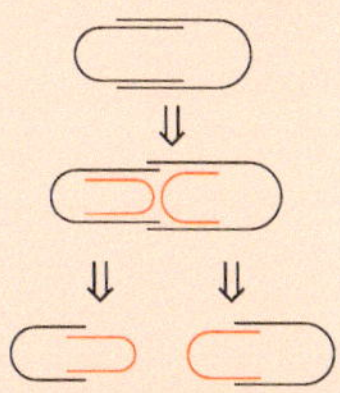

붉은 선이 새로운 피각

Q 요골, 척골

Q-1 요골두 **노뼈머리**

Q-2 요골경 **노뼈목**

Q-3 요골체 **노뼈몸통**

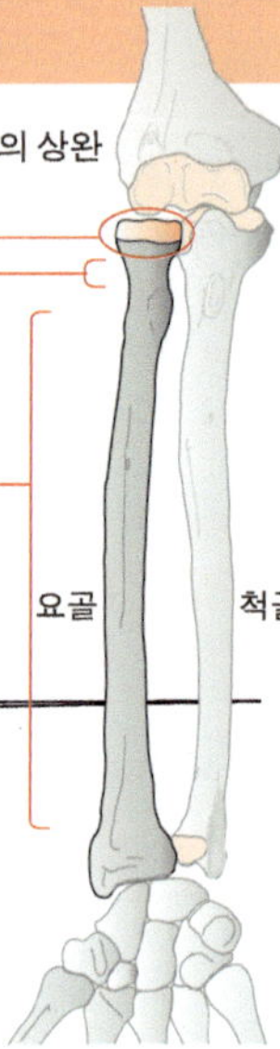

Q-4 전면 **앞면**

Q-5 전연 **앞모서리**

Q-6 외측면 **가쪽면**

Q-7 후연 **뒤모서리**

Q-8 후면 **뒤면**

Q-9 골간연 **뼈사이모서리**

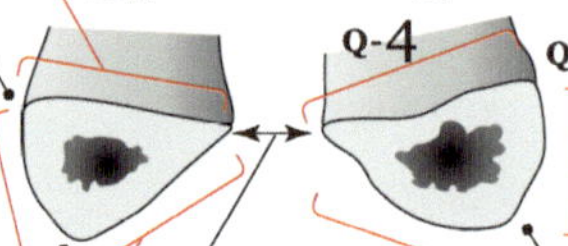

Q-10 관절환상면 **둘레관절면**

Q-11 요골조면 **노뼈거친면**

요골

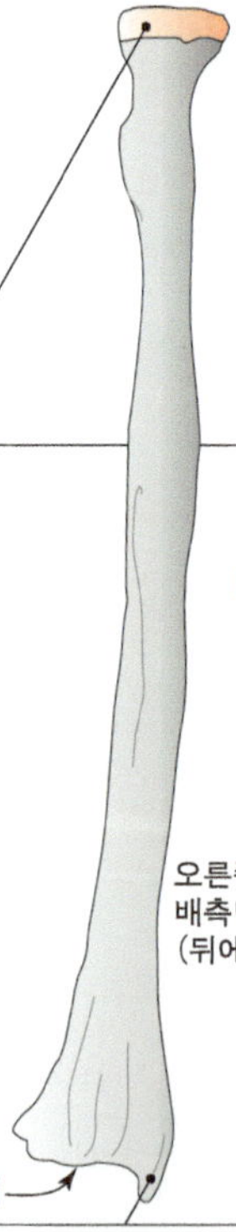

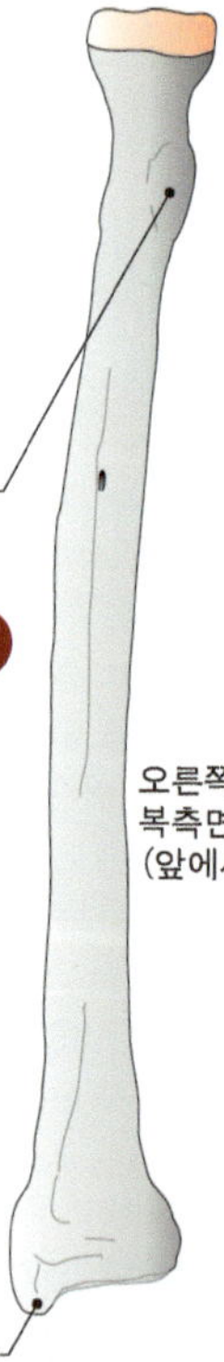

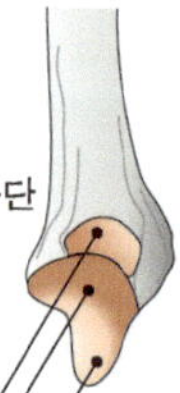

Q-12 척골절흔 **자패임**

Q-13 수근관절면 **손목관절면**

Q-14 (요골) 경상돌기 **붓돌기**

요골은 무지측, 척골은 소지측에 있는 뼈. 주두는 팔을 구부렸을 때 가장 많이 튀어나오는 부분이다.
상완골두, 요골두는 각각 뼈의 상단을 가리키는데 비해 척골두는 척골의 하단을 가리킨다.

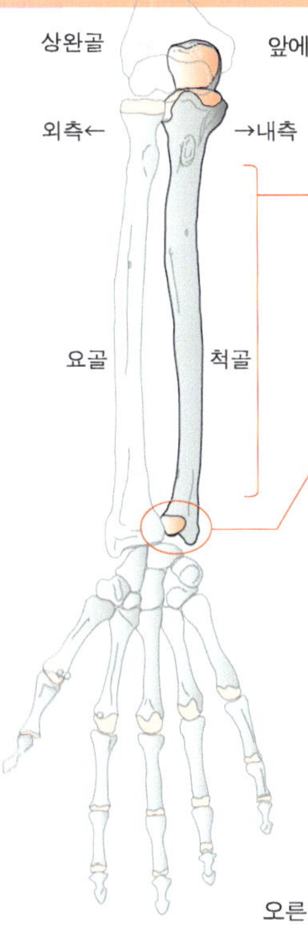

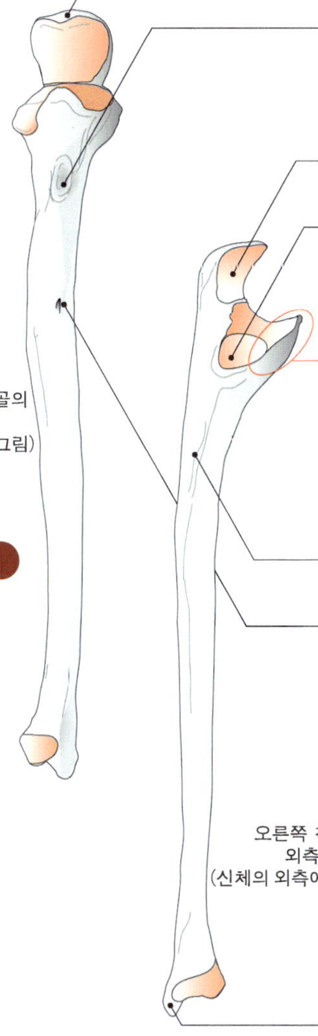

척골체
자뼈몸통 Q-15

척골두
자뼈머리 Q-16

주두
팔꿈치머리 Q-17

척골조면
자뼈거친면 Q-18

활차절흔
도르래패임 Q-19

요골절흔
노패임 Q-20

구상돌기
갈고리돌기 Q-21

회외근릉
뒤침근능선 Q-22

영양공
영양구멍 Q-23

(척골) 경상돌기
붓돌기 Q-24

Q Radius (복)radii , Ulna (복)ulnae

Q-1 *head of radius*

Q-2 *neck of radius*

Q-3 *body of radius*

Q-4 *anterior surface*

Q-5 *anterior border*

Q-6 *lateral surface*

Q-7 *posterior border*

Q-8 *posterior surface*

Q-9 *interosseous border*◆

Q-10 articular circumference◆

Q-11 *radial tuberosity*

Circumflex (서컴플렉스)…

ô 모음의 위에 붙는 산모양의 기호

프랑스어로는 accent circonflexe라 부른다.

âge	아―쥬	라틴어 aetas「연령」의 ae가 a로 된 흔적
château	샤토―	라틴어 castellum「성」의 s가 없어진 흔적

Q-12 *ulnar notch*

Q-13 *carpal articular surface*

Q-14 (radial) styloid process◆

◆**radius 橈骨**은 라틴어 radius로부터. 원래 뜻은「한 점에서 발사되는 광선, 방사선」이지만,「차바퀴의 바퀴살」로 변화. 즉 차축에서 방사상으로 뻗은 막대란 뜻. 요골은「차바퀴의 바퀴살」과 형태가 비슷한 데에서 연유. 수학의「반지름」radius, radian「라디안」(약 57.3°)도 같은 어원.「광선」을 의미하는 영어 ray는 라틴어로부터 고대프랑스어를 거쳐 영어로 유입되는 도중에 radius 후반의 자음이 탈락하였다. radioactive「방사성의」, radio「라디오」, radiator「(열을 방사시키는) 라디에이터」등은 모두 radius에서 유래한다. 요골(橈骨)의 橈는「굽다, 꺾어지다, 약하다, 휘다」라는 의미.

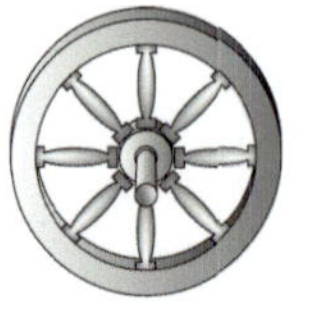

차바퀴의「radius 바퀴살」

◆**interosseous border 骨間緣** interoseous는 라틴어 os「뼈」에「~의 사이」를 뜻하는 접두사 inter가 붙은 것. 직역 그대로「뼈의 사이」란 의미. os⇒제1장의 표지를 참조.

◆**articular circumference 關節環狀面** circumference는 라틴어의 circus「원」의 목적격 circum「주위에」+ fero「옮기다, 가져가다」가 붙은 것으로「빙빙 도는」부분. 수학에서 circumference는「원주(圓周)」를 가리킨다. circus에서 유래하는 어휘: circle「원」(circus의 지소사(指小詞) circulus), circus「원·고리, 로마의 원형경기장, 서커스, 곡예」, circumstance circumflex「환경, 처지」(「주위의 사정」), circumcision「할례」(「주위를 자르다」), circumflex「곡절 악센트 기호」(flex는「구부러지다」. 그리스어에는 장모음 또는 이중모음에 circumflex가 붙으면, 전반은 높고 후반은 낮게 발음한다. 프랑스어에서는 어휘의 역사적 변천과정에서 사라진 문자의 흔적으로 보인다).

◆**styloid process 莖狀突起** styloid는 stilus「말뚝, 막대, 첨필(尖筆), 철필(鐵筆)」에 eidos(~와 같은)이 붙은 것. 그러나 철자가 i가 아니라 y인 것은 그리스어 στῦλος「기둥」에서 영향을 받았기 때문. 그리스어 유래의 영어에서 υ(입실론)은 y로 쓴다. 고대의 stilus는 고대의 노트라고 할 수 있는 납판(蠟板)에 글자를 쓸 때 이용한 철필로, 뒤에 문체(文體), 문화나 생활양식「style」라는 의미로 변했다. 현대에는 PDA(휴대용 정보단말기)의 액정화면에 문자를 쓰기 위해 사용하는 전용 펜을「스타일러스, 촉침(觸針)」이라 부른다.

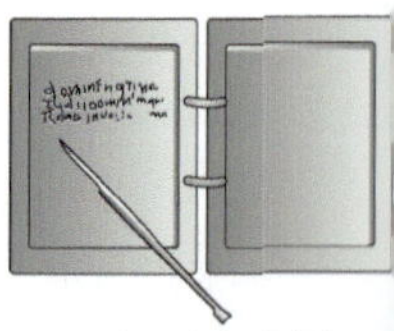

로마 시대의 납판과 철필 stylus

척골에 있는 구상돌기의 영어는 coronoid process이지만, 사골과 췌장의 구상돌기는 uncinate process라 한다(p.51 추체구를 참조).

◆**ulna 尺骨** 그리스어 ὠλένη「팔꿈치, 팔꿈치에서 손까지의 팔」에서 유래⇒olecranon 주두(肘頭).

◆**olecranon 肘頭**는 상기의 그리스어 ὠλένη「팔꿈치, 아래팔」에 κράνιον「두개(골)」이 붙은 것. 영어의 elbow「팔꿈치」의 el- 부분은 거슬러 올라가면 그리스어의 ὠλένη과 같은 기원. bow는「활」이지만, 원래「구부리다」라는 의미가 있으며, 팔꿈치도 팔을 구부리는 부위. ⇒아래의「팔꿈치와 길이」칼럼을 참조.

◆**coronoid process 鉤狀突起** 그리스어 κορώνη「까마귀」에 eidos (~와 유사한)이 붙은 것. κορώνη는 떼까마귀의 학명 *Corvus corone*에도 이용된다. 떼까마귀는 몸체가 작고 도시보다 시골에 서식한다. 견갑골의 coracoid 오훼돌기(⇒p.64)는 철새까마귀에서 유래하여 번역된 명칭에도 까마귀의 의미가 포함되지만, coronoid process에는 까마귀의 문자가 없이 단지 구상돌기(鉤狀突起)로만 번역된다.

◆**supinator crest 回外筋稜** 라틴어 sub-(아래에)로부터 유래.

◆**nutrient foramen 營養孔** 라틴어 nutrio「흐르다, 기르다, 젖을 먹이다」에서 유래.

body of ulna Q-15

head of ulna Q-16

olecranon◆ Q-17

tuberosity of ulna Q-18

trochlear notch Q-19

radial notch Q-20

coronoid process◆ Q-21

supinator crest◆ Q-22

nutrient foramen◆ Q-23

(ulnar) styloid process◆ Q-24

척골, cubit,
단위의 기준「인체」

척골(尺骨)의「尺」은 원래 손가락을 펼쳐 재는 모양을 나타낸 것으로, 후에 팔꿈치의 길이를 가리키게 되었다(30.3cm). 관련지어 일본의 전통악기 尺八(퉁소의 일종-역자주)는 표준 길이가 한 자 여덟 치(一尺八寸)인 데서 생긴 이름이다.

고대 이집트에서 팔꿈치에서 중지 끝까지의 길이가 단위가 되어 meḥ 또는 생략되어 라는 상형문자로 쓰여졌다. 약 52.4cm. 위의 는 표음문자로 아래의 가 결정사(決定詞). 참고로 손바닥을 위로 향하면 문자모양 그대로「팔」이며, 팔꿈치를 구부리면 「구부리다」라는 결정사가 된다(결정사는 의미나 범주를 나타내는 부분으로, 표음부와 표의부로 이루어지는 한자와 구성이 비슷하다).

고대 앗시리아어에서는 kuš 혹은 ammatum로,「팔꿈치」도 길이의 단위(약 53cm)로 사용되었다. 고대 히브리어의 אַמָּה(약 45cm)도 어근동사(語根動詞) אָמַם「앞에 있다」가 바뀌어「전완」에서 유래한다는 설이 있다.

영국에는 ell(약 45cm)라는 단위가 있었다(elbow의 el-).

로마에는 cubitus「팔꿈치」라는 말에서 cubit라는 단위가 생겨났다(약 44.3cm). 팔꿈치의 전면에 있는 오목한 부분, cubital fossa「주맥와」도 동근어(同根語).

R 수근골, 지골

아래 그림에 나타내는 것처럼 손의 골격과 발의 골격은 상동관계에 있다. 지골은 한쪽 손에 총 14개 있으며, 제1지는 중절골이 결여되어 있다. 수근골은 전부 8종류가 있다.

R-1 지골 **손가락뼈**

R-2 중수골 **손허리뼈**

R-3 수근골 **손목뼈**

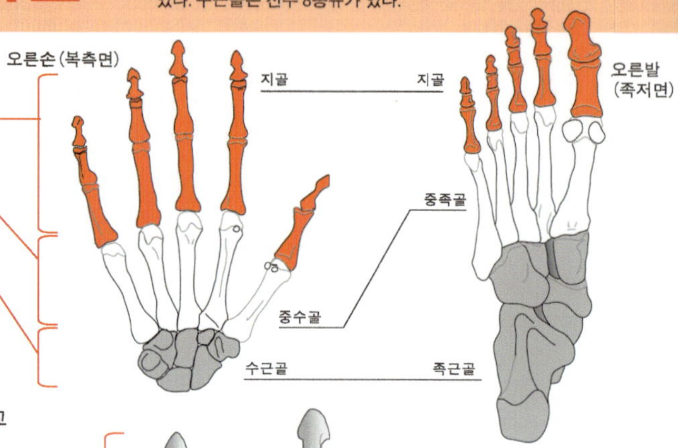

손과 발의 비교

R-4 말절골 **끝마디뼈**

R-5 중절골 **중간마디뼈**

R-6 기절골 **첫마디뼈**

R-7 대능형골 **큰마름뼈**

R-8 소능형골 **작은마름뼈**

R-9 유두골 **알머리뼈**

R-10 유구골 **갈고리뼈**

R-11 주상골 **손배뼈**

R-12 월상골 **반달뼈**

R-13 삼각골 **세모뼈**

R-14 두상골 **콩알뼈**

R-15 중심골 **덧손목뼈**

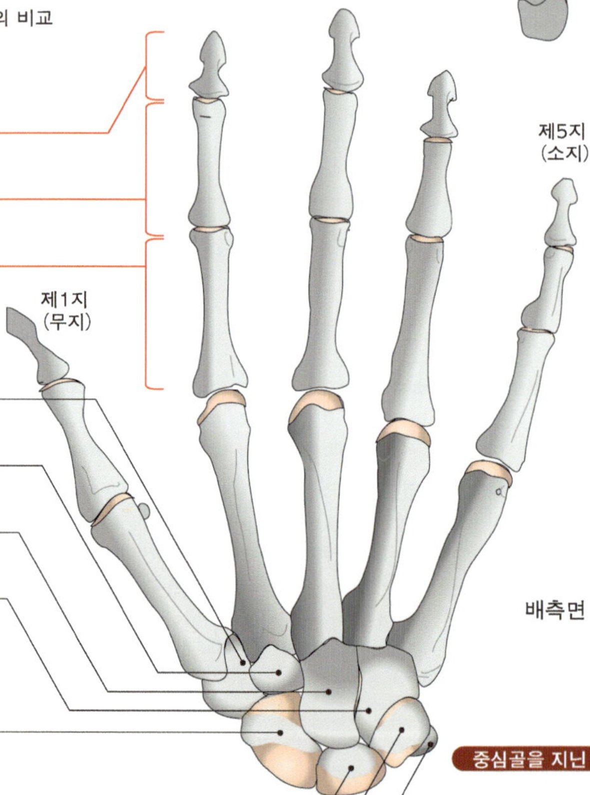

중심골을 지닌 수근

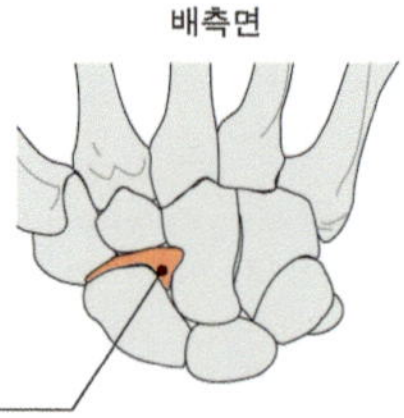

※수근골의 배부에서 때로 발견되는 부골. 과잉골의 예.

관절연골로 싸인 부분은 핑크색으로 표시한다. 주상골은 가장 골절을 일으키기 쉽다.
종자골의 수와 발생하는 부위는 개인차가 있다. 특히 무지의 중수골와 기절골 사이에 두 개의 종자골이 출현한다.
수근골 사이에도 과잉골 및 융합을 자주 볼 수 있다. 중심골도 그 중의 하나이며 형상과 크기는 다양하다.

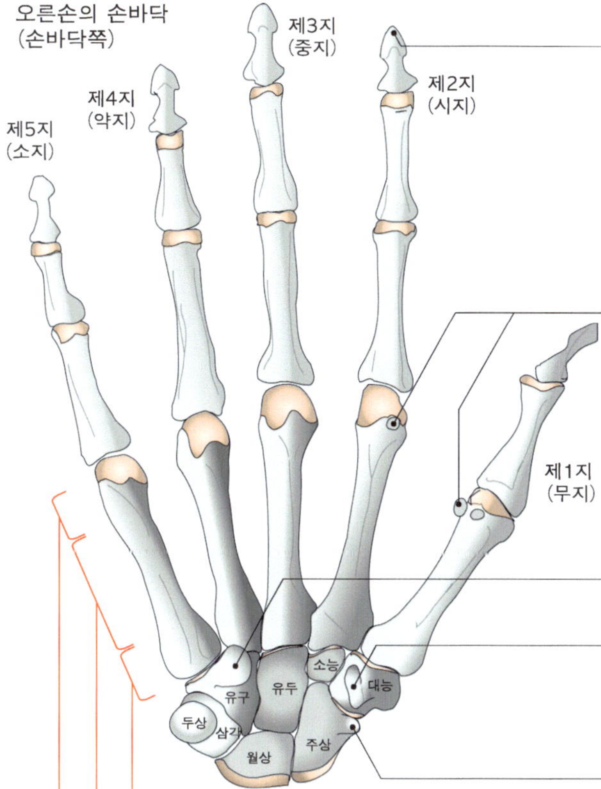

말절골조면
끝마디뼈거친면 R-16

종자골
종자뼈 R-17

유구골구
갈고리뼈갈고리 R-18

대능형골결절
큰마름뼈결절 R-19

주상골결절
손배뼈결절 R-20

저
(중수골의) 바닥 R-21

체
(중수골의) 몸통 R-22

두
(중수골의) 머리 R-23

수근 단면
(손바닥이 위)

※단면의 핑크색 부분이
수근관(carpal tunnel)

주홍색 부분이
정중신경(median nerve)

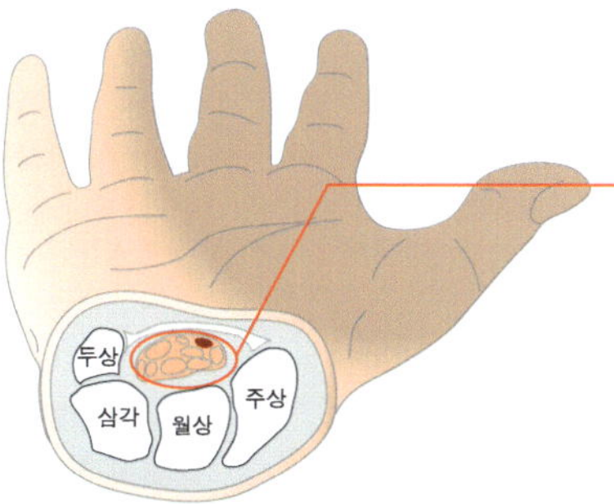

수근구
손목고랑 R-24

R Carpals, Phalanges of hand

R1 phalanges, (단) phalanx◆

R2 metacarpals◆

R3 carpals◆

> **distal 원위(遠位)의～, 말단(末端)의～**
> 라틴어 dis-「떨어져」+ sto「서다」.
> 영어의 distant「먼」, distance「거리」도 유의어.
> **proximal 근위(近位)의～, 인접(隣接)의～**
> 라틴어 proximus「가장 가까운」의 뜻.
> 영어 approximate「가깝다, 어림잡다」도 유의어.

R4 distal phalanx

R5 middle phalanx

R6 proximal phalanx

R7 trapezium◆ (복수형 어미는 trapeziums와 trapezia 가 있다.)

R8 trapezoid◆

R9 capitate◆

R10 hamate◆

R11 scaphoid◆

R12 lunate◆

R13 triquetrum◆

R14 pisiform◆

R15 *central bone*

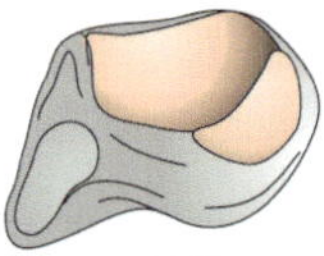

주상골

◆**phalanges, phalanx 指骨** 그리스어의 군대용어인 φάραγξ「밀집방진」은 갑옷, 투구에 정강이받이를 장착하고 왼팔에 방패, 오른손에 긴 창을 가진 중장보병이 틈새없는 대열을 짠 것. 이 진형으로 알렉산더대왕은 수적으로 우세한 페르시아군을 타파하여 그리스를 세계 제국의 반열로 끌어올렸다. 손과 발의 지골도 마치 군진과 같이 종횡으로 정연하게 서 있다.

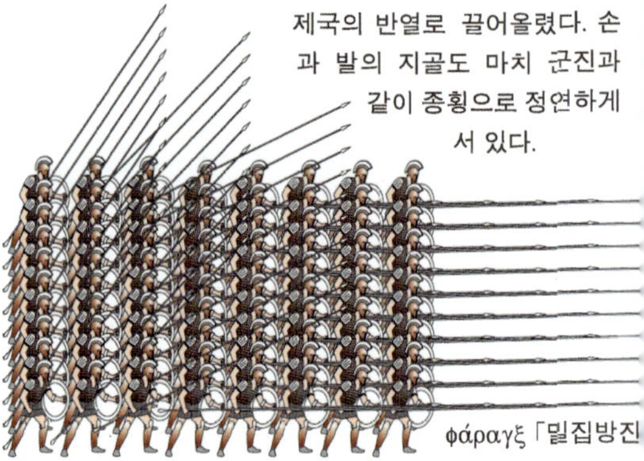

φάραγξ「밀집방진

◆**carpals 手根骨** 그리스어 καρπός「손목」. καρπός에는 「열매, 과실, 곡물」라는 의미도 있으며, carpology「과실학」 등도 관련 어휘. 왜 「열매」인가에 대해서는 손목의 뼈가 과실의 종자와 비슷하다라는 설과 그리스어 ἁρπάζω「취하다, 빼앗다」에서 유래한다(즉 열매를 따다, 손으로 잡다)는 설이 있다.

◆**metacarpals 中手骨** 접두사 μετα-「뒤의」+그리스어 καρπός「손목」.

◆**trapezium 大菱形骨** 그리스어 τράπεζα「책상, 사다리꼴」에서 유래⇒오른쪽 페이지의 칼럼을 참조.

◆**trapezoid 小菱形骨** 상기의 τράπεζα「책상」에 eidos(～와 같은)이 붙은 것⇒오른쪽 페이지의 칼럼을 참조.

◆**capitate 有頭骨** 라틴어 capitatus「머리가 있다」로부터. caput「머리」에서 유래.

◆**hamate 有鉤骨** 라틴어 hamus「갈고리〔鉤〕, 갈고리 모양의 것」으로부터. **有鉤骨鉤**의 hamulus는 hamus의 지소사(指小詞)인 hamulus에서 유래.

◆**scaphoid 舟狀骨**은 그리스어 σκάφη「작은 배」에서 유래. 배 모양을 하고 있기 때문. 족근의 주상골과 같은 용어를 사용하지만 영어는 navicular로 다르다(둘 다 의미는 「작은 배」이지만, 어원은 상이하다). 접형골의 세로로 된 움푹한 곳도 scaphoid fossa(주상와)라고 한다.

◆**lunate 月狀骨** 라틴어 luna「달」. 월상골이 초승달 모양을 하고 있기 때문. 영어의 lunacy「정신이상, 광기」,

수근골을 가리키는 일반적인 영어에는 wrist bones가 있다. 손가락은 영어로 finger이지만, 거슬러 올라가면 인도유럽조상어의 *penkʷe「5」에서 유래하는 것으로 추정된다. 주먹을 가리키는 영어 fist도 동근어(同根語). 그리스어의 「5」를 나타내는 πέντε와도 친척 관계이다(⇒p.46의 「그리스어의 숫자」 칼럼). 손가락을 가리키는 라틴어 digitus에 대해서는 p.78의 칼럼을 참조.

lunatic「정신이상의, 엉뚱한」 또한 luna의 파생어로 고대로부터 달의 가득참과 이지러짐의 영향으로 광기가 생긴다고 믿었던 것이 그 이름의 유래. 손톱의 흰 부분 lunula「반월」, 관골구의 lunate surface「월상면」, 구 소련의 달 무인 탐사기 Luna 1「루나 1호」(1959년)도 모두 luna가 기원.

◆**triquetrum 三角骨** 라틴어로 「삼각의」란 뜻. tri-는 3을 나타내는 접두사로, 영어의 trio「3인조, 삼중주」, triple「삼중의」, tripod「삼각대」 등 다수의 파생어가 있다.

◆**pisiform 豆狀骨** 라틴어 pisum「콩, 완두콩」으로부터. 영어의 pea「완두콩, green peas의 pea」도 pisum로부터. 고대영어에서는 pease였지만, 어말의 [z]를 복수형의 -s로 잘못 인식하여 생략되었다(이러한 착각 혹은 잘못된 유추로 인한 변화를 언어 학에서는 metanalysis「이분석(異分析)」이라 한다).

◆**sesamoid bone 種子骨** 그리스어 σήσαμον「참깨」로부터⇒ p.99 sesamoid bone「종자골」.

대능형골, 승모근, 오리온 대성운 그리고 tetrapod 「네 발」 TRAPEZ-

trapezium「대능형골」, trapezoid「소능형골」 모두 그리스어 τράπεζα「책상」에서 유래하여 이후「사다리꼴, 능형(마름모꼴) 혹은 부등변사각형」을 가리키게 된다(그리스의 책상은 뒤틀린 모양을 하고 있었을까). 수학에서 미국은 trapezium=부등변사각형, trapezoid=사다리꼴이지만 반대로 영국은 trapezium=사다리꼴, trapezoid=부등변사각형을 가리킨다. 영어의 trapezius「승모근(僧帽筋)」도 「능형」의 근육. 「승모근」은 승모근을 가리키는 별도의 라틴어 cucullus「두건, 모자」 혹은 독일어 Kappenmuskel(Kappe는 「두건」)으로부터의 번역. 승모근은 프란시스코회나 도미니크회의 수도복의 고깔과 매우 비슷하다. 관련지어 오토바이나 자동차의 cowl「카울」이나 cowling(비행기의 엔진덮개)도 cucullus에서 유래한다.

천문용어에서는 오리온 대성운(M42)의 중심부에 있는 초고온인 네 개의 별을 대능형골과 같이 trapezium「트라페지움」이라 부른다.

그리스어 τράπεζα「책상」은 원래는 τετρα-「4」에 πоῦς「발」을 더한 것으로 「네 발」의 이란 뜻. 따라서 방파제에 있는 tetrapod도 글자가 다를 뿐 동근어(同根語)이다.

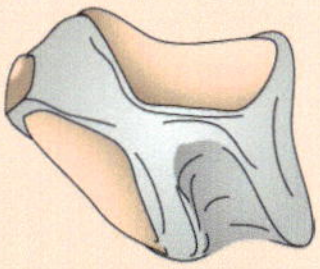

대능형골

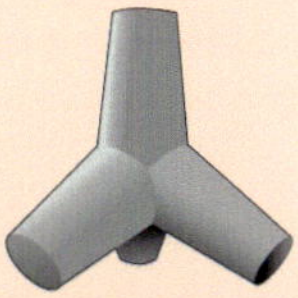

테트라포드

tuberosity of distal phalanx R-16

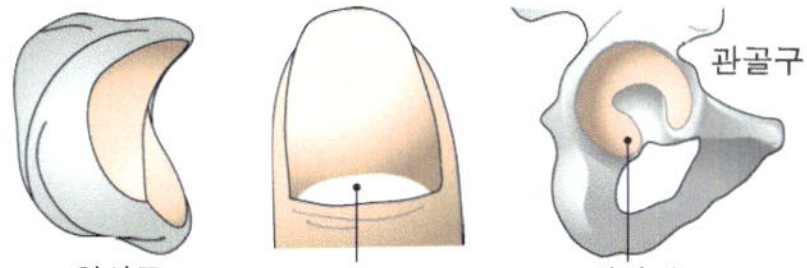

월상골 lunate　반월 lunula　월상면 lunate surface

sesamoid bone◆ R-17

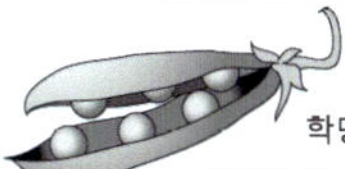

완두콩
학명 *Pisum sativum*

hamulus는 hook로도 대치할 수 있다.

hamulus of hamate R-18

tubercle of trapezium R-19

scaphoid tubercle R-20

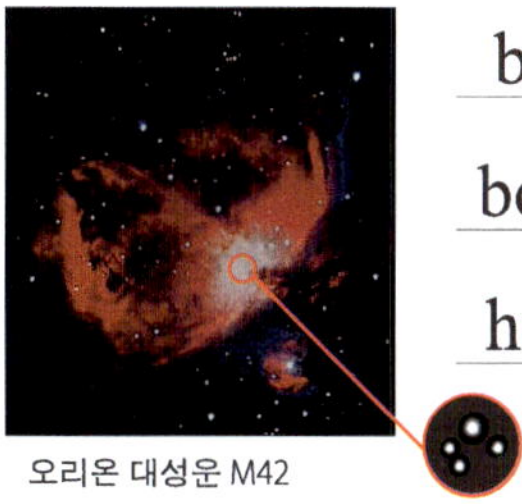

오리온 대성운 M42　트라페지움

base R-21

body R-22

head R-23

carpal groove R-24

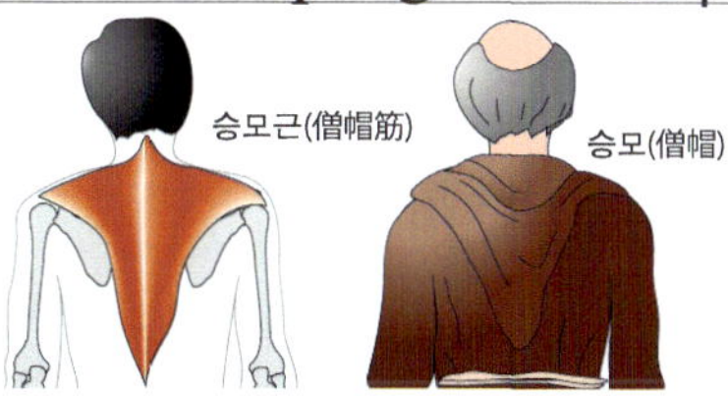

손가락과 디지털카메라와 골무
DIGIT-「손가락」

영어 digit「손가락」은 손가락을 뜻하는 라틴어 digitus에서 파생되었다. 손가락을 꼽아 숫자를 세는 것에서 digit는 아라비아 숫자(0, 1, 2, …9)」를 의미하게 되었다. 이 digit의 형용사가 digital「손가락의, 디지털의」. 시간, 온도, 속도 및 정보를 숫자로 나타내는 방식이 「디지털식」. 이에 비해 숫자가 아닌 종래의 눈금이나 바늘을 사용하는 것은 「아날로그식」. 「디지털카메라」는 화상을 디지털데이터, 즉 이진법의 「수치데이터」로 변환하여 메모리에 기억시키는 카메라(하지만 디지털카메라의 몇 만 화소의 데이터를 「손가락」으로 세는 것은 불가능하다).

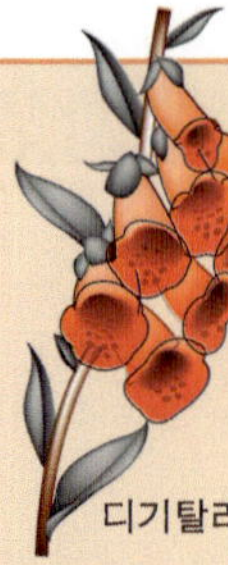
디기탈리스

라틴어 digitus에서 유래하는 식물로 digitalis「디기탈리스」가 있다. 독일의 식물학자 Fuchs가 독일명 Fingerhut「손가락의 모자, 즉 골무」에 빗대어 명명. 영어의 fox-glove는 화관의 형태에서 유래하지만, fox라는 부분에 대해서는 명명자인 Fuchs의 이름이 독일어로 「여우」이므로 여기에서 잘못 이해되었다는 설도 있다. 디기탈리스는 강심제로서도 유명하지만, 과도한 분량은 치사적인 독약이 되기도 하여 민간의 생약 복용은 금지되어 있다.

손가락의 호칭 일람

용어		통칭	영어	라틴어
제1지	무지	엄지손가락	thumb	pollex
제2지	시지	집게손가락	index finger	index
제3지	중지	가운데손가락	middle finger	digitus medius
제4지	약지 (무명지)	반지손가락	ring finger	digitus anularis
제5지	소지	새끼손가락	little finger	digitus minimus

영어에서 finger는 손가락만을 가리키며 발가락에는 toe를 이용한다(발레리나가 신는 신발도 toe shoes「토우슈즈」). 게르만계의 언어는 영어와 같이 손가락과 발가락을 구별하지만(독일어 Finger「손가락」, Zehe「발가락」), 로망스어의 제언어에서는 구별이 없다(프랑스어 doigt, 스페인어 dedo는 손가락, 발가락 양쪽 모두를 가리킨다. 발가락을 한정할 때에는 dedo del pie(스페인어)와 같이 「발의」 손가락이라고 한다).

라틴어 pollex는 엄지손가락, 엄지발가락 양쪽을 가리키지만, 발의 엄지발가락을 한정하는 말은 hallux. 무지외반증(拇指外反症)은 라틴어로 hallux valgus(valgus「외반되다, 밖으로 굽다」라는 뜻). 무지외반증은 영어로 valgus hallux라 한다.

index「시지」는 indico「보이다, 지시하다」에서 유래. 영어 index에는 「견인」, 수학의 「지수」의 뜻이 있으며 유의어인 indicator는 「지시약, 인디케이터(지시계기)」란 뜻이다. index와 digitus는 둘다 인도유럽조상어 *deik-「보이다」에서 기원을 찾을 수 있다.

digitus anularis(또는 annularis)「약지(藥指)」는 라틴어 anus「고리, 항문」의 축소사 anulus「작은 고리, 반지」에서 유래. 약지에 반지를 끼는 습관은 고대 로마 시대에도 이미 존재하고 있었다.

「약지」는 약을 물에 푸는데 이용했던 것에서 연유하였다고 한다. 라틴어의 약지의 별칭인 digitus medicinalis(약의 손가락)이라는 표현과도 상통하는 면이 있다.

— Chapter 4 —

하지(下肢)
Lower limb

《여러 언어의 뼈》 **중국어** **骨** (gǔ)

현재 중국 본토에서 이용되는 글자(간체자)로 뼈를 쓰면 위와 같이 일반적인 한자 骨과는 미묘하게 다르다.

뼈의 한자는 관절을 나타내는 상형 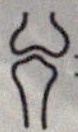⇒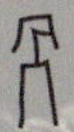 冎에 근육 月을 붙인 회의 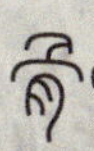에서 유래. 고기 육(肉)의 간략형은 달 월(月)로 고기의 단편을 상형한 것.

S 골반, 관골, 장골

- 하지대는 2개의 관골로 이루어진다.
  골반은 2개의 관골에 천골, 미골을 더한 것.

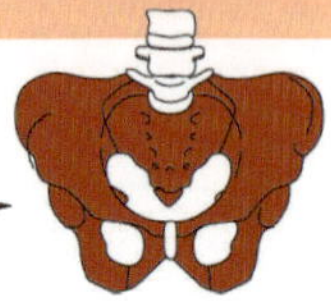

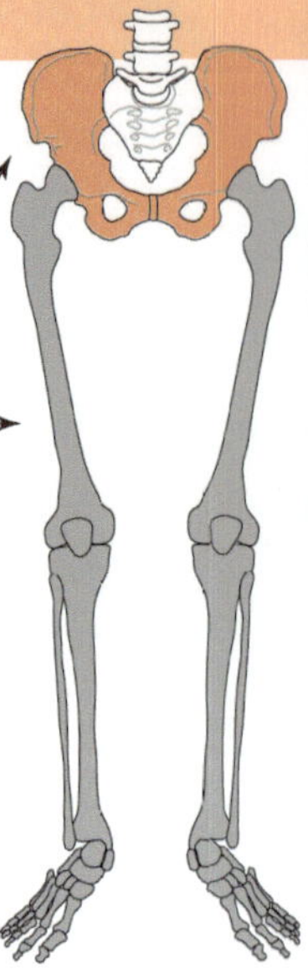

s-1 **골반** — 주홍색으로 표시한 뼈

하지대
s-2 **다리이음뼈** — 핑크색으로 표시한 뼈

자유하지골
s-3 **자유다리뼈** — 회색으로 표시한 뼈

대골반
s-4 **큰골반** — 핑크색으로 표시한 경계선보다 윗부분

s-5 **분계선**

소골반
s-6 **작은골반** — 회색의 분계선보다 아랫부분

골반강
s-7 **골반안**

폐쇄공
s-8 **폐쇄구멍**

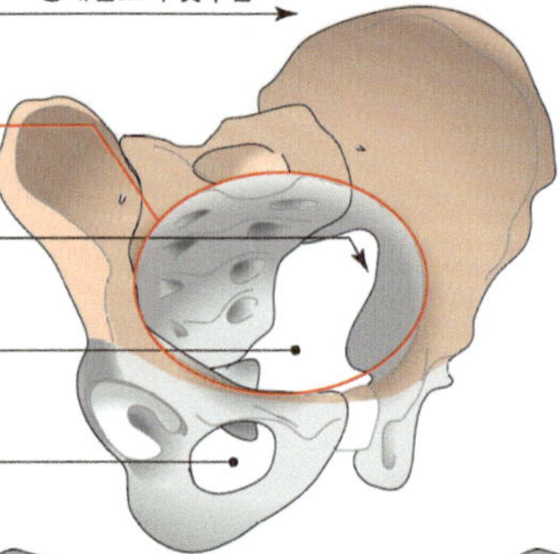

장골
s-9 **엉덩뼈**

좌골
s-10 **궁둥뼈**

치골
s-11 **두덩뼈**

관골
s-12 **볼기뼈**

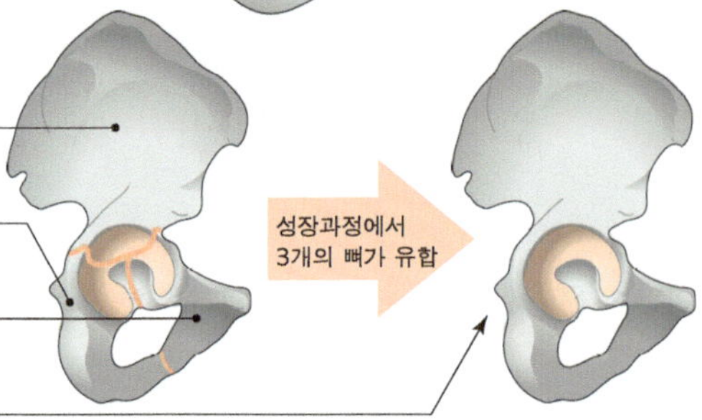

관골의 유합

관골구
s-13 **절구**

월상면
s-14 **반달면**

관골구연
s-15 **절구모서리**

관골구와
s-16 **절구오목**

관골구절흔
s-17 **절구패임**

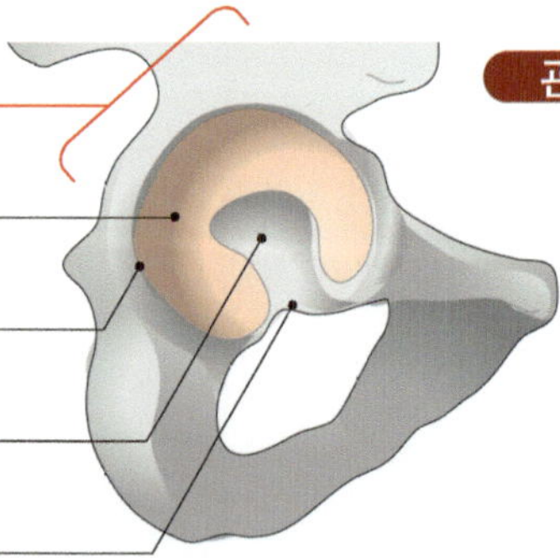

관골구

● 자유하지골은 대퇴골, 슬개골, 경골, 비골, 족근골, 중족골, 지골을 포함한다.
「하지골(bones of lower limb)」이라고만 하는 경우는 자유하지골과 하지대 양쪽 모두를 가리킨다.
관골 hip bone은 coxal bone이라고도 한다.

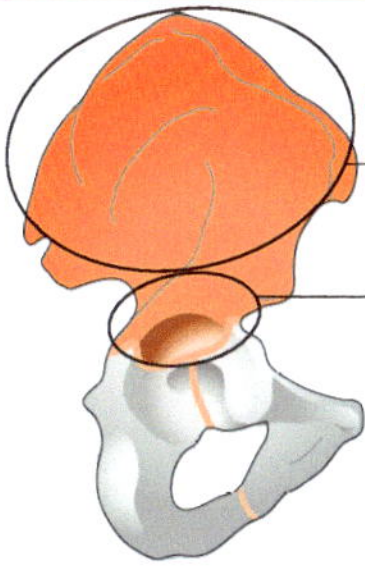

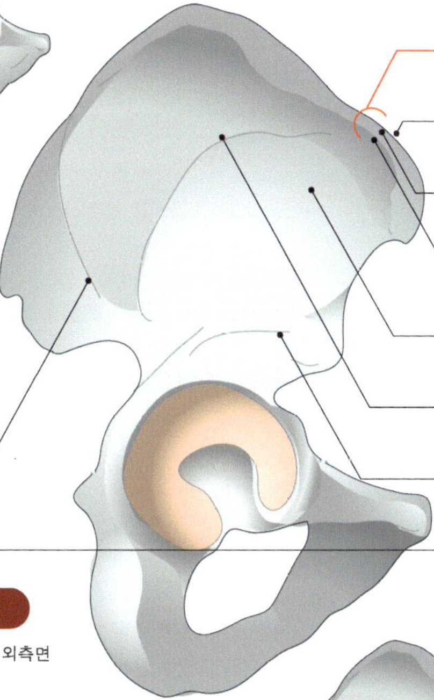

장골

오른쪽의 관골·외측면

장골익
엉덩뼈날개 s-18

장골체
엉덩뼈몸통 s-19

장골릉
엉덩뼈능선 s-20

외순
바깥능선 s-21

중간선
중간능선 s-22

내순
속능선 s-23

둔근면
볼기면 s-24

전둔근선
앞볼기근선 s-25

하둔근선
아래볼기근선 s-26

후둔근선
뒤볼기근선 s-27

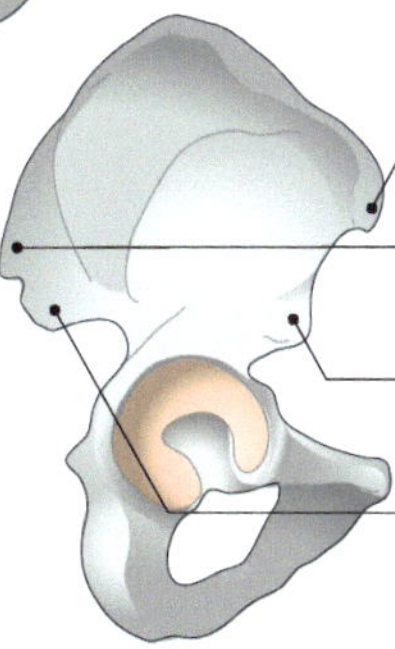

상전장골극
위앞엉덩뼈가시 s-28

상후장골극
위뒤엉덩뼈가시 s-29

하전장골극
아래앞엉덩뼈가시 s-30

하후장골극
아래뒤엉덩뼈가시 s-31

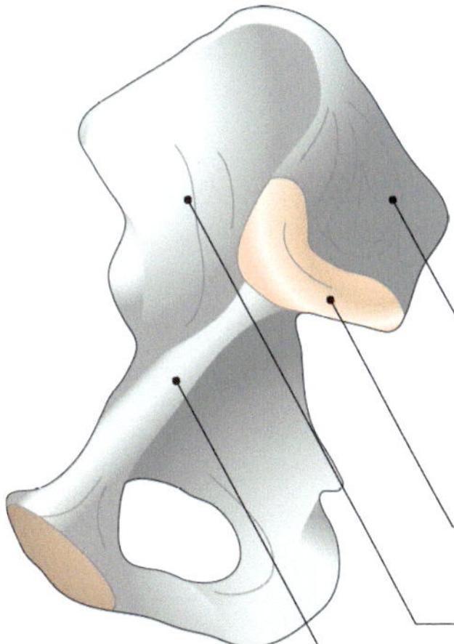

오른쪽의 관골·내측면

장골조면
엉덩뼈거친면 s-32

이상면
귓바퀴면 s-33

장골와
엉덩뼈오목 s-34

궁상선
활꼴선 s-35

S Pelvis (복) pelves, Hip bone, Ilium (복) ilia

s-1 pelvis◆ (복) pelves

s-2 pelvic girdle

s-3 free lower limb

s-4 greater pelvis (false pelvis)

s-5 terminal line◆

s-6 lesser pelvis (true pelvis)

s-7 pelvic cavity

s-8 obturator foramen◆

s-9 ilium◆ (복) ilia

s-10 ischium◆ (복) ischia

s-11 pubis◆ (복) pubes

s-12 hip bone◆ (coxal bone)

s-13 acetabulum◆

s-14 *lunate surface*

s-15 *acetabular border*

s-16 *acetabular fossa*

s-17 *acetabular notch*

◆**pelvis 骨盤** 골반모양을 딴 라틴어 pelvis「(가장자리가 바깥쪽으로 젖히는 형태의) 수반, 대야」에서 유래. 신장의 깔때기 모양을 한 받침이나 빈 곳을 renal pelvis「신우(腎盂)」라 한다.「우(盂)」는「주발, 대접」의 뜻. 참고로 다도에서 다기를 헹군 물과 차를 마신 뒤 남은 물, 차 찌꺼기를 버리는 그릇인 퇴수기(退水器)를 수우(水盂)라 한다.

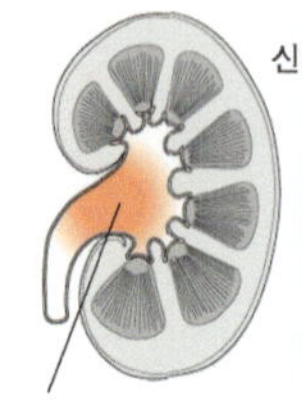

◆**terminal line 分界線** 영어의 형용사 terminal「말단의, 마지막의, (철도의) 종점의, 학기의, 기말의」은 라틴어 terminus「경계, 마지막」의 파생어. 영어 terminate「끝내다, 경계를 짓다」, term「기간, 기한」도 유의어.

◆**obturator foramen 閉鎖孔** 라틴어 opturo「폐쇄하다, 닫다, 채우다」로부터. 이 구멍은 폐쇄막에 의해 닫힌다. 장폐색과 뇨관방광폐색 등의 obstruction「폐색(閉塞)」은 유사한 어휘이지만 다른 라틴어 struo「쌓아 올리다」에서 유래.

◆**ilium 腸骨** 그리스어 ἰξύς「옆구리, 허리」에서 라틴어 ilia → ilium「장골」로 변화하였다는 설과, 라틴어 ileum「창자」와 동근어(同根語)라는 설이 있다.⇒p.100

◆**ischium 坐骨** 座骨이 아닌 坐骨. 座와 坐는 현재는 같은 의미로 쓰이지만, 원래「座」는 앉는 장소를 나타내고(예:상좌(上座)),「坐」는 앉는 동작을 나타낸다(예:좌선(坐禪))고 한다. 좌골은「앉기」위한 뼈. 그리스어의 ἰσχίον「관골구, 고관절(股關節)」에서 유래. sciatica「좌골신경통」도 ἰσχίον의 i의 음이 탈락한 것.「좌골」은 독일어 Sitzbein 또는 네덜란드어 zitbeen의 직역(영어 sit「앉다」의 동근어).

◆**pubis 恥骨** 라틴어 pubes「성인의, 사춘기의」로부터「음모」의 뜻으로 변화한 후「음부, 치부」를 가리키게 되었고 pubes의 소유격 pubis「치부의」가 치골이 되었다. 영어 puberty「사춘기」도 유의어. 해부학 영어에서는 지금도「음모」를 pubes라 한다.

◆**hip bone, coxal bone 臆骨** 라틴어 coxa는「허리」의 뜻. 관골은「넓은 뼈」란 뜻. 고대 영미의 해부학서나 의학 사전에 관골은 innominate bone「무명골(無名骨)」로 기재되어 있다. 갈레노스(서기 131-201)나 베살리우스(1514-1564) 등의 저명한 해부학자들은 os innominatum로 불렀지만, 해부학자 켈수스가 서기 30년경에 이미 os coxae로 명명하였다.

관골은 영어로 pelvic bone 또는 라틴어 그대로 os coxae라고도 한다.
관골구는 영어로 hip socket이라 하지만, 이 socket은 「접수창구, (전구 등의) 소켓」을 의미한다.

◆**acetabulum 髖骨臼**를 의미하는 acetabulum은 라틴어의 acetum 「초(醋)」에 abrum 「용기」의 축소사 abulum 「작은 용기」가 붙은 것. 고대에는 빵을 식초에 찍어먹는 식습관이 있어 「식초 용기」를 식탁에 놓아두었다고 한다(빵에 버터를 바르는 습관은 중세 무렵부터).⇒아래의 칼럼을 참조.

◆**lunate surface 月狀面** ⇒p.76 lunate 「월상골」

◆**gluteal line 大殿筋線** 그리스어의 γλουτός 「엉덩이, 둔부」에서 유래.

ala = wing — *ala of ilium* s-18

body of ilium s-19

iliac crest s-20

outer lip 라고도 한다. — *external lip* s-21

intermediate line s-22

inner lip 라고도 한다. — *internal lip* s-23

gluteal surface◆ s-24

anterior gluteal line s-25

inferior gluteal line s-26

posterior gluteal line s-27

anterior superior iliac spine s-28

posterior superior iliac spine s-29

anterior inferior iliac spine s-30

posterior inferior iliac spine s-31

iliac tuberosity s-32

auricular surface s-33

iliac fossa s-34

arcuate line s-35

관골구와 아세틸렌과 우산파래
ACET- 「초(醋)」

관골구를 의미하는 acetabulum은 라틴어 acetum 「초」에서 유래한다. acetic acid 「초산(醋酸)」의 acetic도 acetum로부터의 파생어. 또한 acid 「산(酸)」도 acetum 「초(醋)」도 모두 라틴어 acer 「날카로운, 매운, 시큼한」이 어원.

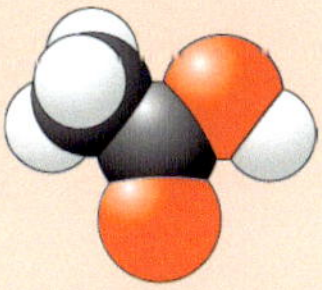
초산

유기용제로 사용되는 acetone 「아세톤」은 acet- 「초산의」에서 연유한다. 아세톤과 같은 화합물(R−CO−R′:R, R′는 알킬기)의 총칭으로서 acetone의 a를 뗀 ketone 「케톤」과 같은 어휘가 만들어졌다. 그 외에 acetylene 「아세틸렌」, acetylsalicylic acid 「아세틸살리실산(aspirin 아스피린)」, acetate 「초산염(醋酸鹽), 아세테이트(인공섬유의 명칭)」 등의 파생어가 있다.

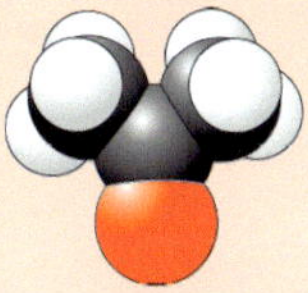
아세톤

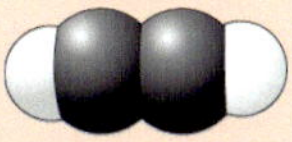
H−C≡C−H
아세틸렌

생물학의 핵과 유전관계에 관한 실험에서 흔히 사용되는 우산파래(전체 길이가 4-6cm에 달하는 단세포의 녹조)도 *Acetabularia ryukyuensis*라는 학명을 사용한다. 우산의 형태가 식초 용기와 닮았다고 한다. *Acetabularia acetabulum*와 같은 부류는 영어의 통칭으로 mermaid's wineglass 「인어의 와인 글래스」라 한다.

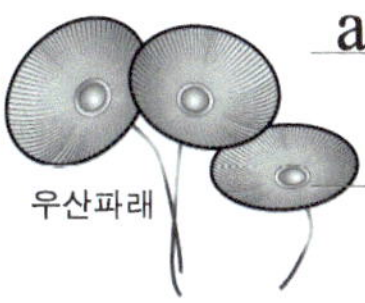
우산파래

T 좌골, 치골, 골반의 직경

좌골체
T-1 궁둥뼈몸통

좌골지
T-2 궁둥뼈가지

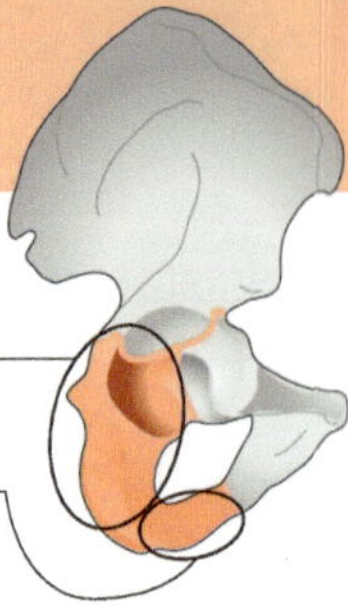

대좌골절흔
T-3 큰궁둥패임

좌골극
T-4 궁둥뼈가시

소좌골절흔
T-5 작은궁둥패임

좌골결절
T-6 궁둥뼈결절

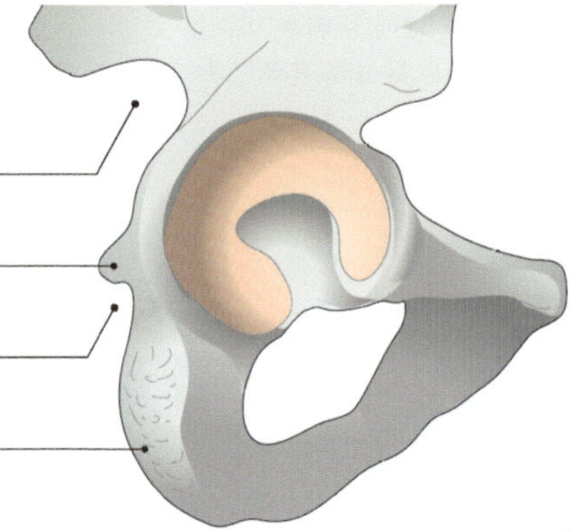

좌골

오른쪽 좌골·외측면

치골상지
T-7 두덩뼈위가지

치골체
T-8 두덩뼈몸통

치골하지
T-9 두덩뼈아래가지

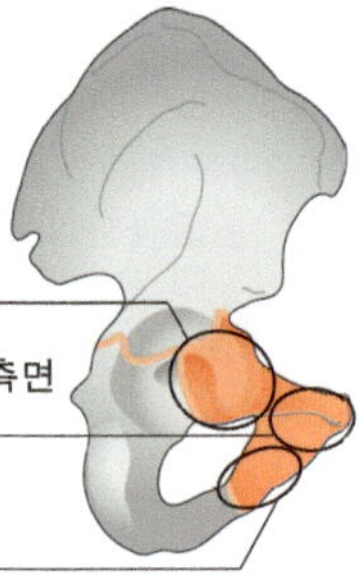

오른쪽 치골·외측면

폐쇄릉
T-10 폐쇄능선

폐쇄구
T-11 폐쇄고랑

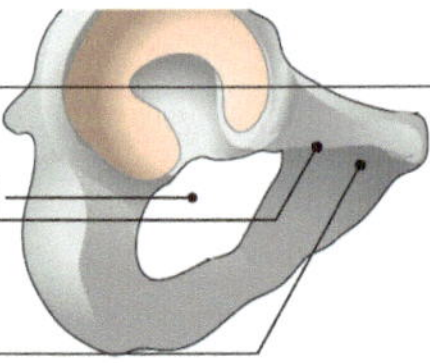

오른쪽 치골·외측면

치골

치골즐
T-12 두덩뼈빗

치골결절
T-13 두덩뼈결절

치골릉
T-14 두덩뼈능선

장치융기
T-15 엉덩두덩융기

치골결합면
T-16 두덩결합면

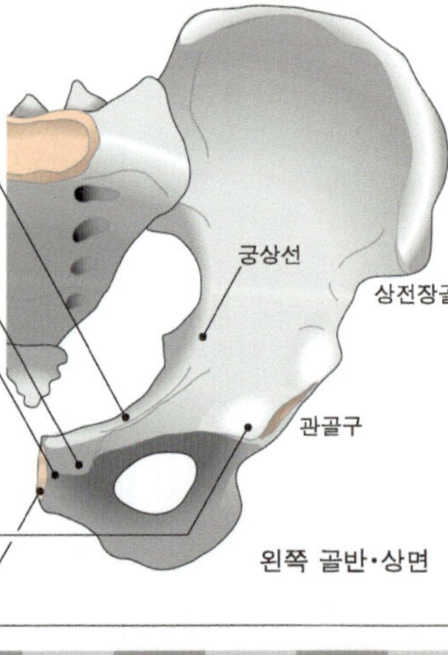

왼쪽 골반·상면

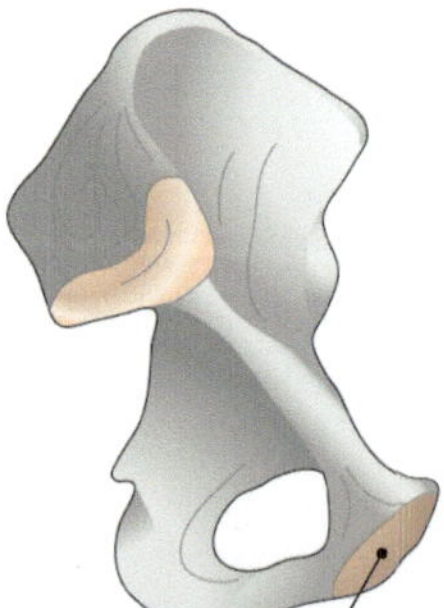

왼쪽 골반·내측면

좌골은 관골 하부의 뒤쪽을 구성하며, 치골은그 앞쪽을 구성한다. 소골반은 분만시 태아의 머리가 통과하는 산도가 되므로 그 크기는 산과학적으로 중요하다. 이 중 가장 중요한 것은「진결합선」으로, 골반의 전후경 중 가장 좁은 곳이어서 분만가능의 여부, 제왕 절개의 결정에 있어 판단기준이 된다. 그러나 생체에서는 직접 이 진결합선을 계측할 수 없기 때문에 다른 지름으로부터 평균차를 줄여 추정한다.

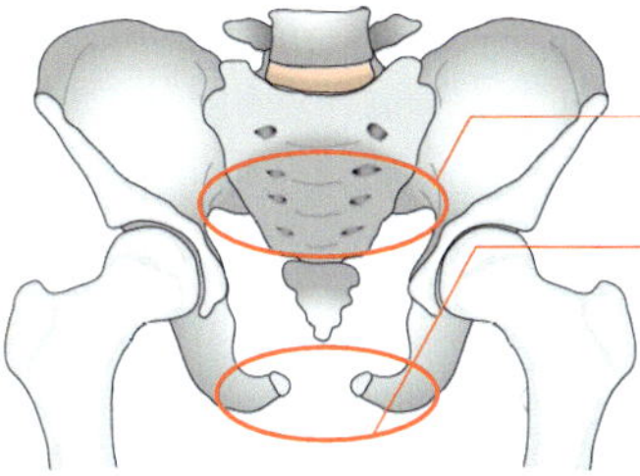

골반·대퇴골의 단면도

골반상구
위골반문 T-17

골반하구
아래골반문 T-18

사경
빗지름 T-19
(사경 I 12~12.5cm)
(사경 II 11.5~12cm)

(전후경/앞뒤지름)

전후경에는 측정방법에 따라 아래의 「진결합선」, 「대각결합선」 등이 있다.

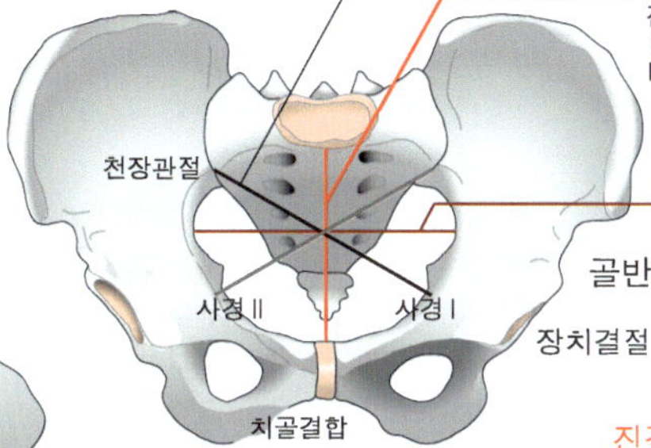

골반의 상전면도

횡경
가로지름 T-21
(13.5~14cm)

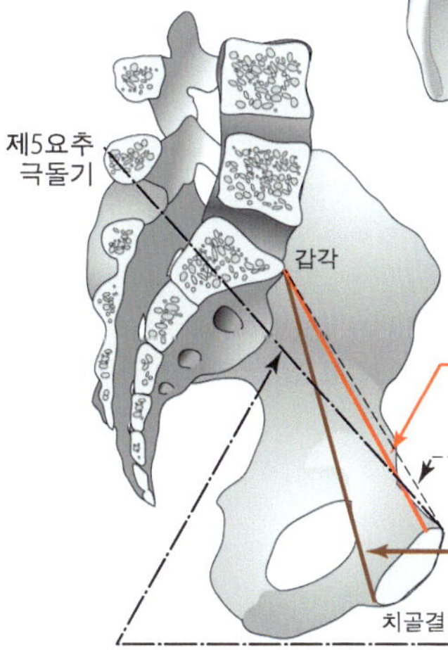

골반의 시상단면도

진결합선 (산과학적 결합선)
출산앞뒤지름 T-22
(11.5cm)

해부학적 결합선
해부앞뒤지름 T-23
(약 12cm)

대각결합선
빗앞뒤지름 T-24
(13cm)

외결합선
바깥앞뒤지름 T-25
(약 20cm)

골반의 직경

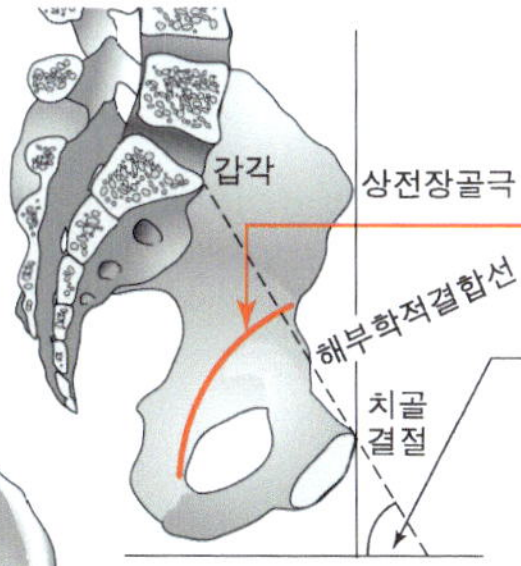

골반축 T-26

골반경사
골반기울기 T-27

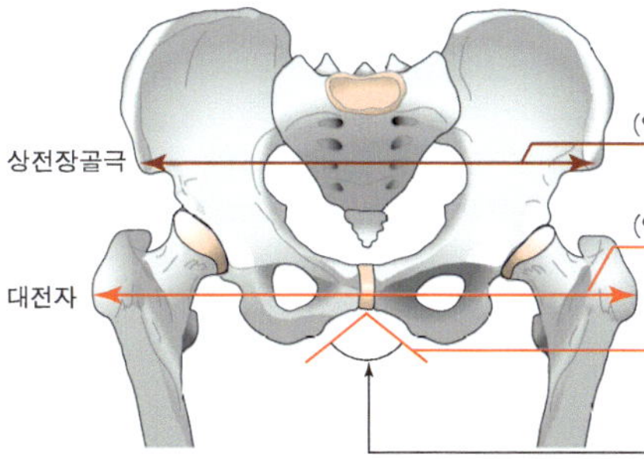

극간경
가시사이거리 T-28
(약 26cm)

대전자간경
돌기사이거리 T-29
(약 31cm)

치골궁
두덩활 T-30

치골하각
두덩밑각 T-31

T Ischium (복) ischia, Pubis (복) pubes

※해설은 p.82 ※해설은 p.82

T-1 *body of ischium*

T-2 *ramus of ischium*◆

T-3 greater sciatic notch◆

T-4 ischial spine

T-5 lesser sciatic notch◆

T-6 *ischial tuberosity*

T-7 *superior ramus of pubis*

T-8 *body of pubis*

T-9 *inferior ramus of pubis*

T-10 *obturator crest*◆

T-11 *obturator groove*

pecten은 pectineal line이라고도 한다.

T-12 *pecten of pubis*◆

T-13 pubic tubercle

T-14 *pubic crest*

iliopubic은 iliopectineal라고도 한다.

T-15 *iliopubic eminence*◆

T-16 symphysial surface◆

◆**ramus of ischium 坐骨枝** 라틴어 ramus「가지」에서 유래. 이 ramus는 radmus가 단축된 것으로 radmus는 radius「반경, 요골」과 같은 기원을 가진다. ramus는 신경과 동맥의 분기부를 가리키는 해부학 용어로 빈번하게 사용된다.

◆**sciatic notch 坐骨切痕** 그리스어의 ἰσχίον「관골구, 고관절」의 i음이 탈락한 것.⇒p.82 ischium「좌골」

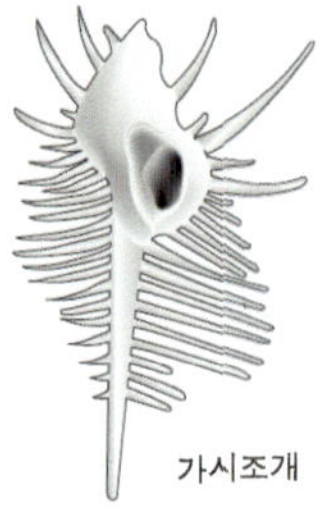

가시조개

◆**pecten of pubis 恥骨櫛** 라틴어 pecten「빗」에서 유래. 또한 pecten는 그리스어 πεκτέω「빗을 넣다, 털을 깎다」가 기원.「(양 등의)털을 깎다」라는 이미지로부터 라틴어 pecus「가축」으로, 그 후에「화폐, 재산」을 의미하는 라틴어 pecunia(스페인어는 지금도 같은 철자와 의미로 사용된다)가 파생 하였다. 이처럼 pecten「빗」의 파생어는 다양한 분야로 확산되어 생물학 용어로 빗과 같은 돌기가 있는「가시조개」의 학명 *Murex pecten*, 꽃잎이 빗 모양을 한「해오라비난초」(꽃의 형태가 해오라기를 닮았다)의 속명 *Pecteilis* 등이 있다.⇒「육단」p.82 참조

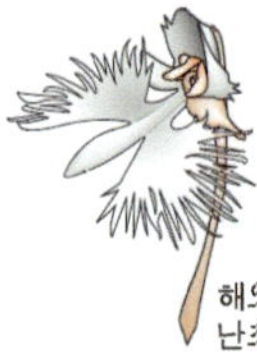

해오라비난초

◆**obturator crest 閉鎖稜** obturator에 관해서는⇒p.83 obturator foramen「폐쇄공」을 참조. crest는 라틴어의 crista「계관, 볏」에서 유래⇒p.13「계관」에 관한 칼럼 참조.

◆**iliopubic eminence 腸恥隆起** eminence는 영어로「저명, 탁월」,「높은 곳, 작은 산, 토지의 융기」를 가리킨다. 어원의 라틴어 eminens는 mons「산」과 관련이 있다. prominence(⇒p.51 vertebra prominence)와는 의미, 어원 모두 비슷하다.

◆**symphysial surface 恥骨結合面** symphysis「치골결합」은 그리스어 συμ-「함께」+ φύσις「발생하는 것, 자연, 합성되는 것」, 즉「자연스럽게 유합된 것」이란 뜻. symphysis 자체는「섬유연골결합」이라는 일반 용어이지만, symphysis만으로도「치골결합」을 가리킨다. 그리스어 φύσις에서 유래한 용어는 다방면에 걸쳐 존재한다. ⇒오른쪽의 칼럼 참조.

Diameters of Pelvis

● diameter「직경(直徑)」은 그리스어 δια-「통하여」+μέτρον「재는 것, 척도」.

◆**oblique diameter 斜徑** 라틴어 obliquus「경사의」에서 유래.

◆**true conjugate 眞結合線** 라틴어 conjugo「모두 연결시키다」에서 유래. conjugate는 언어학에서 모두 같은 기원을 가지는「동근어(同根語)」를 의미한다. 또한 동사형 conjugate는「동사를 활용시키다·변화시키다」란 뜻.

◆**diagonal conjugate 対角結合線** 그리스어 δια-「～을 통하여」+ γωνία-「모퉁이, 구석」. 즉 반대측의 각을 지나는「대각선, 사선」의 뜻. 이 γωνία-은 Pentagon「5각형, 5각형의 미국 국방부 건물」, polygon「다각형(多角形)」의 -gon「～각형」으로 이용된다. 참고로 diagnosis「진단」은 diagonal과 비슷하지만 어원은 다르다. δια-「나누어」+ γνῶσις「지식, 아는 것」. 또한 영어의 know「알다」도 그리스어 γνῶσις의 g음이 k로 교체된 동일한 기원의 말.

◆**pelvic inclination 骨盤傾斜** 라틴어 inclino「기울다, 구부러지다」에서 유래⇒p.16 anterior clinoid process「전상돌기(前床突起)」

pelvic inlet T-17

pelvic outlet T-18

oblique diameter◆ T-19

transverse diameter T-21

true conjugate◆ T-22

anatomical conjugate T-23

diagonal conjugate◆ T-24

external conjugate T-25

axis of pelvis T-26

pelvic inclination◆ T-27

interspinous distance T-28

intertrochanteric distance T-29

pubic arch T-30

subpubic angle T-31

치골 결합과 물리학, 골간단과 형이상학
PHYSIS「성장, 자연」

그리스어 φύσις「발생하는 것, 자연」에 여러 가지 접두사를 붙인 해부학 용어가 다양하게 존재한다.

symphysis「함께 성장하는 것」→「치골결합(恥骨結合)」
epiphysis「위로 성장하는 것」→「골단(骨端)」
metaphysis「뒤로 성장하는 것」→「골간단(骨幹端)」
diaphysis「사이에 성장하는 것」→「골간(骨幹)」
apophysis「밖으로 성장하는 것」→「골돌기(骨突起)」
hypophysis「아래로 성장하는 것」→「뇌하수체(腦下垂體)(pituitary gland)」의 별칭 등.

또한 이 physis「자연」으로부터 physical「자연의, 물질의, 신체의, 육체의」이 생겨나 그 자연·물질을 배우는 학문을 physics「물리학」, 인체의 자연을 배우는 학문을 physiology「생리학」이라 한다. 그리고 인체의 자연에 관한 지식으로 사람을 치료하는 직업인을 physician「의사, 특히 내과의」라 부른다.

관련지어 metaphysics는「형이상학(形而上學)」. 원래는 아리스토텔레스의「Physics 물리학」을 배운「후에」배워야 하는 학문(사물의 본질을 다룬「존재론」,「제1철학」)이라는 의미. 그러나 meta-라는 접두어가「～를 초월하여」라는 함축된 의미를 가지므로「초자연적인 학문」또는「추상적 논의」,「탁상공론」이라는 의미로 확대되었다.

U 대퇴골, 슬개골

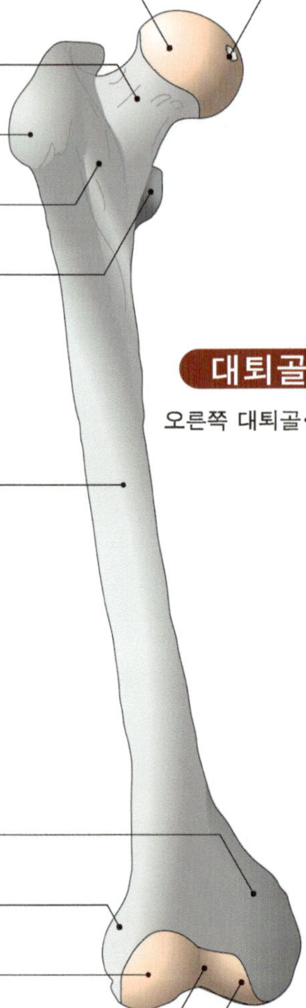

대퇴골두와
U-1 넙다리뼈머리오목

대퇴골두
U-2 넙다리뼈머리

대퇴골경
U-3 넙다리뼈목

대전자
U-4 큰돌기

전자간선
U-5 돌기사이선

소전자
U-6 작은돌기

대퇴골체
U-7 넙다리뼈몸통

내측상과
U-8 안쪽위관절융기

외측상과
U-9 가쪽위관절융기

외측과
U-10 가쪽관절융기

슬와구
U-11 오금근고랑

내측과
U-12 안쪽관절융기

슬개면
U-13 무릎면

슬와면
U-14 오금면

대퇴골

오른쪽 대퇴골·전면

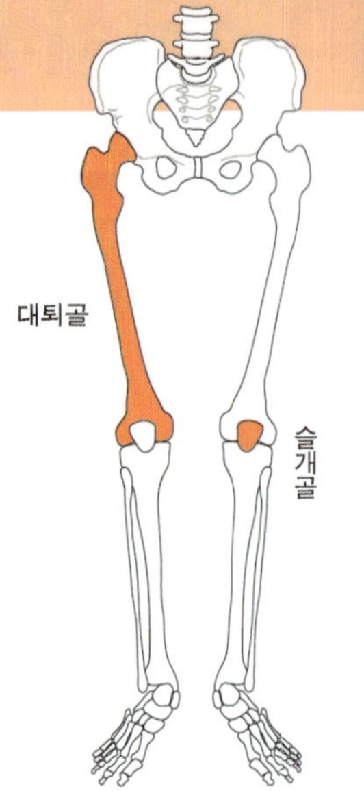

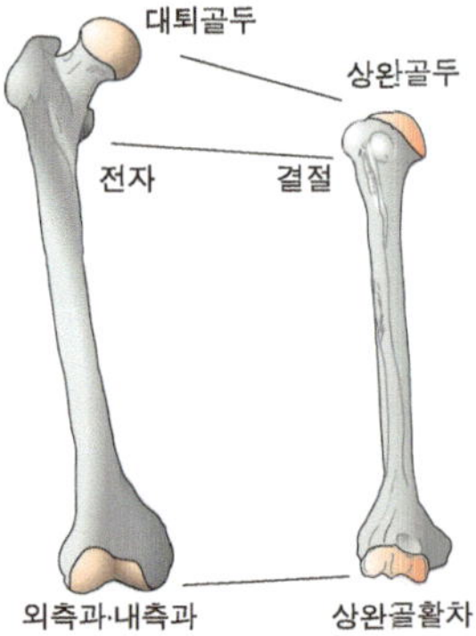

대퇴골과 상완골의 비교

오른쪽 대퇴골·원위면
(아래에서 본 그림)

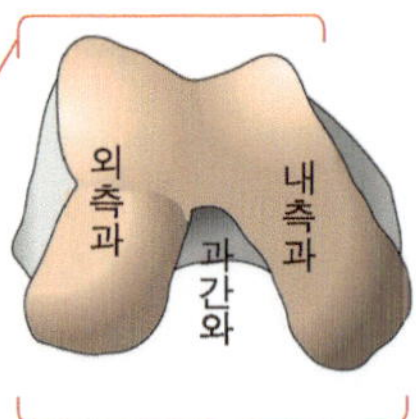

대퇴골은 인체에서 가장 긴 뼈. 평균 약 40cm로, 키의 약 4분의 1이다. 대퇴골은 상완골과 대응하는 뼈로 상완골과 유사한 점도 많다. 제3전자는 둔근조면이 대단히 발달한 변이. 제3전자는 네발 보행을 하는 포유류, 특히 말이나 코뿔소 등의 기제류(奇蹄類)에 발달해 있다. 반대로 직립보행에 필요한 근육이 부착하는 조선은 사람만이 가진 특유의 기관이다.

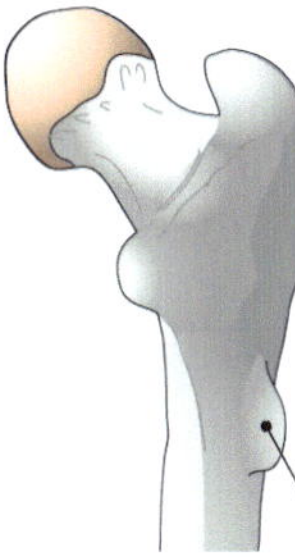

대퇴골에 나타나는 변이

대퇴골

오른쪽 대퇴골·후면

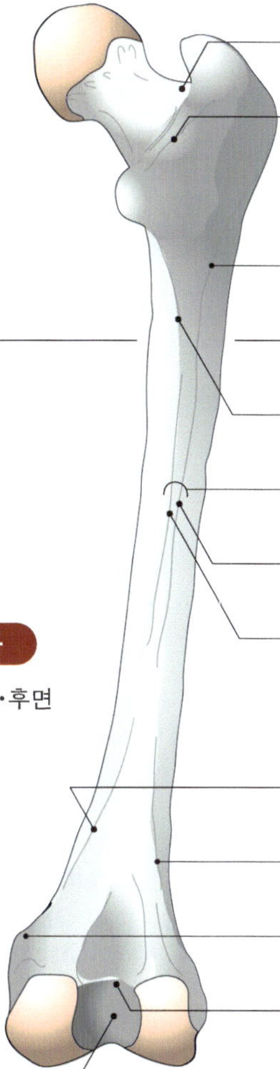

슬개골

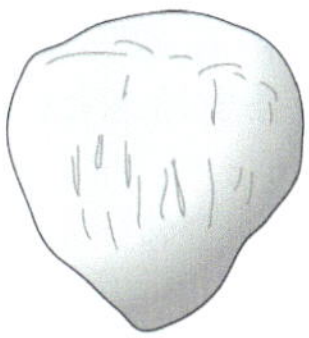

오른쪽 슬개골·전면

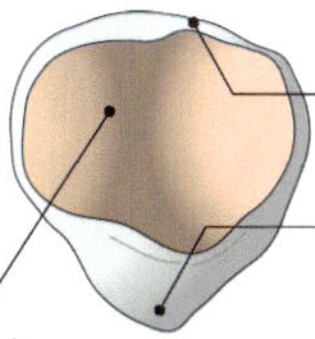

오른쪽 슬개골·후면

U Femur(복수형은 femurs와 femora 양쪽 모두 사용가능하다.), Patella (복)patellae

U-1 *fovea for ligament of head of femur*◆

U-2 head of femur

U-3 neck of femur

U-4 greater trochanter◆

U-5 *intertrochanteric line*

U-6 lesser trochanter

ligature(합자)의 예

æ、œ、fl、fi

영문의 조판시 위와 같은 특정 문자의 조합에는 전용의 자형을 사용한다

U-7 *body of femur*

U-8 *medial epicondyle*

U-9 *lateral epicondyle*

U-10 lateral condyle

U-11 *groove for popliteus*◆

U-12 medial condyle

U-13 *patellar surface*

U-14 *popliteal surface*

◆**femur 大腿骨** 라틴어 femur「대퇴」에서 유래. 복수형의 femora와 형용사형의 femoral에서 u가 o로 변화하는 이유는 오른쪽 페이지의 칼럼을 참조할 것.

◆**fovea for ligament of head of femur 大腿骨頭窩** 영어를 직역하면「대퇴골두인대와(大腿骨頭靭帶窩)」가 되지만, 최종적인 용어에는「인대」가 빠져 있다. 라틴어 ligamentum「연결시키는 것」으로부터「붕대, 인대」가 되었다. ligamentum은 동사 ligo「연결시키다」가 명사화한 것. ligo에서 유래한 것으로는 ligand가 있지만, 화학에서는「배위자(착체의 중심원자에 배위결합한 원자, 또는 원자단)」, 생화학에서는「(리셉터나 효소의 활성 부위에 특이적으로 결합하는) 리간드, 결합자」로 사용된다. 또한, ligature「결찰(혈관 등을 실로 묶는 것), 결찰사」도 ligo의 파생어. 참고로 인쇄분야에서 ligature는「합자(合字)」, 즉 œ、fi 등 두 개 이상의 문자가 합쳐져서 하나의 글리프 모양으로 형성되는 것을 가리킨다. 음악 용어의 ligature는 악기의 리드를 마우스피스에 고정하는 죔쇠.

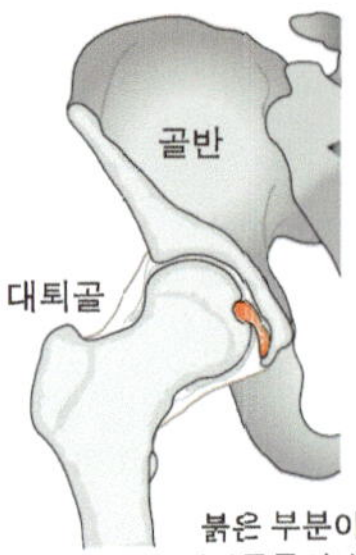

붉은 부분이 대퇴골두인대 ligament of head of femur

◆**greater trochanter 大轉子** 그리스어의 τροχός「차바퀴」에서 유래한다.⇒p.68「상완골활차」

◆**groove for popliteus 膝窩溝** 라틴어 poples「무릎〔膝〕」으로부터. 해부학에서는「슬와」, 즉 무릎의 뒷 부분을 poples라 한다. popliteus는「슬와근(膝窩筋)」의 뜻.

◆**linea aspera 粗線** 영어로 rough line이라고도 한다. 이름처럼 거친 능선으로 외측광근, 대퇴이두근단두, 대내전근, 단내전근, 장내전근, 내측광근 등 다수의 근육이 부착한다. 라틴어 linea「선」으로부터 생겨난 영어로는 line「선」, linear「선형」이 있다. linear motor「리니어 모터」는 종래의 회전하는 모터를 늘여「선형」으로 만든 것. 인쇄 업계에서 interlinear는「행간(行間)」의 뜻. aspera는 라틴어의 형용사 asper「거친」의 여성형(linea가 여성명사). 관련지어 영어의 asperity는「무뚝뚝함, 꺼칠꺼칠함, 울퉁불퉁함, 혹독함」의 뜻. 지진학에서는 단층면상에서 특히 강한 진동을 발생시키는 부분을 asperity라 부른다.

대퇴골을 가리키는 일반적인 영어로 thighbone이 있다. thigh는 허벅지.
슬개골을 가리키는 영어는 kneecap으로, knee「무릎」의 cap「모자, 뚜껑」인 셈이다. 또한 kneepan, 즉 무릎의 프라이팬이라는 통칭명도 있다.

◆**patella 膝蓋骨** 라틴어 patella는 patina「접시」의 축소사. 영어에서 patina는 청동기나 동기등의「녹청(綠靑), 고색(古色)」을 뜻하는 말로 고미술품의 가치를 높인다.

◆**medial supracondylar line 內側顆上線** supra-는「위쪽의」에 관해서는⇒p.13「super와 supra」를 참조할 것. condylar「과(顆)」에 대해서는⇒p.69「상완골과(上腕骨顆)」를 참조할 것.

◆**adductor tubercle 內轉筋粗面** adductor는 라틴어로 adduco「~에 이끌다, ~에 당기다」의 뜻으로 이 말에서 adductor「내전근」이 생겨났다. 관련지어 영어의 adduction「예증, 인증」도 adduco에서 유래한 어휘이다.

femur(대퇴골)와 femoral(대퇴골의) 왜 다를까? 라틴어의 모음 변화
~or ⇒ ~ur, ~os ⇒ ~us

영어의 femur는 복수형 fem**o**ra나 형용사형 fem**o**ral이 되면 u가 o로 변화한다. 이는 인도유럽조상어가 라틴어로 바뀌는 과정에서 엑센트가 없는 어말의 폐음절(즉 자음으로 끝나는 음절)의 짧은 o가 짧은 u로 변화해 버렸기 때문, 본래 fe·mor이던 것이 fe·mur가 된 것이다(여기에는 음절의 단락에 · 을 넣는다). 이에 비해 fe·mo·ra나 fe·mo·ral(라틴어에서는 fe·mo·ra·lis)은 어말의 음절이 아니므로 변화하지 않는다. 그리스에서는 남성 명사가 -os로 끝나는데 비해 라틴어의 남성 명사는 -us로 끝나는 단어가 많은 것은 라틴어 특유의 모음 변화 때문이다.

[예]「족근(足根)」라틴어 tars**us**, 그리스어 tars**os**, 해부학자「갈레노스」는 라틴어로 Galen**us**, 그리스어는 Γαληνός Galen**os**. 영어는 어미를 뗀 Galen. 갈레노스는 소아시아의 페르가몬 태생의 그리스인으로 출생시「갈레노스」라는 이름붙여 졌지만, 후에 로마 황제 마르쿠스 아우렐리우스 및 그의 아들 코모두스의 시의(侍醫)로 봉직하여 라틴어 이름인「갈레누스」도 널리 알려지게 되었다.

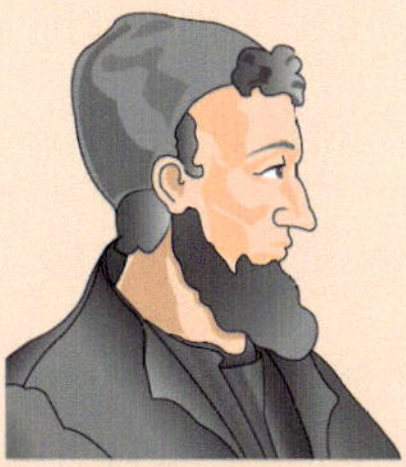
갈레노스

trochanteric fossa U-15

intertrochanteric crest U-16

gluteal tuberosity U-17

trochanter tertius U-18

pectineal line U-19

linea aspera◆ U-20

lateral lip U-21

medial lip U-22

medial supracondylar line◆ U-23

lateral supracondylar line U-24

adductor tubercle◆ U-25

intercondylar line U-26

intercondylar fossa U-27

base of patella U-28

apex of patella U-29

V 경골,비골

외측과
v-1 가쪽관절융기

내측과
v-2 안쪽관절융기

경골조면
v-3 정강뼈거친면

전연
v-4 앞모서리

경골체
v-5 정강뼈몸통

골간연
v-6 뼈사이모서리

비골관절면
v-7 종아리관절면

v-8 가자미근선

내과
v-9 안쪽복사

내과관절면
v-10 안쪽복사관절면

내과구
v-11 안쪽복사고랑

비골절흔
v-12 종아리패임

과간융기
v-13 융기사이융기

외측과간결절
v-14 가쪽융기사이결절

내측과간결절
v-15 안쪽융기사이결절

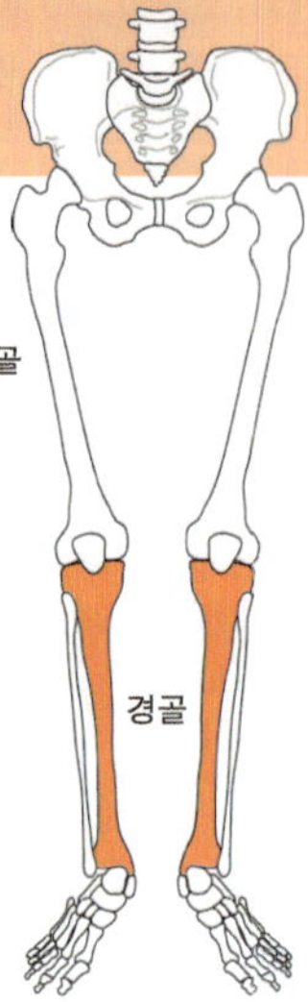

경골

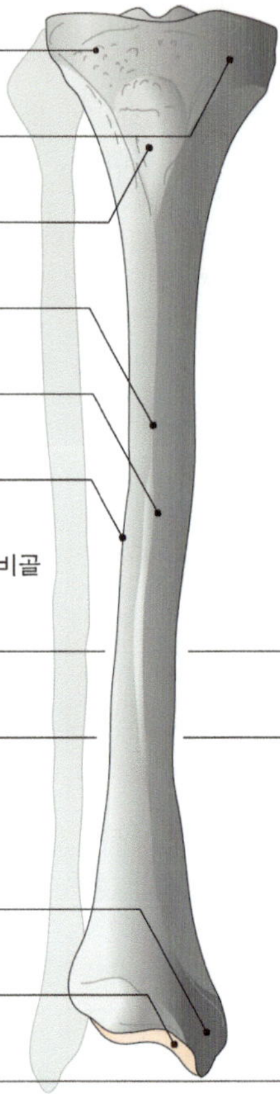

오른쪽 경골·전면

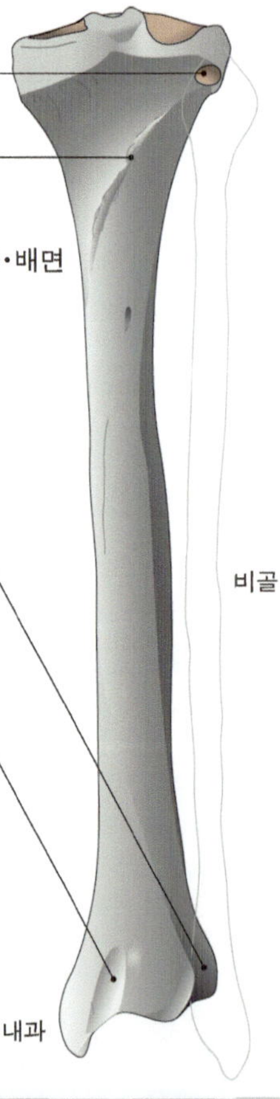

오른쪽 경골·배면

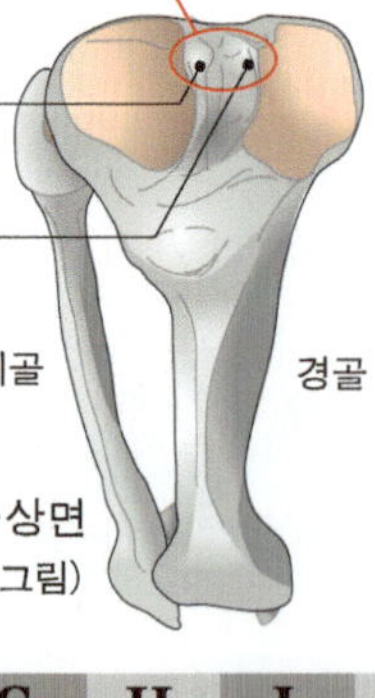

오른쪽 경골·상면
(앞에서 본 그림)

- 경골은 하퇴부를 구성하는 두 개의 뼈 중 내측에 위치하는 굵은 뼈로 대부분의 체중을 지지한다. 비골은 여러 가지 근육의 부착부이다. 경골과 비골의 하단은 각각 내과와 외과를 형태짓는다.

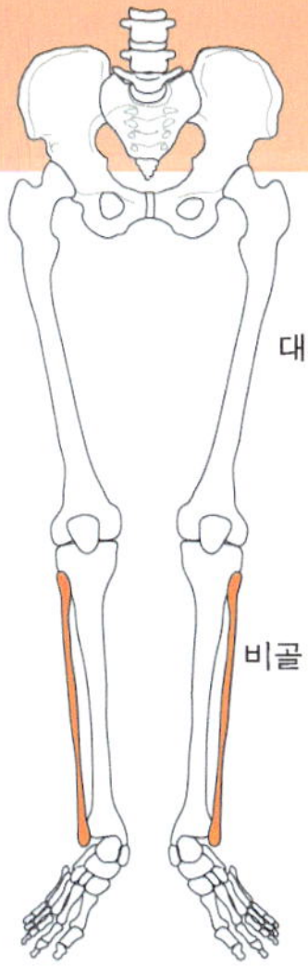

비골

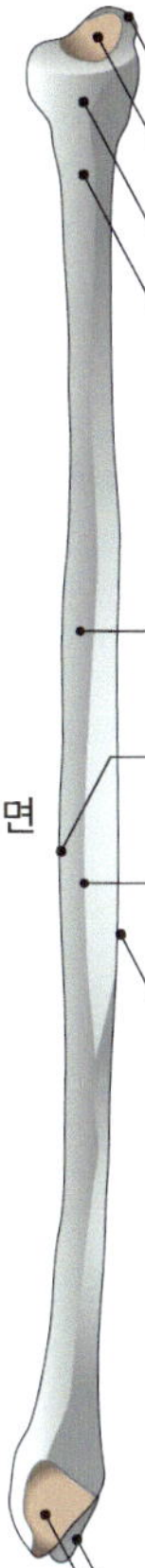

오른쪽 비골·내측면

비골두첨
종아리뼈머리끝 v-16

비골두관절면
종아리뼈머리관절면 v-17

비골두
종아리뼈머리 v-18

비골경
종아리뼈목 v-19

비골체
종아리뼈몸통 v-20

전연
앞모서리 v-21

골간연
뼈사이모서리 v-22

내측릉
안쪽능선 v-23

외과와
가쪽복사오목 v-24

외과관절면
가쪽복사관절면 v-25

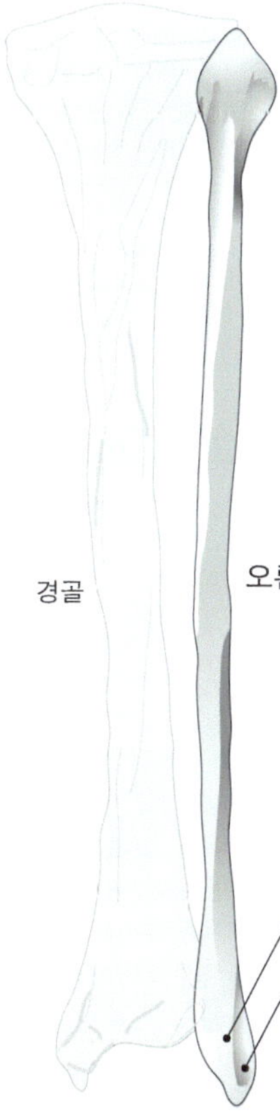

오른쪽 비골·배면

외과
가쪽복사 v-26

외과구
가쪽복사고랑 v-27

V Tibia (복수형은 양쪽 모두 사용가능하다.), Fibula (복수형은 양쪽 모두 사용가능하다.)

v-1 lateral condyle

v-2 medial condyle

v-3 tibial tuberosity

v-4 anterior border

v-5 body of tibia

v-6 *interosseous border*◆

v-7 articular facet for fibula◆

v-8 *soleal line*◆

v-9 medial malleolus◆

v-10 *articular surface of medial malleolus*

v-11 *malleolar groove*

v-12 *fibular notch*

v-13 *intercondylar eminence*

v-14 *lateral intercondylar tubercle*

v-15 *medial intercondylar tubercle*

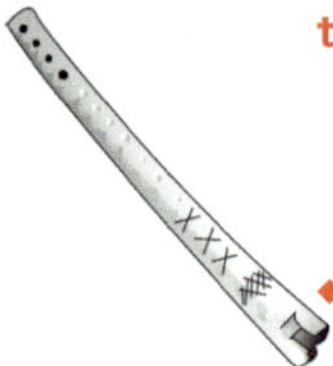

고대 안데스의 사슴 경골로 만든 피리

tibia 脛骨 라틴어 tibia에는 「정강뼈」 외에 「피리」라는 뜻도 가진다. 중국이나 중동, 중남미의 고대 유적에서도 새나 다양한 동물의 경골(혹은 대퇴골이나 요골)로 만들어진 피리가 다수 발견되었다.

◆**interosseous border 骨間緣** interoseous는 라틴어 os 「뼈(骨)」에 「~의 사이에」를 뜻하는 접두사 inter가 붙은 것. 「뼈의 사이」라는 뜻. os⇒제1장의 표지 참조.

◆**articular facet for fibula 腓骨關節面, articular facet of head of fibula 腓骨頭關節面** 영어의 articular는 라틴어 articulus 「작은 관절」의 형용사에서 유래한다(⇒p.105의 칼럼). facet는 라틴어 facies 「얼굴」의 축소사, 즉 「작은 얼굴」. facet는 보석의 작은 면, 컷글래스의 연마면을 뜻하기도 한다. 「면」으로 번역되는 다른 영어인 surface 또한 facies의 파생어.

◆**soleal line 가자미 筋線** soleal은 라틴어 solea 「구두창, 샌들」에서 유래. 영어의 sole 「발바닥, 구두밑창」도 동근어(同根語). 또한 샌들의 형태를 닮은 「혀가자미」도 영어로 sole이라 한다. 이런 연유로 해부학에서 「가자미」과 같은 「가지미근」을 soleus라 부른다.

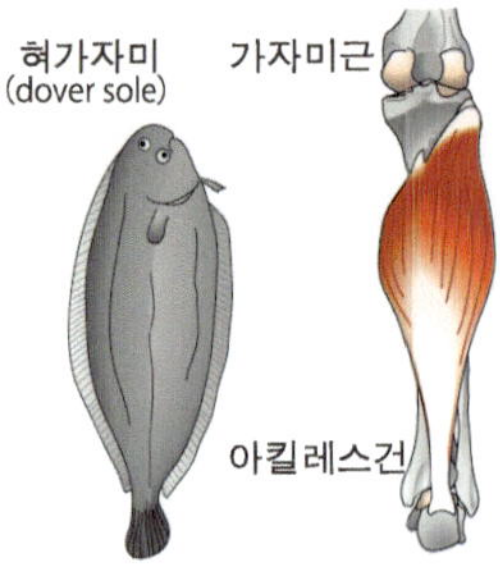

◆**medial malleolus 內果, lateral malleolus 外果** 내과, 외과란 각각 내측과 외측의 「복사뼈」. 라틴어 malleus 「해머, 나무망치」의 축소사 malleolus 「작은 해머」가 기원. 발목의 복사뼈를 해머에 비유한 것. 이소골(耳小骨)의 하나인 「추골」의 영어 명칭인 malleus도 같은 어원. 관련지어 말등에서 볼을 쳐서 골을 넣는 「폴로」에서 플레이 어가 손에 쥐는 긴 막대나 게이트 볼과 유사한 스포츠인 「크로케」에서 사용되는 나무망치를 mallet이라 하는데 이도 malleus에서 유래한다. 또한 목금이나 철금 등의 타악기에 사용하는 채도 mallet이라고 한다.

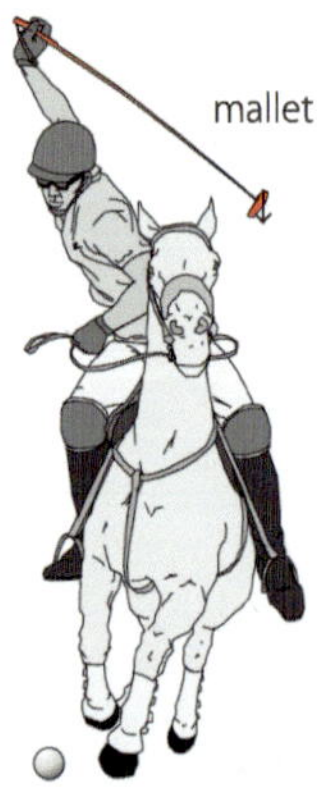

폴로 polo 선수

● 경골을 가리키는 일반적인 영어로는 shinbone이 있다.
비골을 가리키는 영어로는 splint bone이 있으며, splint란 골절한 뼈를 고정하기 위한 「부목」을 말한다.
복사뼈를 나타내는 영어는 ankle로, ankle bone은 「거골(距骨)」을 지칭하지만 실제로 복사뼈를 형태짓는 것은 경골과 비골이다.

fibula 腓骨 라틴어 fibula는 「이음쇠, 핀」의 뜻. figo 「묶다」와 도구를 나타내는 접미사 -bula가 붙어 figibula가 생겨나 이것이 단축되어 fibula가 되었다. fibula는 고대 그리스나 로마에서 의복을 묶어 두기 위해 여러 장식이 붙은 핀으로 현대의 「안전핀」과 구조가 비슷하다.비골은 핀 부분에 해당한다. 관련하여 figo에서 유래한 영어에는 fix 「수리하다, 고정하다」, fixative 「(사진이나 염료의) 정착액」 등이 있다. 그리스어에서 「이음쇠」를 뜻하는 말은 περóνη로 비골과 관련된 말에는 이 περóνη에서 유래한 것도 있다(영어 peroneus longus 「장비골근(fibularis longus의 별칭)」 등).

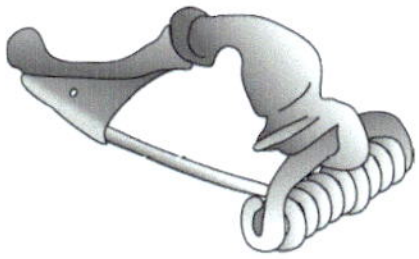

고대 로마의 fibula의 일종

apex of head of fibula v-16

articular facet of head of fibula◆ v-17

head of fibula v-18

neck of fibula v-19

body of fibula v-20

anterior border v-21

interosseous border v-22

medial crest v-23

lateral malleolar fossa v-24

articular surface of lateral malleolus v-25

lateral malleolus◆ v-26

malleolar groove v-27

비골관절면은 「비골에 있는」 관절면? 혹은 「비골에 접한」 관절면?
of와 for

비골관절면은 번역된 용어로 보면 「비골에 있는」 관절면인지 「비골에 접한」 관절면인지 알 수 없다. 그러나 영어 명칭의 **articular facet for fibula**를 보면 「비골에 접한」 관절면인 것이 명료해진다. 또한 **비골두관절면**도 **articular facet of head of fibula**이므로 「비골두에 있는」 관절면인 것을 판별할 수 있다. 또한 비골관절면의 영어 명칭에는 fibular articular facet도 있지만 fibular는 형용사로 「비골 측의, 비골 가까이의」라는 의미로 사용되므로, 이것도 구별이 가능하다. 또한 라틴어 표기에서도 비골관절면에는 facies articularis **fibularis**, 즉 fibula의 **형용사**가 사용되는데 비해 비골두관절면에는 facies articularis capitis **fibulae**, 즉 fibula의 **소유격**이 사용되므로 「비골에 속한」 것을 알 수 있다. 「비골관절면」은 불과 다섯자로 표기할 수 있는 간편함이 있지만 영어나 라틴어의 표기가 단어가 길기는 하더라도 보다 정확하게 용어를 표현하고 있다고 할 수 있다.

W 족근골, 지골

- 발가락뼈는 「지골(趾骨)」로도 표기한다. 지골은 한쪽 발에 합계 14개 있다. 제1지만 중절골이 없다. 족근골은 전부 7종류가 있다.

w-1 지골 **발가락뼈**

w-2 중족골 **발허리뼈**

w-3 족근골 **발목뼈**

w-4 족근동 **발목뼈굴**

w-5 외측설상골 **가쪽쐐기뼈**

w-6 중간설상골 **중간쐐기뼈**

w-7 내측설상골 **안쪽쐐기뼈**

w-8 입방골 **입방뼈**

w-9 주상골 **발배뼈**

w-10 거골 **목말뼈**

w-11 거골활차 **목말뼈도르레**

w-12 종골 **발꿈치뼈**

w-13 종골융기 **발꿈치뼈융기**

w-14 종골구 **발꿈치뼈고랑**

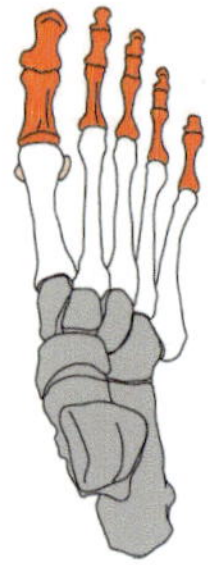

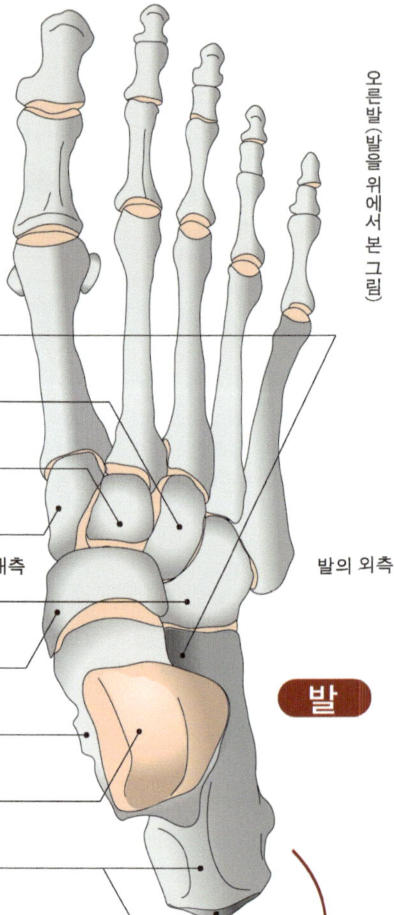

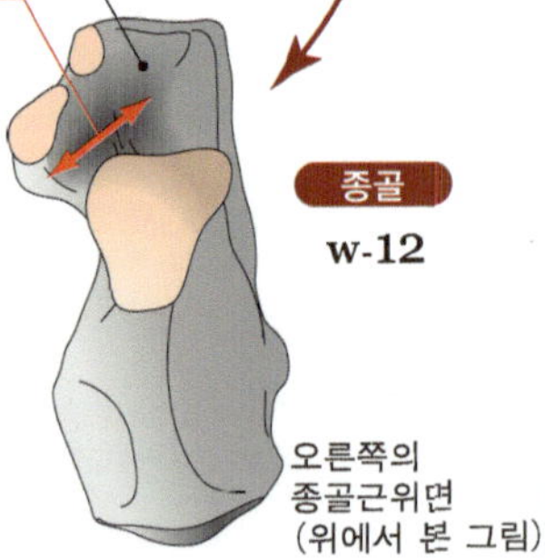

w-15 종족궁 **세로발바닥활**

w-16 횡족궁 **가로발바닥활**

w-17 족척건막 **발바닥널힘줄**

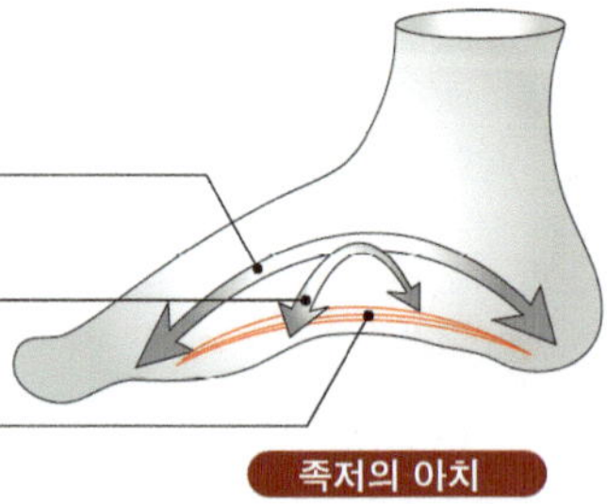

● 왼쪽 아랫부분에 제시한 발의 아치의 그림처럼 종족궁, 횡족궁에 의해 체중을 분산시켜 보행시의 충격을 흡수한다. 관절연골로 싸인 부분은 핑크색으로 표시. 종자골의 수나 발생하는 부위는 사람마다 다르다.

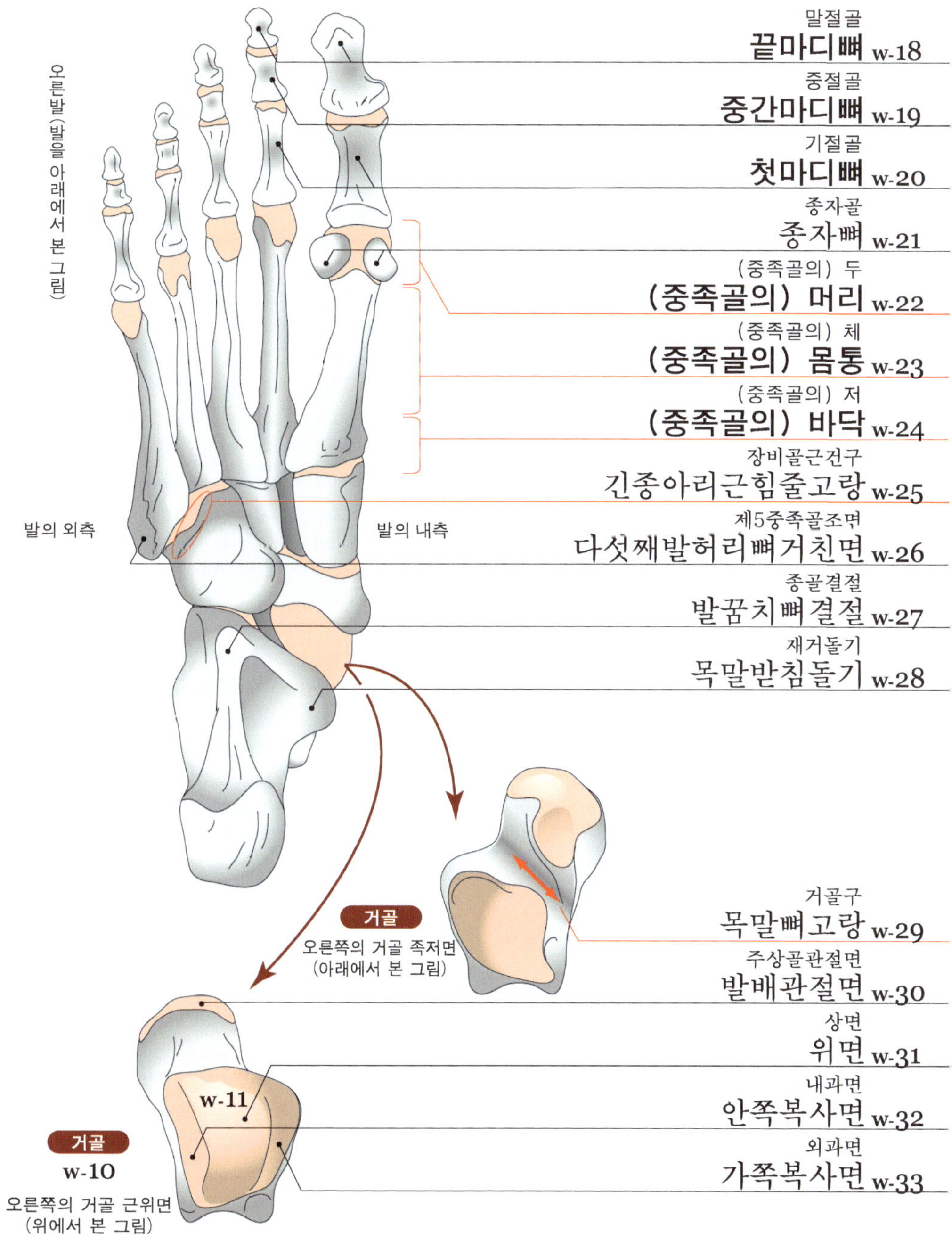

W Tarsals, Phalanges of foot

w-1 phalanges◆, (단) phalanx

p.76 phalanges 참조

w-2 metatarsals◆

w-3 tarsals◆

w-4 *sinus tarsi*

w-5 lateral cuneiform◆

w-6 intermediate cuneiform◆

w-7 medial cuneiform◆

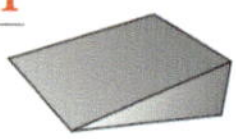

쐐기

w-8 cuboid◆

w-9 navicular◆

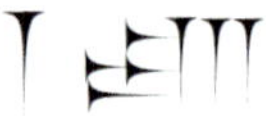

설형문자 cuneiform

w-10 talus◆

w-11 trochlea of talus◆

w-12 calcaneus◆

w-13 calcaneal tuberosity

w-14 calcaneal sulcus

w-15 longitudinal arch◆

w-16 transverse arch◆

w-17 plantar aponeurosis◆

◆**tarsals 足根骨**은 그리스어 ταρσός 「세공용의 평평한 바구니·바스켓」에서 유래한다. 이 말은 *trs- 「마르다, 말리다」는 인도유럽조상어에 기원을 두고 있다. 바구니는 치즈를 「말리기」 위해 사용되었다(이 어근으로부터 라틴어의 terra 「마른 땅, 즉 지구」나 영어의 thirst 「갈증」이 생겨났다). 「발바닥」은 그 바구니의 평평한 면과 비슷하다는 연유로부터. 관련지어 사도 파울로의 출생지인 소아시아의 「타르소스」의 명칭은 일찍이 페르세우스가 타르소스의 땅에서 고전할 때 「너는 말에서 내려 너의 발바닥(타르소스)을 땅에 댈 때 승리를 얻을 수 있을 것」이라는 신탁을 받았다는 그리스 신화에서 유래한다.

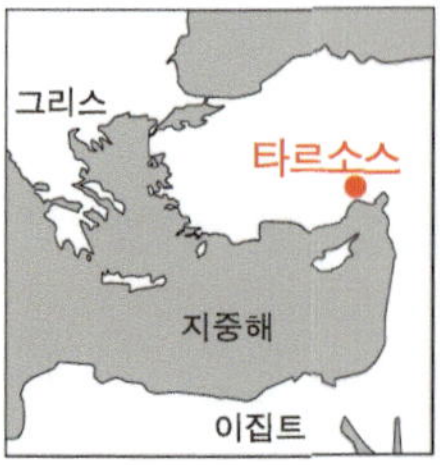

◆**metatarsals 中足骨**은 tarsal에 접두사 μετα- 「뒤의」가 붙은 것.

◆**cuneiform 楔狀骨** 라틴어의 cuneus 「쐐기〔楔〕」+form 「형태」에서 유래. 언어학의 cuneiform은 「설형문자(楔形文字)」를 의미한다.

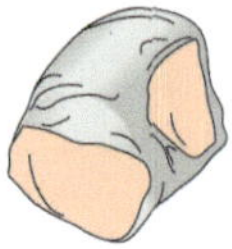

입방골

◆**cuboid 立方骨** 그리스어의 κύβος 「주사위」에 -oid 「~와 같은」이라는 접미사가 붙은 것. κύβος로부터 입방체(정육면체)의 의미도 생겨났다. 영어의 cube, cubic「입방체의」도 동근어(同根語). 사람의 입방골(立方骨)은 상당히 일그러진 입방체라 하겠다.

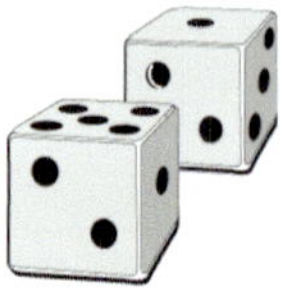

◆**navicular 舟狀骨** 라틴어의 명사 navicula 「작은 배」로부터 파생했다. 손에도 주상골이 있지만 영어명칭은 scaphoid로 다르다. 라틴어 navicula는 그리스어 ναῦς 「배〔舟〕」에서 유래한다.⇒p.100 칼럼

◆**talus 距骨** 라틴어 talus 「뒤꿈치, 발목, 거골」. taxillus 「주사위」가 축약된 것. taxillus도 입방골과 같이 「주사위」와 관련이 있지만, 로마인이 양의 거골과 말의 종골을 주사위로 이용한 것에서도 유래한다고 전해진다.

◆**trochlea of talus 距骨滑車** ⇒p.68 「상완골활차」.

◆**calcaneus 踵骨** 라틴어 calx는 「뒤꿈치」의 뜻⇒ 오른쪽 페이지의 칼럼

◆**longitudinal arch 縦足弓** 영어의 longitude 「경도,

● 종골을 가리키는 보다 일반적인 영어로 heel bone이 있다.
거골은 ankle bone, 즉 「복사뼈」라고도 불린다.

경선, 세로로 달리는 선」의 형용사. 영어 long와 같은 어원.

◆**transverse arch 横足弓** transverse ⇒p.50 「횡돌기」

◆**plantar aponeurosis 足底腱膜** plantar는 「발바닥[足底]을 의미하는 라틴어에서 유래. 화분의 **planter**와는 철자가 다르다. **aponeurosis**는 그리스어 νεῦρον 「건(腱)」에 접두사 apo-「떨어지다」가 붙은 것. 즉 건과는 떨어져 있지만 막 모양의 건(힘줄)인 「건막」을 의미한다. 이처럼 원래 νεῦρον는 단지 「건」만을 가리키는 말이었지만, 19세기에 「신경세포」를 나타내는 용어로서도 쓰이게 되었다.

◆**sesamoid bone 種子骨** 그리스어 σήσαμον 「참깨」에서 유래. 영어의 sesame 「참깨」도 파생어. 관련지어 어린이대상의 교육용 프로그램인 Sesame Street는 아라비안나이트의 「알리바바와 40인의 도적」에 나오는 주문 「열려라! 참깨(Open Sesame!)」로부터. 아이들이 「새로운 세계와 지식의 문을 열면 좋겠다」는 바램에서라 한다. 참깨 재배를 보급시킨 텍사스주의 앤더슨형제가 Sesame Street(참깨 대로)에서 아이들에게 인종차별 없는 수업을 실시한 것이 힌트가 되어 만들어진 프로그램이라는 다른 설명도 있다.

◆**sustentaculum tali 載距突起** 라틴어로 sustentaculum은 「지지하는 것, 들어 올리는 것」을 의미한다. 영어의 **sustain** 「지지하다, 유지하다」도 같은 기원.

distal phalanx	w-18
middle phalanx	w-19
proximal phalanx	w-20
sesamoid bone◆	w-21
head	w-22
body	w-23
base	w-24
groove for tendon of fibularis longus	w-25
tuberosity of fifth metatarsal bone	w-26
calcaneal tubercle	w-27
sustentaculum tali◆	w-28
sulcus tali	w-29
navicular articular surface	w-30
superior surface	w-31
medial malleolar surface	w-32
lateral malleolar surface	w-33

칼슘 · 미분 적분 · 종골
CAL- 「작은 돌」

종골 calcaneus의 어원 calx 는 *KAL- 「발로 밟다」라는 인도유럽조상어의 어간에서 유래한다. 이 calx은 다양한 파생어를 낳았다. calx에는 「발에 밟히는 것」 즉 「작은 돌, 자갈」이란 뜻도 있다. calx는 특히 석회석이나 백악(白堊)을 가리키는 연유로부터 영어의 chalk 「백악, 초크」가 파생되었다. 또한 석회석을 가열한 석회(lime)로부터 발견된 원소는 calcium 「칼슘」 으로 명명되었다(접미사 -ium은 금속의 뜻). calx에 지소사 -ul이 붙으면 calculus 「결석」이 된다. 따라서 calcium calculus 「칼슘 결석」은 어원적으로는 「작은 돌의 작은 돌」을 가리킨다.

또한 작은 돌을 이용하여 수를 세는 것에서 calculate 「계산하다」라는 어휘가 생겨났다. 또한 수학의 분야에서 아이작크뉴턴이 발견한 「미적분법」도 결석과 마찬가지로 calculus로 불린다.

장골, 회장, 장폐색의 비틀어진 관계

ILIUM, ILEUM, ILEUS

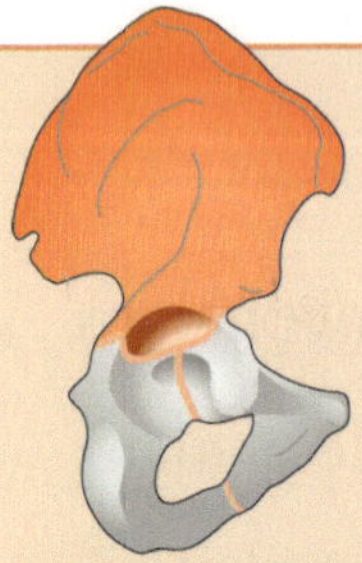

장골

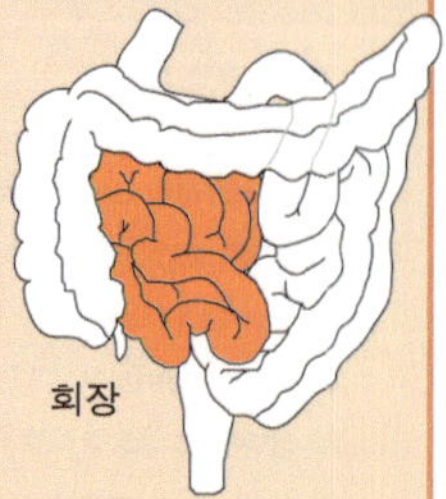

회장

ilium「장골」은 그리스어 ἰξύς 「옆구리, 허리」가 라틴어 ilia이 된 후 더 변화하여 ilium「장골」이 되었다는 설명이 많은 사전에 해설되어있다. 이와 함께 라틴어 ileum「장(腸)」과 동근어(즉, 장에 접해 있는 뼈)라는 설명도 많다.

의학 용어에는 ilium과 유사한 영단어가 있다.

- ilium「엉덩뼈, 장골(腸骨)」
- ileum「회장(回腸)」
- ileus「장폐색(腸閉塞)(증)」

ileum은 「회장(소장의 최종 부분)」을 가리킨다. 아울러 lium「장골」과 ileum「회장」은 발음이 같다. ileus「장폐색(장관이 막힌 상태)」과 ileum「회장」과는 동근어로, 그리스어 εἰλεός「구멍, 동굴」에서 유래한다. εἰλεός는 εἰλέω「비틀다, 감아올리다, 담다, 가두다」에서 유래. 그래서 ilium「장골」은 εἰλέω「비틀리다」라는 동사에서 파생하였다는, 즉 장골이 8자 형태로 비틀어져 있기 때문이라는 설도 있다. ileus「장폐색」의 유래에 대해서도 결정적인 설은 없다. 단지 「회장」 유래설 뿐만 아니라 신체를 굽힐 정도로 격렬한 아픔을 동반하는 것이 유래가 되었다는 설이 유력하다. ilium, ileum, ileus의 어원은 실로 이야기가 뒤틀려 있다 하겠다.

덧붙여서 트로이의 함락을 묘사한 호메로스의 서사시에 「일리아드」와 「오딧세이」(기원전 8세기 후반)의 일리아드는 고대 도시 트로이의 그리스명 Ἴλιος(또는 Ἴλιον)의 것. 일리아드는 라틴명으로 Ilium이 되어 「장골」과 같아진다. 참고로 영어의 「일리아드」는 Iliad라 한다. 그리스어 Ἴλιος의 소유격에서 유래한 「일리아드의 (노래)」라는 뜻이다.

주상골 · 네비게이션 · 앵무조개 · 우주비행사

NAUS- 「배」

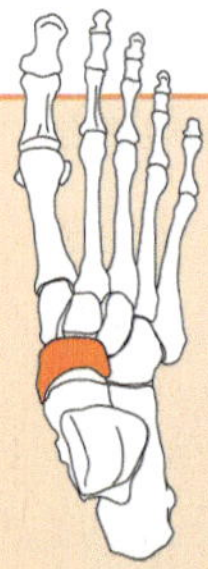

주상골

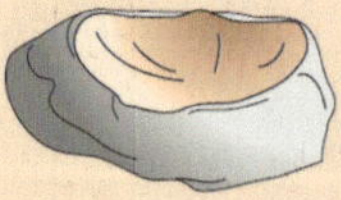

주상골 navicular은 그리스어의 ναῦς「배(舟)」에서 유래한다. 거골과의 관절면은 패여 있어 작은 배와 같은 형태를 하고 있다. 관련어로는 nausea「메스꺼움, 배멀미」, navigation「항해, 항법, 네비게이션」, navigator「항법사」, navy「해군」 등이 있다.

또한 그리스어의 「선원」 나우테스로부터 nautilus「앵무조개」가 파생되었다.

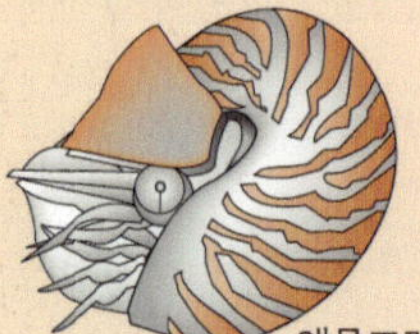

앵무조개

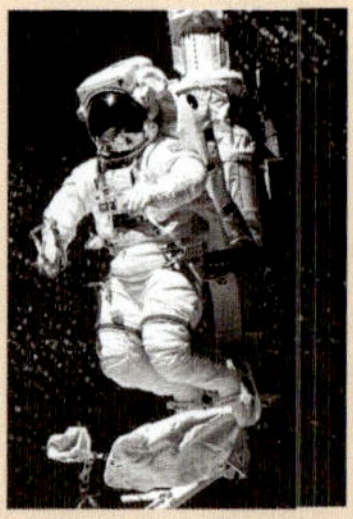

줄 베른(Jules Verne)의 SF「해저 2마일」의 네모선장의 잠수함도 노틸러스호이다. 관련지어 네모선장의 네모 Nemo는 라틴어로 「누구도 아니다」란 뜻으로 「어느 나라에 속하는 사람도 아니다」라는 수수께끼의 인물임을 나타내고 있다.

그리스신화에서 난파한 오디세우스를 도운 아르키누스왕의 딸의 이름은 Nausicaä로 이른바 「배」란 뜻을 지니므로 단지 선원이 오디세우스를 도운 사건을 각색한 것이라는 설도 있다.

나우테스로부터 astronaut「우주비행사」라는 말도 생겨났다.

— Chapter 5 —

관절(關節)
Joint

연골(軟骨)
Cartilage

《여러 언어의 뼈》 **스페인어 HUESO**

스페인어로 뼈를 뜻하는 hueso는 라틴어 os에서 유래한다. 이 철자의 차이는 스페인어가 걸어 온 역사와 관련이 있다. 스페인어는 초기 단계에 엑센트가 놓여지는 o가 ue로 변화하였다. 그래서 고대 스페인어는 ueso로 표기하였지만 u는 당시 모음과 자음의 양쪽을 나타내었기 때문에 ueso「뼈」인지 혹은 ueso「입맞춤(현대 스페인어로는 beso)」인지를 구별할 수 없었다(원래 v는 라틴어에 존재하지 않았고, 후대에 u로부터 만들어졌다). 그 때문에 어두에서 모음을 나타내는 u의 앞에 발음하지 않는 h를 붙이는 습관이 생겨 현재에 이르고 있다.

X 관절, 인대

관절이란 뼈와 뼈, 뼈와 연골 및 뼈와 치아 사이의 접점으로, 그 구조로 인해 운동의 정도가 변화한다. 인대는 뼈와 뼈를 연결하는 강한 밴드로, 관절의 움직임을 안정시킨다.

관절의 종류

x-1 인대결합

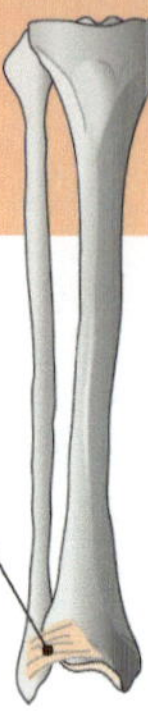

x-2 봉합

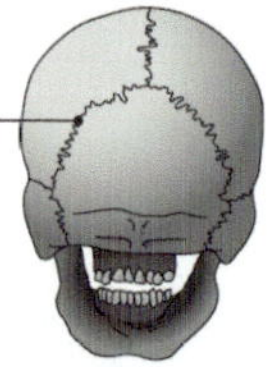

정식
x-3 정못박이관절

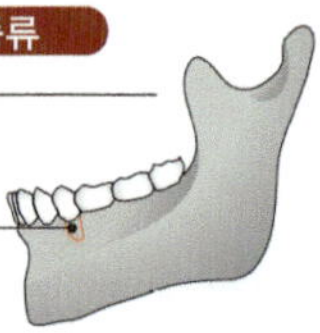

x-4 유리연골결합

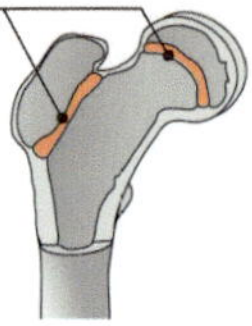

x-5 섬유연골결합

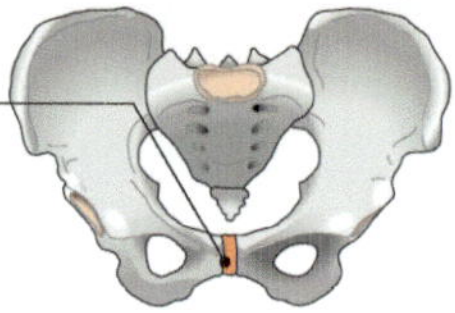

관절의 구조

관절낭
x-6 관절주머니

활막
x-7 윤활막

관절강
x-8 관절안

활액
x-9 윤활액

x-10 섬유막

관절원판
x-11 관절원반

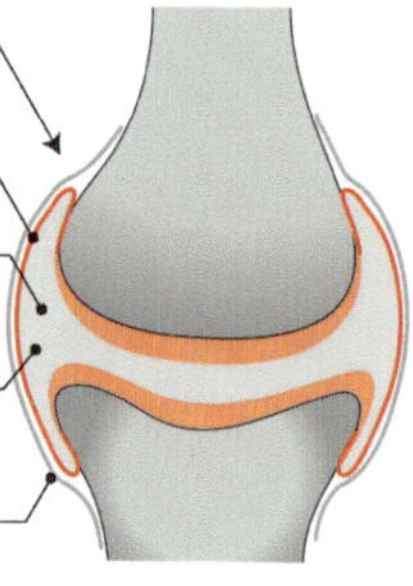

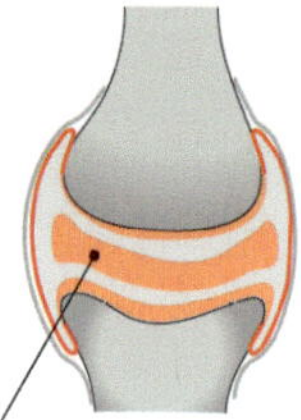

차축관절
x-12 중쇠관절

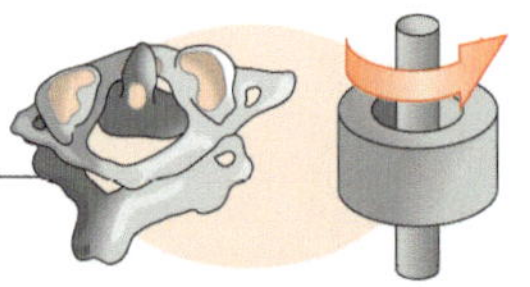

접번관절
x-13 경첩관절

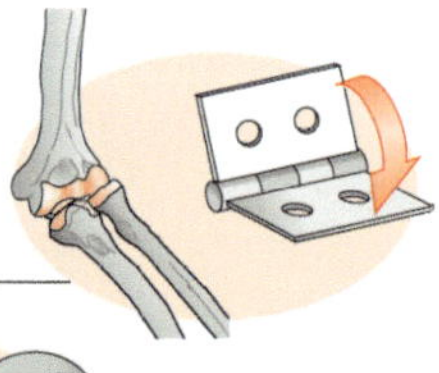

구관절
x-14 절구관절

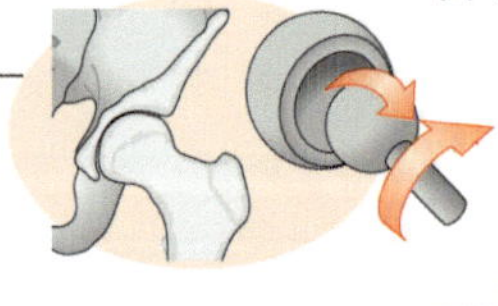

x-15 타원관절

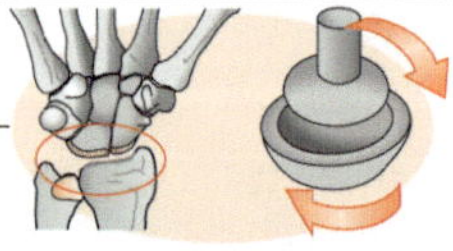

안관절
x-16 안장관절

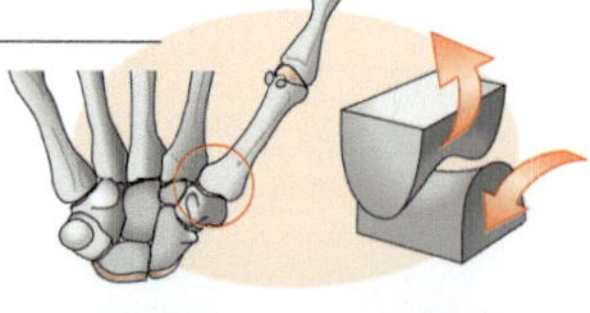

x-17 평면관절

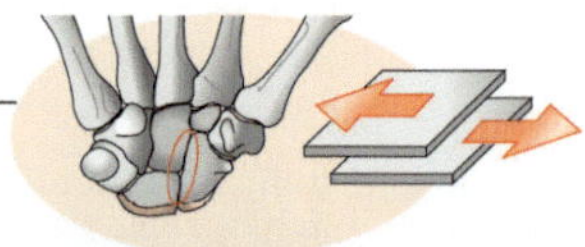

슬관절은 인체 최대의 관절. 아래에서는 「전십자인대」와 「후십자인대」만을 그림으로 제시했지만, 이 외에도 몇 개의 인대에 의해 관절면끼리의 위치를 유지함으로써 부드러운 하지의 운동을 가능하게 한다. 족근중족관절은 발의 앞부분의 절단시에, 횡족근관절은 발의 중간부의 절단시에 각각 절단 부위가 된다.

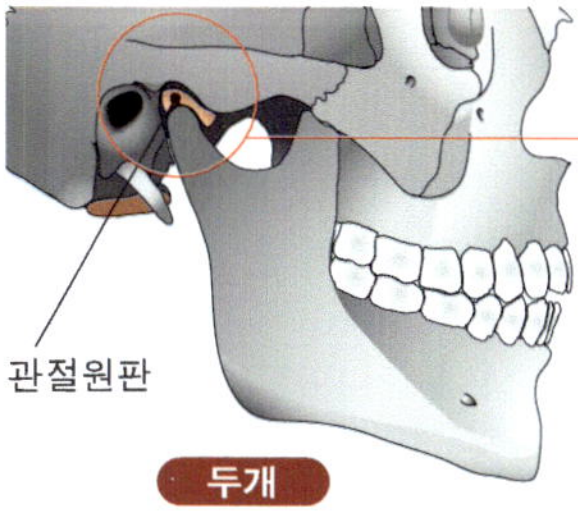

악관절
턱관절 x-18

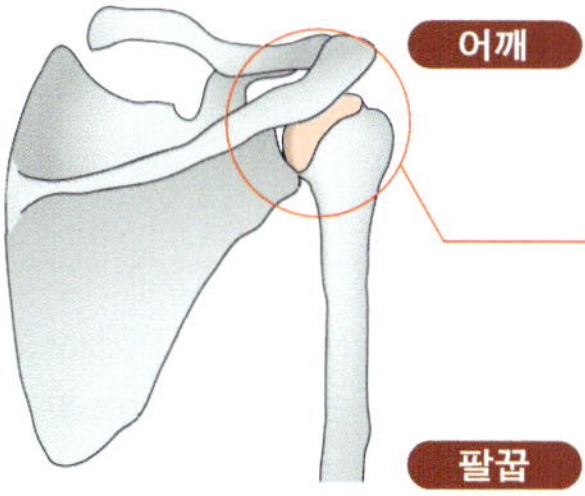

견관절
어깨관절 x-19

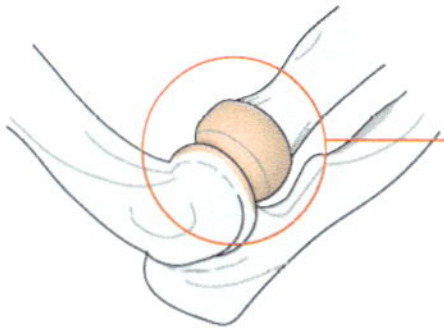

주관절
팔꿉관절 x-20

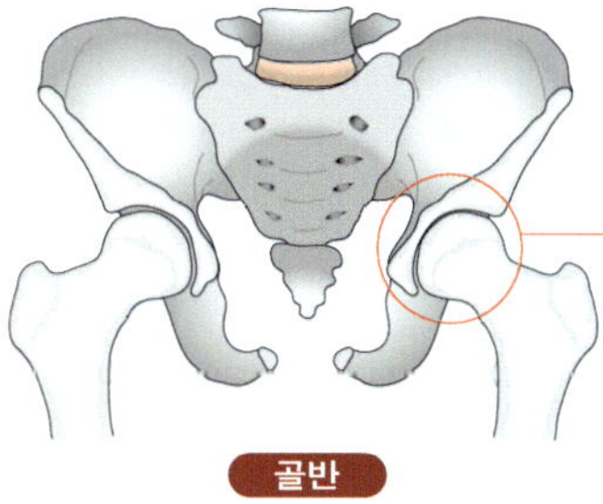

고관절
엉덩관절 x-21

슬관절
무릎관절 x-22

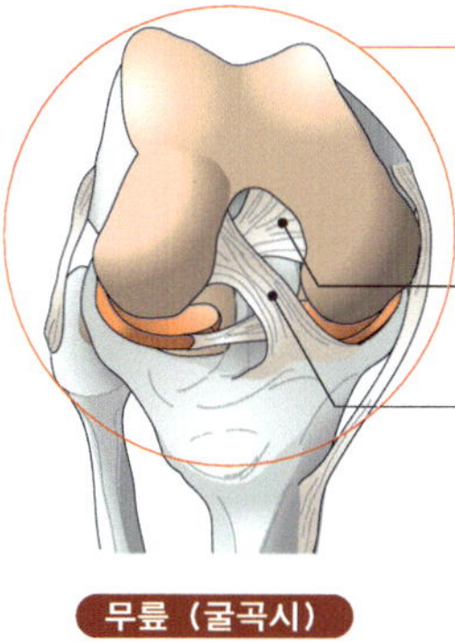

후십자인대
뒤십자인대 x-23

전십자인대
앞십자인대 x-24

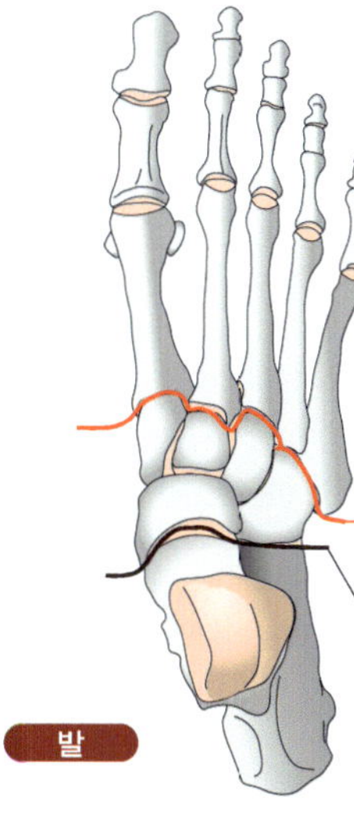

리스프랑관절 (족근중족관절)
리스프랑관절 (발목발허리관절) x-25

쇼파르관절 (횡족근관절)
쇼파르관절 (가로발목뼈관절) x-26

X Joint, Ligament

x-1 syndesmosis◆

x-2 suture◆

x-3 gomphosis (*peg and socket joint*)◆

x-4 synchondrosis◆

x-5 symphysis◆

x-6 joint capsule

x-7 synovial membrane◆ (*synovium*)

x-8 articular cavity

x-9 synovial fluid◆ (*synovia, joint oil*)

x-10 *fibrous layer (of joint capsule)*

x-11 *articular disk*

x-12 *pivot joint*◆ (*trochoid ～*)

x-13 *hinge joint*◆ (*ginglymus*)

x-14 *ball and socket joint* (*spheroidal ～*)

x-15 *condylar joint*◆ (*ellipsoid ～*)

x-16 *saddle joint*

x-17 *plane joint* (*gliding ～*)

◆**syndesmosis 靭帶結合** 「함께」를 뜻하는 접두사 -syn에 그리스어 δεσμός 「띠, 밴드, 인대」를 붙인 것. 「인대학(靭帶學)」은 desmology라 한다. 덧붙여서 신생대의 초·중반기에 물가에 살았던 하마를 닮은 포유류로 멸종한 desmostylus 「데스모스틸루스」는 기둥을 다발로 묶은 것 같은 이빨에서 명명되었다(desmos와 그리스어의 stylos 「기둥」의 합성어⇒p.72 「경상돌기」).

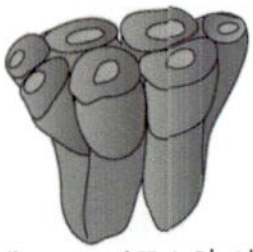

데스모스틸루스의 이빨

◆**suture 縫合** 라틴어 sutura 「봉합하는 것」에서 유래⇒ p.44 「봉합」 참조

◆**gomphosis (peg and socket joint) 釘植** 그리스어 γόμφος 「못〔釘〕」에서 유래한다. peg는 영어로 「못, 텐트의 말뚝」의 뜻. 데스모스틸루스와 동시기에 서식하던 고대의 대형 코끼리 *Gomphoterium* 「곤포테리움」도 그리스어의 γόμφος에서 유래한다.

관절염과 절족동물, 기사와 산수
ARTHRO- 「관절」

관절염을 뜻하는 영어 arthritis는 그리스어 ἄρθρον 「관절」에서 유래한다. 이 ἄρθρον로부터 본서에 종종 등장하는 articular 「관절의」라는 형용사가 생겨났다.

ἄρθρον에 「발, 다리」를 뜻하는 그리스어 πούς를 붙이면 arthropod 「절족동물(節足動物)」이 된다. 절족동물인 게, 거미, 곤충은 다리가 마디마디로 나누어진 관절을 가진다.

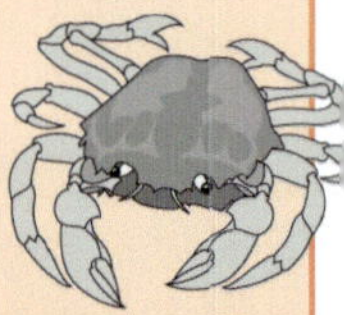

이 ἄρθρον에 지소사 -cle가 붙은 영어가 article 「조항, 논설, 기사」. 이야기를 「마디로 구분한 것」. 문법 용어인 article 「관사」의 역사는 이보다 오래된 B.C. 100경, 철학자 Dionysios Thrax의 저술로 후대의 언어학에 지대한 영향을 끼친 「문법술」에서 8품사를 설정하여 관사와 지시대명사를 「말과 말의 관절」 ἄρθρον로 분류한 데에서 유래한다.

덧붙여서 철자가 비슷한 arithmetic 「산수」도 거슬러 올라가면 인도유럽조상어의 *ar- 「같이 맞추다」로부터 파생한 의미의 「셈하다」에서 유래하는 같은 어원의 말이다.

temporomandibular joint (TMJ)◆ x-18

glenohumeral joint◆ x-19
※shoulder joint 라고도한다.

elbow joint (cubital ～)◆ x-20

hip joint (coxa) x-21

knee joint x-22

posterior cruciate ligament x-23

anterior cruciate ligament x-24

Lisfranc joints (tarsometatarsal joints)◆ x-25

Chopart joints (transverse tarsal joints)◆ x-26

◆**synchondrosis 유리軟骨結合** 그리스어 χόνδρον「곡물, 밀가루, 연골」에서 유래. chondroma「연골종」, 세포 소기관 mitochondrion「미토콘드리아」도 유의어(mito-는「실」이란 뜻). 현미경하에서 발견되었을 당시 실모양의 알갱이로 보였기 때문. 영어의 단수형은 미트콘드리온이며 복수형이 미토콘드리아이다.

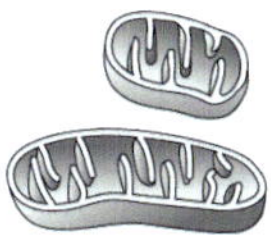

미토콘드리아

◆**symphysis 線維軟骨結合** p.86「치골결합면」을 참조.

◆**joint capsule 關節包(關節囊)** 라틴어 capsula「작은 용기」에서 유래.

◆**synovial membrane (synovium) 滑膜, synovial fluid (synovia) 滑液** 라틴어synovia「활액」에서 유래. 동시에 라틴어 ovum「알」에서도 유래(⇒p.16「난원공」을 참조). 16세기의 의사 파라케르스스가 명명. 활액에 한정하지 않고 체내의 기관내의 액체까지 가리키는 용어로 사용하였다. 제기관의「영양액」이란 뜻. 한편 알의 흰자위 같은 액체라는 의미에서 그 이름이 유래한 것으로 추정되기도 한다.

◆**pivot joint (trochoid～) 車軸關節** 영어 pivot「축(軸)」의 뜻. pipe와 pin도 유의어. trochoid는 그리스어의 τροχός「차바퀴」에서 유래⇒p.68「상완골활차」

◆**hinge joint (ginglymus) 蝶番關節** 영어의 hinge는「경첩, 돌쩌귀」의 뜻. hang「걸다」도 유의어.

◆**condylar joint (ellipsoid ～) 楕円關節** condylar는 그리스어 κόνδυλος「손가락의 붙은 관절, 즉 주먹」에서 유래한다.⇒p.69「상완골과」를 참조할 것.

◆**temporomandibular joint (TMJ) 顎關節 jaw joint**라고도 한다. temporo-「측두골의」+ mandibular「하악골의」.

◆**glenohumeral joint 肩關節 shoulder joint**라고도 한다. 그리스어의 γλήνη는「안구」의 뜻.

◆**elbow joint (cubital ～) 肘關節 cubital joint**의 어원에 관해서는 ⇒p.73「척골, cubit」의 칼럼.

◆**Lisfranc joints (tarsometatarsal joints) 리스프랑關節(足根中足關節)** 리스프랑(Jacques Lisfranc)은 파리의 외과의(1790-1847)로, 중족의 절단법 외에도 새로운 수술법을 다수 고안하였다.

◆**Chopart joints (transverse tarsal joints) 쇼파르關節(横足根關節)** 쇼파르(François Chopart) 역시 프랑스의 외과의(1743-1795).

Y 연골

연골은 세포 사이 물질의 부분(세포간질)에 의해서 초자연골, 탄력연골, 섬유연골로 구분된다. 세포간질에는 혈관이나 신경이 거의 존재하지 않는다.

Y-1 초자연골 **유리연골**

Y-2 **탄력연골**

Y-3 **섬유연골**

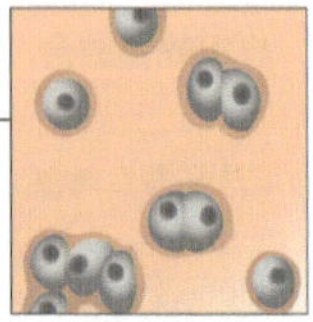

청백색·석회화하는 관절연골, 늑연골, 기도, 골단연골 등

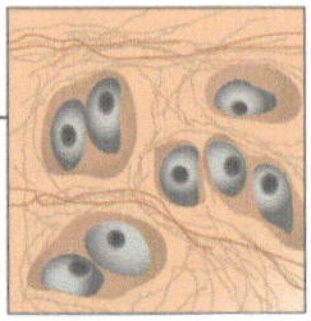

노란색·석회화하지 않고 강한 탄력성이 있는 다량의 탄성 섬유와 소량의 교원 섬유 이개, 후두개 등

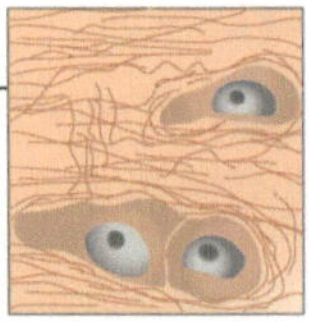

교원섬유가 많고 세포가 적다. 강하고 딱딱한 추간원반의 섬유륜 치골결합 등

Y-4 늑연골 **갈비연골**

핑크색으로 표시한 부분

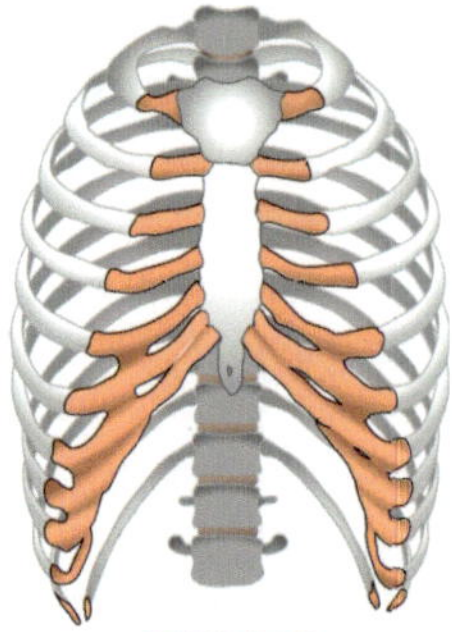

흉곽

Y-5 추간원판 **척추사이원반**

Y-6 섬유륜 **섬유테**

Y-7 수핵 **속질핵**

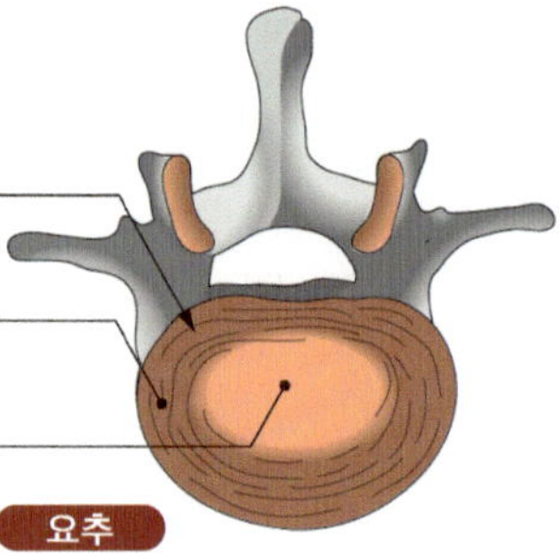

요추

Y-8 **Y자연골**

Y-9 외측반월 **가쪽반달**

Y-10 내측반월 **안쪽반달**

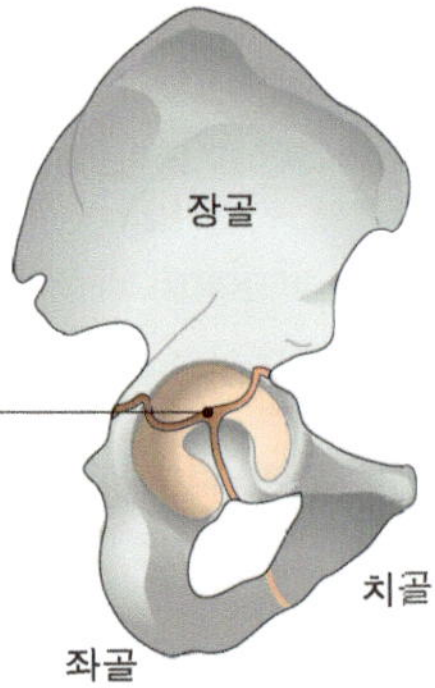

성인전의 관골

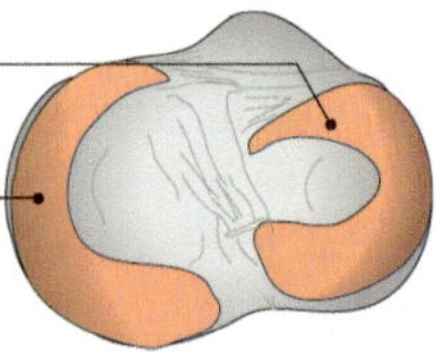

경골의 상면

Y-11 이개연골 **귓바퀴연골**

Y-12 외이도연골 **바깥귀길연골**

Y-13 이관연골 **귀관연골**

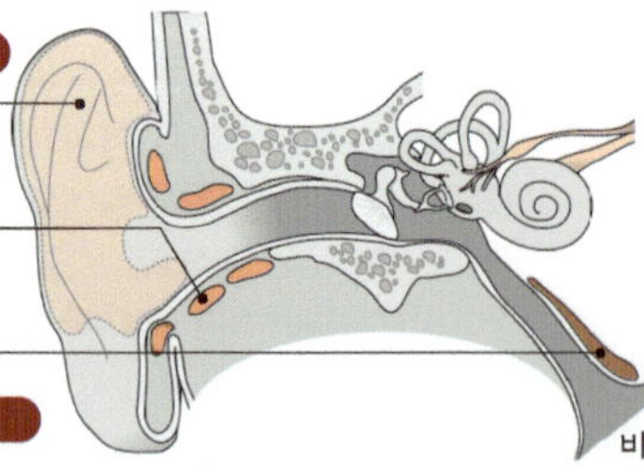

외이 ~ 내이의 관상단면

코의 융기는 뿌리부분은 비골이지만 나머지는 비연골이다. 외측에 나와 있는 「비익」에는 연골뿐만아니라 결합조직 섬유의 부분이 있어 콧구멍을 넓히는 것을 가능하게 한다. 「후두개」는 음식이 통과할 때 음식이 후두, 기관으로 들어가지 않도록 하는 덮개 역할을 한다. 성대는 「피열연골 」과 맞은 편의 「갑상연골 」 사이에 당겨져있다.

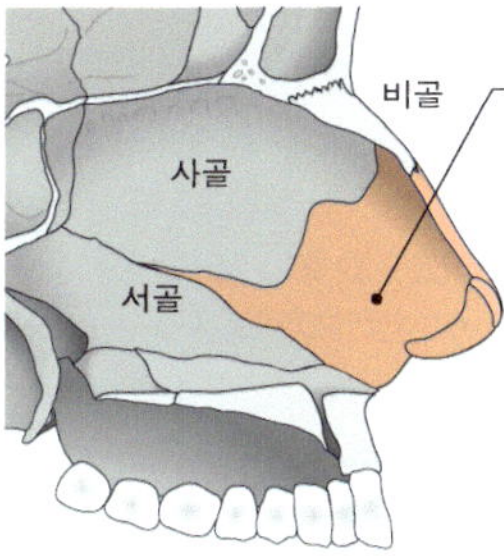

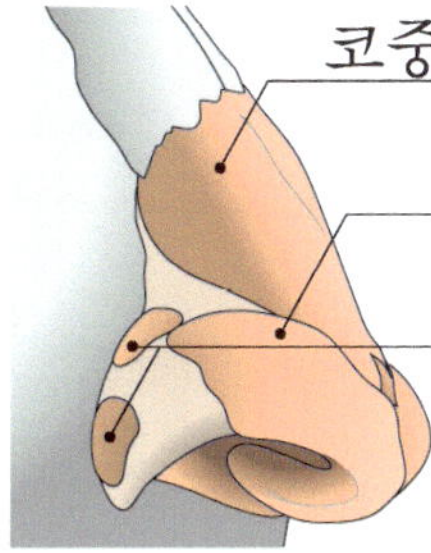

비중격연골
코중격연골 Y-14

외측비연골
코중격연골의 가쪽돌기 Y-15

대비익연골
큰콧방울연골 Y-16

소비익연골
작은콧방울연골 Y-17

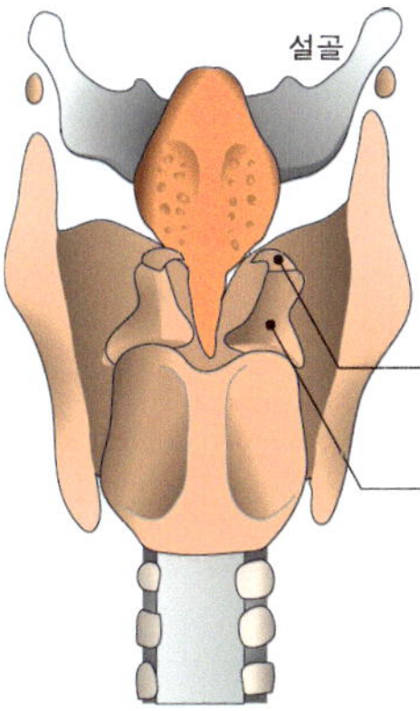

배면

인두의 연골

핑크색으로 표시된 연골부분의 총칭

후두연골 Y-18

소각연골
잔뿔연골 Y-19

피열연골
모뿔연골 Y-20

섀립연골
밀알연골 Y-21

후두개연골
후두덮개연골 Y-22

갑상연골
방패연골 Y-23

윤상연골
윤상연골/반지연골 Y-24

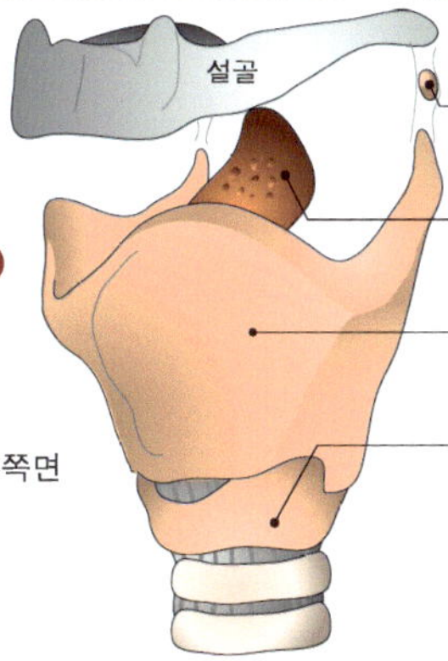

앞오른쪽면

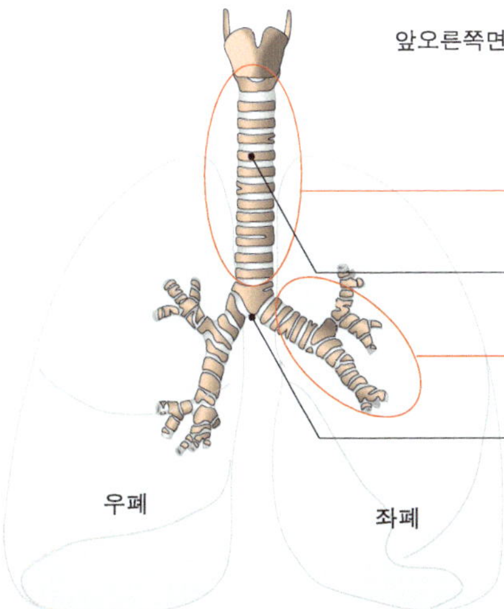

기관 Y-25

기관연골 Y-26

기관지 Y-27

기관융골 Y-28

Y Cartilage

Y-1 hyaline cartilage◆

Y-2 elastic cartilage◆

Y-3 fibrous cartilage◆

Y-4 costal cartilage◆

Y-5 intervertebral disk◆

Y-6 *anulus fibrosus*

Y-7 *nucleus pulposus*◆

※hypsiloid의 어원은 p.41의 칼럼을 참조

Y-8 *Y cartilage(Y-shaped ～, hypsiloid ～)*

Y-9 lateral meniscus◆

Y-10 medial meniscus◆

Y-11 *auricular cartilage*

Y-12 *cartilage of acoustic meatus*

Y-13 *cartilage of auditory tube*

◆**cartilage 軟骨** 라틴어 cartilago 「연골」에서 연유. 거슬러 올라가면 그리스어 κάρταλος 「가지로 짠 바닥이 튀어나온 바구니」에서 유래. 또한 영어 hurdle 「가지로 짠 일시적인 울타리, 장애물」과 관계가 있다.

◆**hyaline cartilage 硝子軟骨** 그리스어 ὕαλος 「유리, 결정」에서 유래. 안구의 유리체액으로부터 발견되어 유리와 같이 투명한 겔상의 수용액인 다당류의 hyaluronic acid 「히알루론산」 또한 「유리」에서 유래.

◆**elastic cartilage 弾力軟骨** yellow cartilage라고도 한다. elastic은 그리스어 ἐλαστός 「늘이기 쉬운, 전성이 있는」에서 유래하며, 명사형인 ἐλάσμα 「금속판」으로부터 판모양의 아가미를 지닌 상어나 가오리 등의 연골어류를 가리키는 elasmobranch 「판새류(板鰓類)」라는 말이 생겨났다. branch는 「아가미, 기관지」의 뜻.

◆**fibrous cartilage 線維軟骨** fiber 「섬유」의 형용사. 라틴어 fibra 「실」에서 유래.

◆**costal cartilage 肋軟骨** costal은 라틴어 conta 「늑골」에서 유래. costa에 관해서는⇒p.59의 칼럼을 참조

◆**intervertebral disk 椎間円板** 접두사 inter- 「～의 사이」에 vertebra 「추골(椎骨)」이 붙은것. disk는 그리스어 δίσκος 「원반, 접시」로 부터. disk jockey(DJ)의 disk(=disc)는 「레코드」를 가리킨다. discus 「(경기용의) 원반」도 유의어.

◆**nucleus pulposus 髄核** 라틴어 pulpa 「과육, 고기, 초목의 골수」에서 유래. 치과에서는 pulp 「치수(歯髄)」를 가리킨다. 「부드러운, 질척한 것」이란 의미로부터 목재를 분쇄하여 만든 질척한 종이의 원료인 「펄프」를 나타내게 되었다.

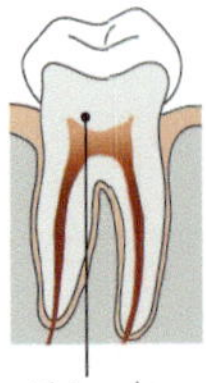

◆**meniscus 半月** 그리스어 μηνίσκος 「초승달」에서 유래. 시험관에 액체를 넣었을 때의 반달모양의 액면도 영어로 meniscus 「메니스커스」라 한다. 안경이나 카메라의 반볼록 반오목형의 렌즈도 meniscus. 또한 μηνίσκος는 그리스어 μήν 「달」에서 유래. menses 「월경」도 라틴어를 개입시킨 파생어. 영어의 moon 「달」, month 「1개월」도 거슬러 올라가면 같은 어원 이다.

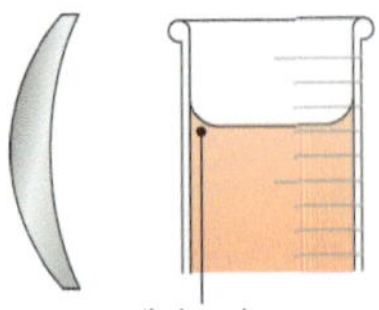

비중격연골을 나타내는 영어는 septal nasal cartilage 외에 septal cartilage, cartilage of nasal septum, quadrangular cartilage(즉 「사각형의 연골」이란 뜻)으로 부르기도 한다. 외측비연골 또한 lateral process of septal nasal cartilage라고도 한다.

- **cartilages of larynx 喉頭軟骨** 그리스어 λάρυγξ 「후두(喉頭)」에서 유래.
- **arytenoid cartilage 披裂軟骨** 그리스어 ἀρύταινα 「국자, 주걱」에서 유래.
- **triticeal cartilage 麦粒軟骨** 라틴어 triticum 「밀」에서 유래. 식물학에서는 밀속을 *Triticum*라 한다.
- **epiglottic cartilage 喉頭蓋軟骨** 그리스어 γλῶσσα 「혀」로부터, 그리스어 γλωττίς 「성문(声門)」이 파생하여 여기에 접두사 epi- 「~의 위」가 붙은 것.
- **cricoid cartilage 輪状軟骨** 그리스어 κρίκος 「반지, 고리」에서 유래. 라틴어 circus의 유의어⇒p.72 「관절환상면」
- **trachea 氣管** 그리스어 τραχύς 「엉성한, 거칠한, 울퉁불퉁한」에서 유래한다. 관련지어 결막이 「두꺼워지고 거칠어지는」 만성 감염증을 trachoma 「트라코마」라 한다.
- **bronchus 氣管支** 그리스어 βρόγχος 「목, 기관(氣管)」에서 유래.
- **carina 氣管龍骨** 라틴어 carina 「용골, 배」에서 유래. 용골은 뱃머리에서 선미를 지나는 배의 「등뼈」.

갑상연골과 로마군의 방패와 티록신
THYRO- 「문」

갑상연골을 의미하는 **thyroid cartilage**의 thyroid는 그리스어 θύρα 「문짝」에 eidos 「~와 같은」이 붙은 것. 고대 로마병사가 휴대한 문짝과 같은 대형 방패를 그리스어로 θυρεός, 즉 θύρα 「문짝」과 eidos 「~와 같은」이라 불렀다. 그리스어 θύρα는 거슬러 올라가면 영어의 door와도 같은 기원을 가진다. 한자 「갑(甲)」은 거북의 껍질, 투구와 갑옷이란 뜻.

이 갑상연골 가까이에 있는 선은 영국의 해부학자 토마스워튼(Thomas Wharton)에 의해 thyroid 「갑상선」(혹은 thyroid gland)으로 명명되었다. 또한 갑상선에서 분비되는 세포의 성장 및 신진대사를 촉진시키는 호르몬을 thyroxine 「갑상선 호르몬, 티록신」이라고 한다.

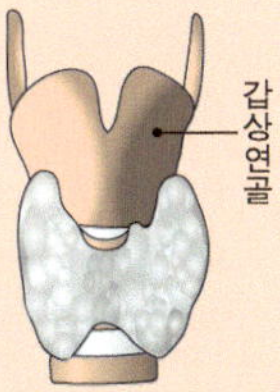

갑상선 thyroid

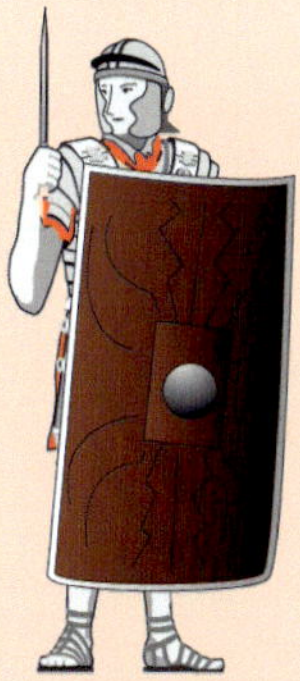
고대 로마군의 thyra
라틴어로는 scutum

septal nasal cartilage Y-14
lateral cartilage of nose Y-15
major alar cartilage Y-16
minor alar cartilage Y-17
cartilages of larynx◆ Y-18
corniculate cartilage Y-19
arytenoid cartilage◆ Y-20
triticeal cartilage◆ Y-21
epiglottic cartilage◆ Y-22
thyroid cartilage◆ Y-23
cricoid cartilage◆ Y-24
trachea◆ Y-25
tracheal cartilage Y-26
bronchus, (복) -chi◆ Y-27
carina◆ Y-28

기억해 두면 편리한 접두사

그리스어는 빨간색, 라틴어는 검은색으로 표기 한다.

해부학 용어뿐만 아니라 학술용어는 그리스어 및 라틴어의 접두사를 이용하여 새로운 복합어가 차례차례로 만들어지고 있다. 이러한 그리스어나 라틴어는 전치사로도 사용된다.

이하에 제시한 접두사는 특히 방향과 관련된 접두사이다.

아래에 제시한 접두사의 기원는 어디까지나 대표적인 것으로 이 외에 다른 의미로 사용되는 경우도 있다.

용례를 ( ) 안에 제시하였다.

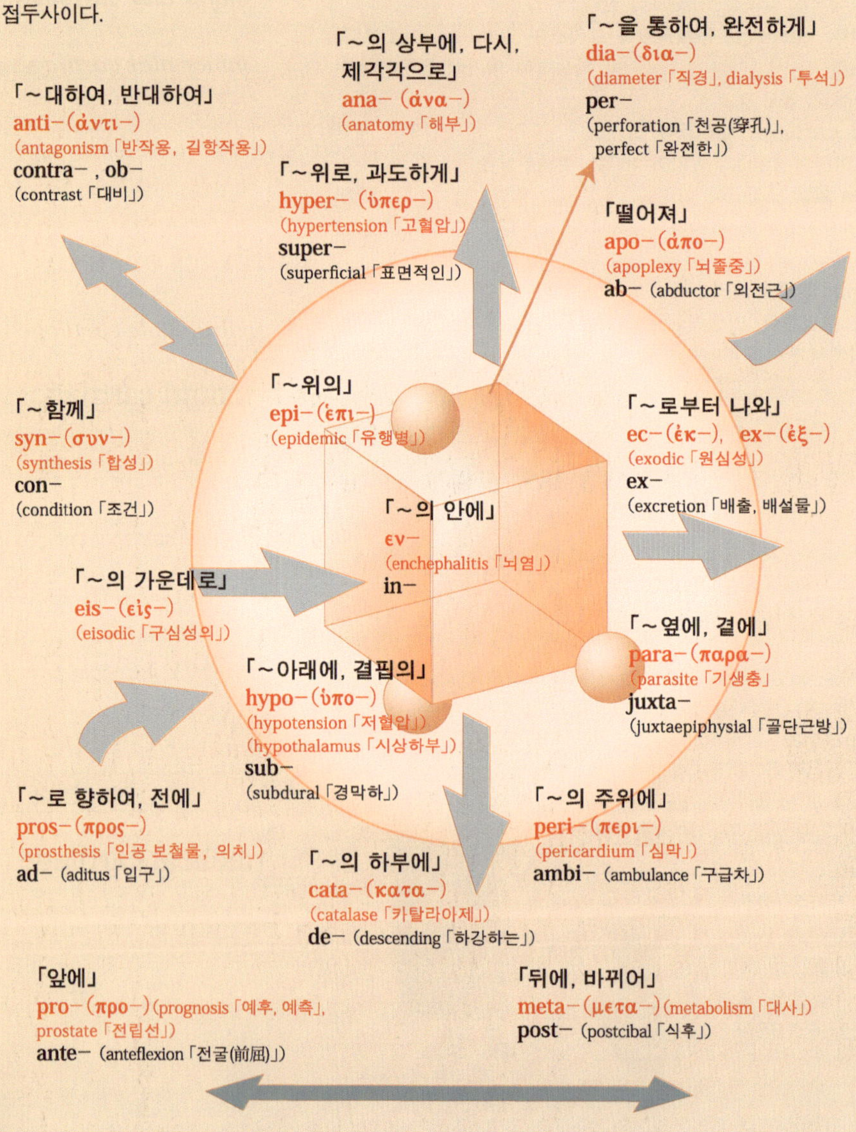

※syn-, con-, en-, in-은 b나 p , m으로 시작하는 단어의 앞에서는 n이 m으로 바뀐다. con- + pact⇒compact.
(어원적으로 com-는 인도유럽조상어의 *kom에서 유래하는 것으로 추정된다.)
con-은 이어지는 단어가 모음의 경우 co-로 바뀐다. con- + enzyme⇒coenzyme

Chapter 6

부록
Appendix

뼈와 관련한 단어집 (병명 · 비교해부학 등)

《여러 언어의 뼈》 **스와힐리어 mfupa**

스와힐리어의 「뼈」 mfupa는 복수형이 mifupa가 된다. 이와 같이 스와힐리어는 복수·단수의 구별이 어두에서 이루어지는 언어로 구미인의 상식을 뒤집는 변화를 보인다. 또한 스와힐리어의 특징은 명사가 어두의 형태로 크게 분류되는 점이다. m-, mi-로 변화하는 그룹은 「몸의 일부」를 나타내는 어휘가 많다(예: mdomo 「입」, mkono 「손」). 예를 들면 「물건」을 나타내는 ki-, vi- 그룹(kivanda 「오두막」), 「인간이나 동물」을 나타내는 m-, wa- 그룹(mtoto 「아이」, mjapani 「일본인」, 복수형인 일본인들은 wajapani) 등 어두가 변화한다.

Z 뼈와 관련한 단어집 (병명 · 비교해부학 등)

z-1 골세포 **뼈세포**

z-2 골모세포 뼈모세포

z-3 파골세포 뼈파괴세포

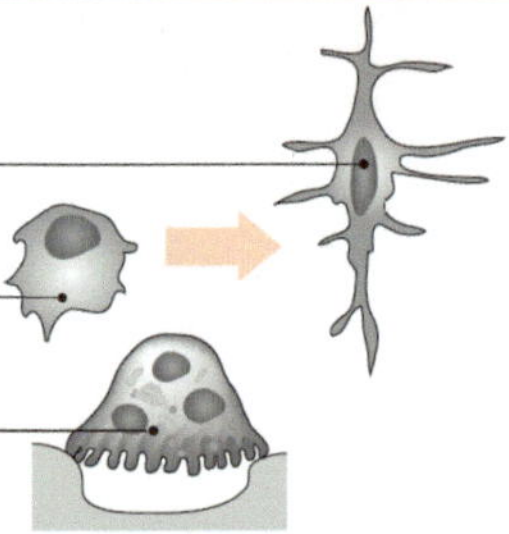

z-4 골원 **뼈단위**

z-5 중심관

z-6 관통관

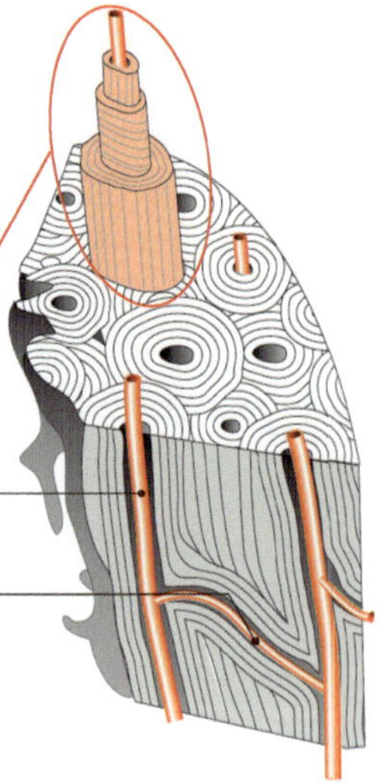

z-7 골화 **뼈발생**

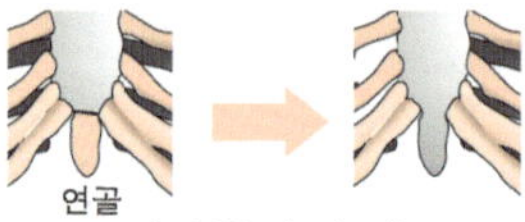

검상돌기의 예

z-8 **인산칼슘** $Ca(PO_4)_2$

z-9 수산화인회석 $Ca_{10}(PO_4)_6(OH)_2$

z-10 **아교질** 예: —[**Gly** —Pro —Hyp —]$_n$

z-11 히알루론산

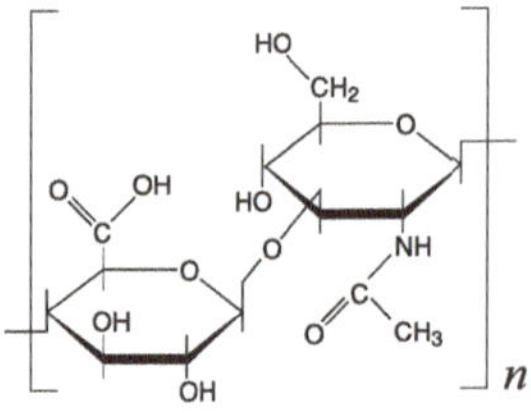

z-12 **골절**

z-13 탈구 **어긋남**

z-14 골다공증 **뼈엉성증**

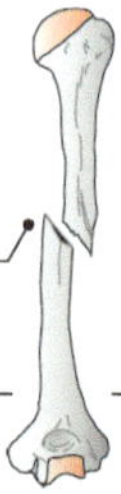

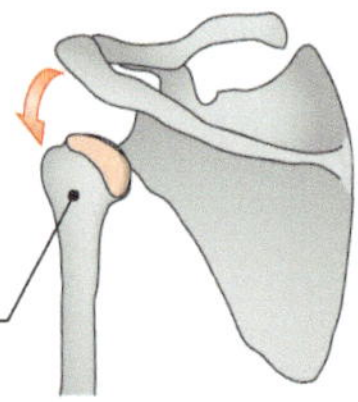

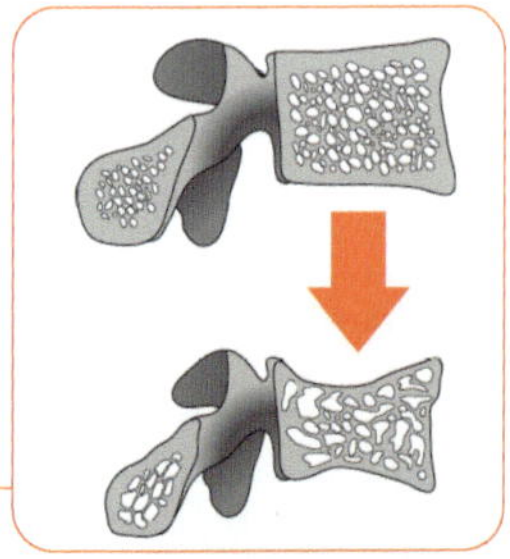

z-15 **구루병**

z-16 추간판탈출증 **원반탈출증**

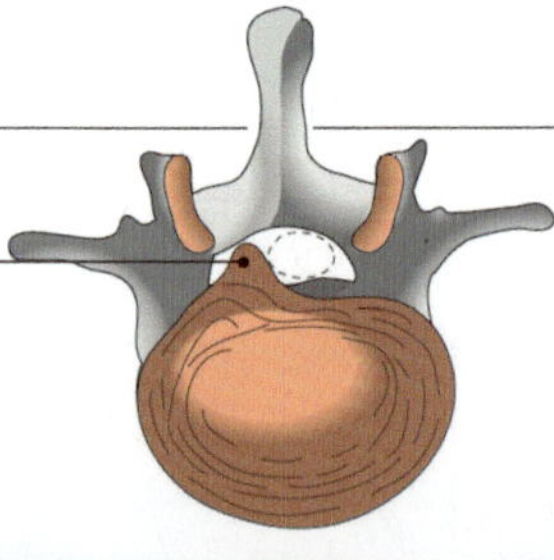

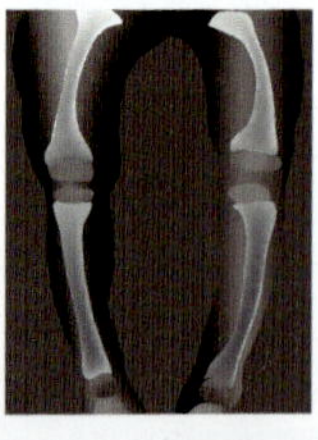

새의 뼈는 날기 위해 대단히 특수화되어 있다. 흉골에서 튀어 나온 거대한 돌기인 「용골돌기」는 비상근(飛翔筋)의 부착부위를 만들기 위한 것이다. 고릴라의 시상릉도 턱의 근육을 부착시키기 위한 것. 프랑크푸르트 평면은 의학 및 인류학 분야에서 두개골 측정시의 기준이 되는 평면으로 좌우의 이주점과 왼쪽의 안와점에 의해 결정되어진다(3점이 아니면 평면이 되지 않는다).

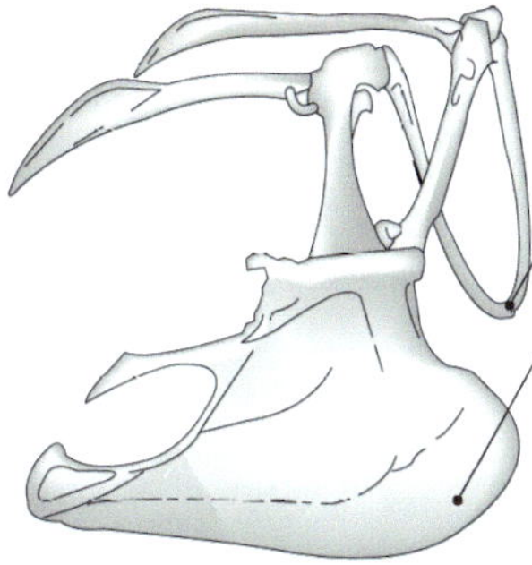

새의 견갑골·쇄골

차골 z-17

용골돌기 z-18

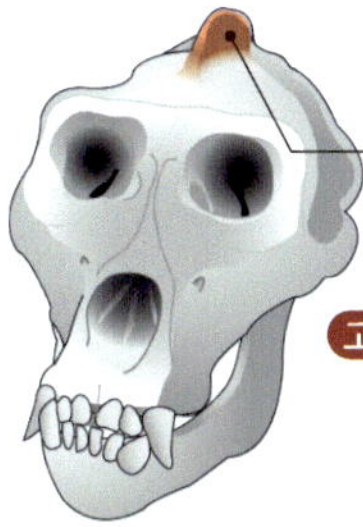

시상릉(시상돌기) z-19

고릴라(수컷)의 두골

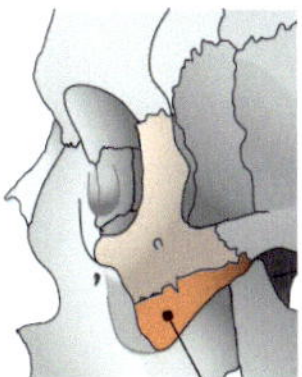

일본골 z-20

두정간골

마루사이뼈 z-21

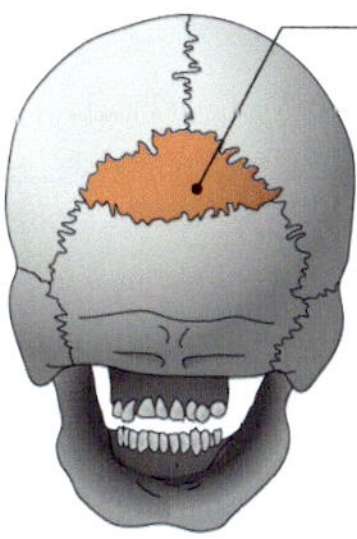

후두

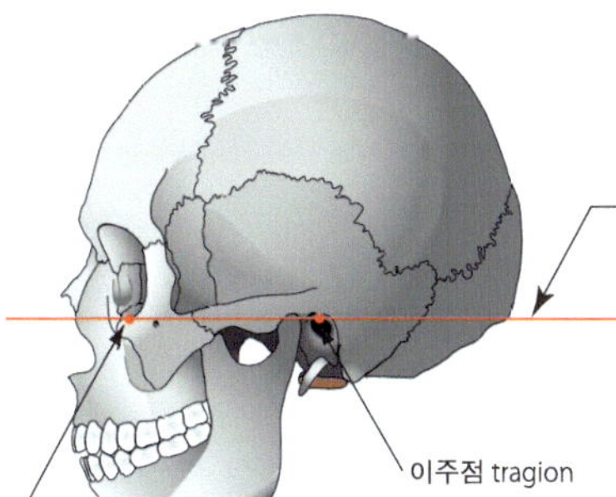

프랑크푸르트평면 z-22

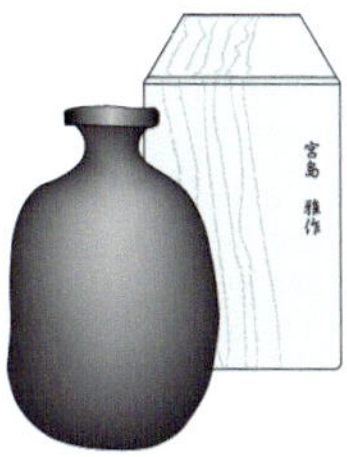

골동품 z-23

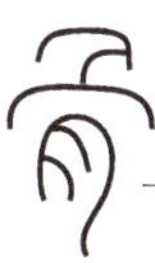

갑골문자 z-24

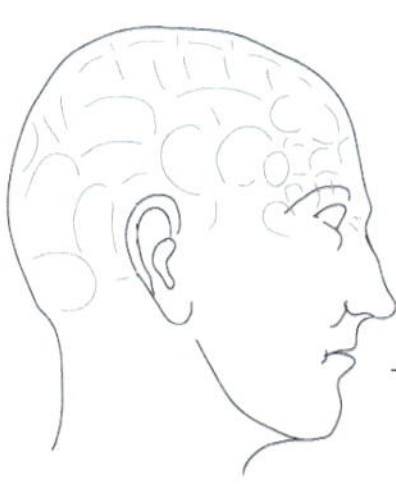

골상학 z-25

z-1 osteocyte◆

z-2 *osteoblast*◆

z-3 *osteoclast*◆

z-4 osteon◆

z-5 *Haversian canal (central canal)*

z-6 *Volkmann canal*◆ *(perforating canal)*

z-7 ossification◆

z-8 calcium phosphate◆

z-9 *hydroxy apatite*◆

z-10 collagen◆

z-11 *hyaluronic acid*
⇒p.107「초자연골」

z-12 fracture◆

z-13 dislocation

z-14 osteoporosis

z-15 rickets◆

z-16 disk herniation

Fractur 귀갑문자

Fractur

◆**osteocyte 骨細胞** 그리스어 ὀστέον「뼈」에 「세포」를 의미하는 어미 −cyte가 붙은 것(−cyte의 예: leukocyte「백혈구」, lymphocyte「림프구」등). −cyte는 그리스어 κύτος「구멍, 그릇」에서 유래. 덧붙여서 DNA의 염기(ATCG)의 하나인 cytosine「시토신」도 1894년에 Kossel이 송아지의 흉선 「세포」로부터 분리된 것.

◆**osteoblast 骨母細胞** blast는 그리스어 βλαστός「싹(芽), 배아」에서 유래.

◆**osteoclast 破骨細胞** clast는 그리스어 κλάω「찢다, 파괴하다」에서 유래.

◆**osteon 骨元** 그리스어 ὀστέον「뼈」에서 유래. 하버스관을 중심으로 동심원상의 층구조로 된 뼈의 대사의 소단위⇒p.47「제2장의 표지」참조할 것.

◆**perforating canal 貫通管** 라틴어 동사 perforo「관철하다, 꿰뚫다」로부터 파생. 관련지어 두개골에 구멍을 뚫는 기구도 perforator「천두기(穿頭器)」라 한다.

◆**ossification 骨化** 라틴어 os「뼈」+ facio「만들다」. 영어의 어미 -fy「~화(化)하다」도 facio에서 유래.

◆**calcium phosphate 燐酸 calcium** 칼슘의 어원은 p.99「종골」의 칼럼을 참조. phosphorus「인(원소기호 P)」는 그리스어 φῶς「빛」+φέρω「옮기다」, 즉 「빛을 가져오는 것」이란 뜻. 1669년 화학자 브란드가 어두운 곳에서 빛나는 백린(白燐)을 발견하여 명명하였다. 그렇지만 그리스어에서는 원래 「샛별(즉 새벽녘의 금성)」을 가리키는데 φωσφόρος을 사용하였다.

◆**hydroxy apatite 水酸化燐灰石 apatite**는 그리스어 ἀπάτη「속임, 사기」에서 유래. 형석(螢石)이나 감람석(橄欖石) 등 다른 많은 광물과 혼동되기 쉽기 때문.

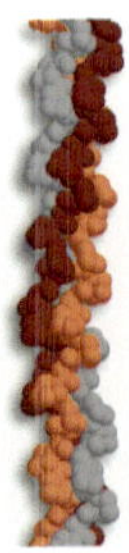

아교질

◆**collagen 콜라젠** 그리스어 κόλλα「아교, 갖풀」+ γεννάω「낳다, 생산하다」. 콜라젠은 포유류의 경우 전체 단백질의 30% 가까이를 차지하며, 소량의 당이 결합되어 있어 엘라스틴과 함께 동물의 결합조직을 구성하는 섬유상 단백질. collage「콜라주」도 동근어(프랑스어를 경유했기 때문에 발음이 다르다). colloid도「아교」나 전분을 물에 녹인 용액의 뜻.

◆**fracture 骨折**은 라틴어 frango「찢다, 부수다」에서 유래한다. 인쇄분야에서는 독일어의 오래된 모난 활자체 Fraktur「귀갑문자(龜甲文字), 굴절체」를 가리킨다. 영어의 fraction「분수」도 동근어.

골동품을 의미하는 antique는 영어의 ancient 「고대의」와 같은 어원. ~que로 끝나는 단어는 프랑스어를 경유한 라틴어 유래인 경우가 많다. 골동품을 나타내는 다른 말인 curio는 curious 「진귀한, 이상한, 묘한」, curiosity 「호기심」의 유의어이다.

◆**rickets 佝僂病** 비타민 D나 칼슘의 부족으로 인해 뼈의 발육 이상이 일어나는 병. 그리스어 ράχις 「등(背)」에서 유래한다는 설과, 중세 영어의 wrikken 「비틀리다」에서 유래한다는 설이 있다.

◆**furcula 叉骨** 새의 흉골 앞에 있는 V자형의 뼈. 라틴어 furca 「포크」의 축소사. 영어의 fork 「갈퀴, 식탁의 포크, 변화구의 포크」와도 동근어. wishbone 「창사골(暢思骨)」이라고도 한다. wishbone이란 식사를 할 때 접시에 남은 이 뼈의 양끝을 2명이 내기를 하여 긴 쪽을 잡은 쪽의 소원이 실현된다는 데에서 연유.

◆**carina 또는 keel 龍骨突起** 새의 흉골돌기로 비상근(飛翔筋)이 부착한다.⇒p. 109 「기관용골」⇒「장단」 p. 55도 참조.

◆**sagittal crest 矢狀隆起 또는 矢狀稜** 초식동물인 고릴라의 수컷은 측두근이 대단히 발달하여 이 두골 꼭대기에서 솟아 나온 시상돌기에 부착한다.

◆**os japonicum 日本骨** 1873년, 동경의학교의 외국인 교사 힐겐돌프(F. M. Hilgendorf)가 일본인의 관골이 이분되어 있는 케이스가 많은 것을 발견하여 os japonicum 「일본골(日本骨)」로 명명하였다.

◆**phrenology 骨相学** 그리스어 φρήν 「정신」으로부터. 오스트리아 빈의 의사 Gall은 뇌가 「색, 소리, 언어, 우정, 예술, 철학, 도난, 살인, 겸허, 거만」 등을 담당하는 27개의 「기관」의 집합이며, 그 차이가 두개의 크기·형상으로 나타난다고 주장하였다. 19세기 전반 구미사회에서 유행하였다.

furcula◆z-17

carina 또는 keel◆z-18

sagittal crest◆z-19

interparietal bone라고도 한다.

os japonicum◆z-20

os incae, incarial bone z-21

Frankfort plane z-22

orbitomeatal plane 또는 eye-ear plane, Frankort horizontal plane라고도 한다. 독일어 철자 그대로 표기하기도 한다. Frankfurt plane

antique, curio z-23

oracle bone characters z-24

phrenology◆z-25

oracle·miracle·clavicle
지소사 -CLE

「갑골 문자」는 은나라의 시대(B.C. 1600~B.C. 1100경)에 사용된 가장 오래된 한자. 영어의 oracle bone characters의 oracle은 거북의 껍질 등에 쓰여진 oracle 「신탁」에서 유래. 이 oracle은, 라틴어 oro 「말하다」에 접미사 -culum가 붙은 「들은 이야기, 신탁」에서 유래. 관련지어 데이타베이스 소프트로 유명한 회사인 오라클은 중국의 브랜드명칭을 「갑골문(甲骨文)」이라 지었다.

oracle의 접미사 -culum은 「도구, 수단」을 나타내지만 해부학 용어을 비롯한 작은 것을 가리키는 「지소사(指小詞)」로 이용되는 것이 많다. 영어에서는 -cule, -cle이 된다.

- tubercle 「결절」(작은 돌기)
- auditory ossicle 「이소골(耳小骨)」(작은 뼈)
- clavicle 「쇄골」(작은 열쇠).

일상 영어 속에도 miracle 「기적」, uncle 「(외)삼촌」, spectacle 「볼만한 것, 장관」 등 다수 존재하지만 여기에 작다라는 의미는 없다.

참고문헌

●해부학관계

Gerhard Wolf - Heidegger：ヴォルフ - ハイデッガー 人体解剖カラーアトラス〈1〉〈2〉、メディカルサイエンスインターナショナル (2002)

R. M. H. McMinn & R.T.Hutchigs：縮刷版 人体解剖カラーアトラス、南江堂（1995）

越智 淳三訳：分冊 解剖学アトラス1　運動器、文光堂（1995）

Harold Ellis：断層解剖カラーアトラス、 南江堂（2003）

森田 茂訳：グラント解剖学図譜、医学書院（1984）

寺田 春水、藤田 恒夫：解剖実習の手びき、南山堂（2004）

伊藤 隆：解剖学講義、南山堂（2001）

金子 丑之助：日本人体解剖学（上巻・下巻)、南山堂（1999）

J. W.ローエン、横地 千仭、E. リュッチェン-ドゥレコール：解剖学カラーアトラス第 4 版、医学書院（2000）

山田 英智監訳：図解 解剖学事典 第 2 版、医学書院（1998）

相磯 貞和訳：ネッター解剖学図譜・学生版、丸善（2003）

山内 昭雄監訳：一目でわかる解剖学、メディカル・サイエンス・インターナショナル（1989）

H. Gray : Anatomy Descriptive and Surgical, Courage Books（1901）

T. D. White : Human Osteology, Academic Press（2000）

D. Gentry Steele : The Anatomy and Biology of the Human Skeleton, Texas a & M University Press（1988）

●어원관계

小川 鼎三 : 医学用語の起り、東京書籍（1990）

岩月 賢一 : 医語語源便覧, 医学図書出版（2000）

宮野 成二 : 造語方式による医学英和辞典、廣川書店（1986）

宮野 成二 : 系統的にみた医学・生物学領域の英語術語辞典、廣川書店（1972）

大槻 真一郎 : 科学用語語源辞典 ラテン語篇 6版—独-日-英、同学社（1989）

大槻 真一郎 : 科学用語語源辞典　ギリシア語篇 新版—独-日-英、同学社（1987）

立川 清 : 類語対照　医語の語源、国書刊行会（1991）

寺澤 芳雄 : 英語語源辞典、研究社（1997）

梅田 修 : 英語の語源事典、大修館書店（1990）

片岡 孝三郎 : ロマンス語語源辞典、朝日出版社（1982）

浜崎 長寿 : ゲルマン語の話、大学書林（1990）

都築 洋次郎 : 化学用語の由来、共立出版（2002）

原 恵 : 星座の神話 星座史と星名の意味、恒星社厚生閣（1996）

中村 浩 : 園芸植物名の由来、東京書籍（2002）

J. A. Simpson, Edmund S. Weiner : The Oxford English Dictionary, Oxford University Press; 2nd edition（1989）

William Arndt, Frederick W. Danker : A Greek-English Lexicon of the New Testament and Other Early Christian Literature: University of Chicago Press（1979）

Francis Brown, S. Driver, C. Briggs: Brown-Driver-Briggs Hebrew and English Lexicon, Hendrickson Publishers（1996）

R.O. Faulkner : A Concise Dictionary of Middle Egyptian, Griffith Institute, Ashmolean Museum, Oxford（1999）

영문색인

▸A◂

accessory process L-32
acetabular border S-15
acetabular fossa S-16
acetabular notch S-17
acetabulum S-13
acromial angle O-16
acromial articular surface O-23
acromial end O-19
acromion O-5
adductor tubercle U-25
ala of ilium S-18
ala of sacrum M-16
ala of vomer H-10
alveolar arch I-23
alveolar juga I-22
alveolar part J-20
alveolar process I-9
anatomical conjugate T-23
anatomical neck P-17
angle of mandible J-8
angle of rib N-22
anterior arch of atlas M-3
anterior articular surface M-14
anterior border(=margin) Q-5, V-4, V-21
anterior clinoid process D-17
anterior cruciate ligament X-24
anterior fontanelle K-6
anterior gluteal line S-25
anterior inferior iliac spine S-30
anterior nasal spine I-15
anterior sacral foramina M-20
anterior superior iliac spine S-28
anterior surface Q-4
anterior tubercle L-24, M-8
anterolateral fontanel K-8
anterolateral surface P-26
anteromedial surface P-25
apex of dens M-13
apex of head of fibula V-16
apex of patella U-29
apex of sacrum M-21
arcuate eminence E-25
arcuate line S-35
articular cartilage A-26
articular cavity X-8
articular circumference Q-10
articular disk X-11
articular facet for fibula V-7
articular facet of costal tubercle N-21
articular facet of head of fibula V-17
articular facet of head of rib N-19
articular surface of lateral malleolus V-25
articular surface of medial malleolus V-10
articular tubercle E-5
arytenoid cartilage Y-20
asterion K-24
atlas L-19, p.54
auditory ossicles F-23, p.24
auditory tube F-22
auricular cartilage Y-11
auricular surface M-27 (of sacrum), S-33 (of ilium)
axis L-20, p.54
axis of pelvis T-26

▸B◂

ball and socket joint X-14
base R-21, W-24
base of mandible J-19
base of patella U-28
base of sacrum M-17
base of stapes F-29
basion K-20
body R-22, W-23
body of clavicle O-20
body of femur U-7
body of fibula V-20
body of humerus P-8
body of hyoid J-28
body of ilium S-19
body of ischium T-1
body of mandible J-2
body of maxilla I-6
body of pubis T-8
body of radius Q-3
body of rib N-17
body of sphenoid bone D-3
body of sternum N-31
body of tibia V-5
body of ulna Q-15
bones of free lower limb
→ free lower limb (S-3)
bones of free upper limb
→ free upper limb (P-1)
bones of lower limb S-3
bregma K-15
bronchus Y-27
bulla ethmoidalis C-25

▸C◂

calcaneal sulcus W-14
calcaneal tubercle W-27
calcaneal tuberosity W-13
calcaneus W-12
calcium phosphate Z-8
canine fossa I-5
capitate R-9
capitulum of humerus P-14
caput of → head of 참조
carina (of bird) Z-18
carina (of trachea) Y-28
carotid canal F-1
carotid groove D-24
carotid tubercle L-27
carpal articular surface Q-13
carpal groove R-24
carpals A-10, R-3, p.76
cartilage p.108
cartilage of acoustic meatus Y-12
cartilage of auditory tube Y-13
cartilages of larynx Y-18
central bone R-15
central canal Z-5
cervical rib N-34

cervical vertebrae L-3
chiasmatic groove D-16
choana H-13
Chopart joints X-26
clavicle A-2, p.64
clavicular notch N-28
clivus D-21
coccygeal horn(cornu) M-32
coccyx M-31, p.54
cochlea F-19
cochlear canaliculus E-21
collagen Z-10
collum of →neck of 참조
compact substance A-22
condylar canal G-14
condylar joint X-15
condylar process J-3
condyle of humerus P-23
conoid tubercle O-27
coracoid process O-4
corniculate cartilage Y-19
coronal suture K-2
coronoid fossa P-12
coronoid process (of mandible) J-6
coronoid process (of ulna) Q-21
costal arch N-5
costal cartilage N-3, Y-4
costal groove N-18
costal notch N-32
costal process L-33
coxa S-12
coxal bone → hip bone(S-12)
cramiometric point p.44
cranium A-1, p.8
crest of greater tubercle P-4
crest of lesser tubercle P-7
crest of neck of rib N-16
cribriform foramina C-19
cribriform plate C-18
cricoid cartilage Y-24
crista galli C-26
cubital joint X-20
cuboid W-8

▸D◂

deltoid tuberosity P-9
dens M-10
dens axis M-10
dental alveolus I-21
dentral fovea of atlas M-7
diagonal conjugate T-24
diameters of pelvis p.87
diaphysis A-30
digastric fossa J-16
digital impression E-15
diploë A-32
disk herniation Z-16
dislocation Z-13
distal phalanx R-4, W-18
dorsum sellae D-20

▸E◂

elastic cartilage Y-2
elbow joint X-20
ellipsoid joint X-15
epiglottic cartilage Y-22
epiphysial line A-27
epiphysis A-28
ethmoid (ethmoid bone) B-9, p.12
ethmoid notch C-17
ethmoidal air cells C-23
ethmoidal foramina C-16
ethmoidal labyrinth C-22
ethmoidal sinus K-13
external acoustic aperture(foramen)
→ external acoustic opening(B-17)
external acoustic (auditory) meatus F-21
external acoustic opening B-17, E-4
external acoustic pore
→ external acoustic opening(B-17)
external auditory pore
→ external acoustic opening(B-17)
external conjugate T-25
external lip S-21
external occipital protuberance G-18
external opening of vestibular aqueduct E-19
eye-ear plane
→ Frankfort plane(Z-22)

▸F◂

facial canal F-7
false pelvis S-4
false ribs N-11
femur A-15, p.90
fibrous cartilage Y-3
fibrous layer X-10
fibula A-18, p.94
fibular notch V-12
floating ribs N-12
fontanelle (fontanel) K-5, p.44
footplate of stapes F-29
foramen cecum C-12
foramen lacerum D-22
foramen magnum G-12
foramen ovale D-6
foramen rotundum D-5
foramen spinosum D-7
fossa for lacrimal gland C-15
fossa for lacrimal sac H-8
fovea for ligament of head of femur U-1
fracture Z-12
Frankfort(Frankfurt) plane Z-22
free lower limb S-3
free upper limb P-1
frontal bone B-1, p.12
frontal border G-4
frontal crest C-11
frontal notch C-3
frontal process H-4, I-1
frontal sinus K-11
frontal tuber C-4
furcula Z-17

▸G◂

ginglymus X-13
glabella C-6
Glaserian fissure E-9
glenohumeral joint X-19
glenoid cavity O-6
gliding joint X-17
gluteal surface S-24
gluteal tuberosity U-17
gnathion K-19
gomphosis X-3
gonion K-18
greater horn(cornu) J-26
greater palatine foramen I-20
greater pelvis S-4
greater sciatic notch T-3
greater trochanter U-4

greater tubercle P-3
greater wing D-2
groove for auditory tube D-23
groove for greater petrosal nerve E-24
groove for middle meningeal artery G-10
groove for occipital artery F-5
groove for popliteus U-11
groove for sigmoid sinus G-9
groove for spinal nerve L-26
groove for subclavian artery N-23
groove for subclavian vein N-25
groove for superior petrosal sinus E-26
groove for superior sagittal sinus C-10
groove for tendon of fibularis longus W-25
groove for transverse sinus G-21
groove for ulnar nerve P-16
groove for vertebral artery M-5

▸H◂

hamate R-10
hamulus of hamate R-18
handle of malleus F-31
handle of →manubrium of 참조
Haversian canal Z-5
head R-23, W-22
head of femur U-2
head of fibula V-18
head of humerus P-2
head of mandible J-4
head of radius Q-1
head of rib N-13
head of ulna Q-16
highest nuchal line G-17
hinge joint X-13
hip bone S-12, p.82
hip joint X-21
hook of → hamulus of 참조
horizontal plate H-19
humerus A-4, p.68
hyaline cartilage Y-1
hyaluronic acid Z-11
hydroxy apatite Z-9
hyoid bone B-12, p.40
hypoglossal canal G-20
hypophysial fossa D-18
hypsiloid cartilage Y-8

▸I◂

iliac crest S-20
iliac fossa S-34
iliac tuberosity S-32
iliopubic eminence T-15
ilium S-9, p.82
impression for costoclavicular ligament O-25
incarial bone Z-21
incisive bone I-26
incisive fossa I-16
incisive suture I-27
incus F-25
inferior angle O-11
inferior articular facet M-9
inferior articular process L-16
inferior articular surface M-15
inferior costal facet L-30
inferior gluteal line S-26
inferior nasal concha B-5, C29,p.13
inferior nuchal line G-15
inferior orbital fissure B-26
inferior ramus of pubis T-9
inferior temporal line G-2
inferior vertebral notch L-17
infraglenoid tubercle O-18
infraorbital canal I-8
infraorbital foramen I-2
infraorbital groove I-7
infraspinous fossa O-15
infrasternal angle N-6
infratemporal fossa B-16
inion K-23
innominate bone → hip bone(S-12)
interalveolar septum I-24
interarticular crest on head of rib N-20
intercondylar eminence V-13
intercondylar fossa U-27
intercondylar line U-26
intercostal space N-4
intermediate cuneiform W-6
intermediate line S-22
intermediate sacral crest M-24
internal acoustic opening E-16
internal ear F-20
internal lip S-23
internal occipital protuberance G-22
interosseous border Q-9, V-22, V-6
interradicular septum I-25
interspinous distance T-28
intertrochanteric crest U-16
intertrochanteric distance T-29
intertrochanteric line U-5
intertubercular sulcus P-5
intervertebral disk Y-5
intervertebral foramen L-12
ischial spine T-4
ischial tuberosity T-6
ischium S-10, p86

▸J◂

joint p.104
joint capsule X-6
joint oil X-9
jugular foramen G-19
jugular fossa F-2
jugular notch N-27

▸K◂

keel Z-18
knee joint X-22

▸L◂

lacrimal (lacrymal) bone B-3, H-2, p.32
lacrimal groove I-14
lacrimal notch I-13
lambda K-22
lambdoid sinus K-4
lamina L-8
lateral border O-10
lateral cartilage of nose Y-15
lateral condyle (of femur) U-10
lateral condyle (of tibia) V-1
lateral cuneiform W-5
lateral epicondyle (of femur) U-9
lateral epicondyle (of humerus) P-22
lateral intercondylar tubercle V-14
lateral lip U-21
lateral malleolar fossa V-24
lateral malleolar surface W-33
lateral malleolus V-26
lateral mass of atlas M-2
lateral meniscus Y-9

lateral pterygoid plate D-26
lateral sacral crest M-26
lateral supracondylar line U-24
lateral supracondylar ridge P-21
lateral surface Q-6
lenticular process F-30
lesser horn(cornu) J-27
lesser palatine canal H-12
lesser pelvis S-6
lesser sciatic notch T-5
lesser trochanter U-6
lesser tubercle P-6
lesser wing D-1
ligament p.104
linea aspera U-20
lingula of mandible J-22
lingula sphenoidalis D-25
Lisfranc joints X-25
long crus (limb) F-27
longitudinal arch W-15
lumbar vertebrae L-5
lunate R-12
lunate surface S-14

▸M◂

major alar cartilage Y-16
malleolar groove (medial) V-11
malleolar groove (lateral) V-27
malleus F-24
mammillary process L-31
mandible B-8, p.40
mandibular foramen J-12
mandibular fossa E-7
mandibular notch J-7
manubrium of malleus F-31
manubrium of sternum N-29
marrow A-25
masseteric tuberosity J-21
mastoid air cells E-14
mastoid antrum F-8
mastoid fontanelle K-9
mastoid foramen E-13
mastoid notch F-4
mastoid process E-12
maxilla B-7, p.36
maxillary hiatus I-12
maxillary sinus K-14
medial border O-9
medial condyle U-12, V-2
medial crest V-23
medial cuneiform W-7
medial epicondyle (of femur) U-8
medial epicondyle (of humerus) P-19
medial intercondylar tubercle V-15
medial lip U-22
medial malleolar surface W-32
medial malleolus V-9
medial meniscus Y-10
medial pterygoid plate D-27
medial supracondylar line U-23
medial supracondylar ridge P-20
median palatine suture I-17
median sacral crest M-23
medulla A-25
medullary cavity A-24
mental foramen J-9
mental protuberance J-10
mental spine J-25
mental tubercle J-11
metacarpals A-11, R-2
metaphysis A-29
metatarsals A-20, W-2
middle nasal concha C-28
middle phalanx R-5, W-19
minor alar cartilage Y-17
musculotubal canal F-16
mylohyoid groove J-13
mylohyoid line J-23

▸N◂

nasal bone B-4, H-3, p.32
nasal border C-7
nasal cavity B-10
nasal crest I-11
nasal notch I-3
nasal spine C-8
nasion K-17
navicular W-9
navicular articular surface W-30
neck of femur U-3
neck of fibula V-19
neck of mandible J-5
neck of radius Q-2
neck of rib N-14
neck of scapula O-7
neurocranium B-20
nutrient foramen Q-23

▸O◂

oblique diameter T-19
oblique line J-18
obturator crest T-10
obturator foramen S-8
obturator groove T-11
occipital bone B-18, p.28
occipital border G-6
occipital condyle G-13
olecranon Q-17
olecranon fossa P-11
olfactory foramina C-19
opening of external acoustic meatus
→ external acoustic opening(B-17)
opening of frontal sinus C-14
opening of sphenoidal sinus D-8
opisthion K-21
optic canal B-24
orbit B-23
orbital plate C-24
orbital process H-17
orbital surface C-9
orbitomeatal plane(line)
→ Frankfort plane(Z-22)
orifice of external acoustic meatus
→ external acoustic opening(B-17)
os coxae → hip bone(S-12)
os incae Z-21
os japonicum Z-20
ossi cation Z-7
osteoblast Z-2
osteoclast Z-3
osteocyte Z-1
osteon Z-4
osteoporosis Z-14
oval window F-9

▸P◂

palatine bone B-11, H-11, p.33
palatine grooves I-19
palatine process I-10
palatine spines I-18
palatovaginal groove D-11
paranasal sinus K-10
parietal bone B-15, p.28
parietal foramen G-8

parietal notch E-3
parietal tuber G-7
patella A-16, p.90
patellar surface U-13
pecten of pubis T-12
pectineal line U-19
pectorial girdle → shoulder girdle (O-1)
pedicle L-9
peg and socket joint X-3
pelvic bone → hip bone(S-12)
pelvic cavity S-7
pelvic girdle S-2
pelvic inclination T-27
pelvic inlet T-17
pelvic outlet T-18
pelvis A-13, S-1, p82
perforating canal Z-6
periosteum A-21
perpendicular plate C-21(ethmoid), H-18 (palatine bone)
petrosquamous fissure E-17
petrotympanic fissure E-9
petrous part (pyramid) E-20
phalanges (of foot) W-1, p.98
phalanges (of hand) A-12, R-1, p.76
piriform aperture B-22
pisiform R-14
plane joint X-17
plantar aponeurosis W-17
pneumatic bone A-31
popliteal surface U-14
posterior arch of atlas M-1
posterior articular surface M-12
posterior border Q-7
posterior clinoid process D-19
posterior cruciate ligament X-23
posterior fontanelle K-7
posterior gluteal line S-27
posterior inferior iliac spine S-31
posterior sacral foramina M-28
posterior superior iliac spine S-29
posterior surface P-24, Q-8
posterior tubercle L-23, M-4
posterolateral fontanel K-9
promontory F-12, M-18
proximal phalanx R-6, W-20
pterion K-16
pterygoid canal D-29
pterygoid fossa D-30
pterygoid fovea J-17
pterygoid hamulus D-28
pterygoid process D-4
pterygoid tuberosity J-24
pubic arch T-30
pubic crest T-14
pubic tubercle T-13
pubis S-11, p.86
pyramid E-20
pyramidal eminence F-10
pyramidal process H-16

▸R◂

radial fossa P-13
radial groove P-10
radial notch Q-20
radial styloid process Q-14
radial tuberosity Q-11
radius A-9, p.72
ramus of ischium T-2
ramus of mandible J-1
rib A-5, N-2, p.58
rickets Z-15
round window F-11

▸S◂

sacral horn(cornu) M-29
sacral canal M-22
sacral hiatus M-30
sacral tuberosity M-25
sacrum A-14, L-6, p.54
saddle joint X-16
sagittal border G-5
sagittal crest Z-19
sagittal suture K-3
scaphoid R-11
scaphoid fossa D-31
scaphoid tubercle R-20
scapula A-3, p.64
sella turcica D-15
semicanal for tensor tympani muscle F-15
semicanal for the auditory tube F-14
semicircular canals F-17
septal nasal cartilage Y-14
septum of musculotubal canal F-13
sesamoid bone R-17, W-21
shaft of →body of 참조
sheath of styloid process E-10
short crus(limb) F-26
shoulder (pectoral) girdle O-1
shoulder joint
→ glenohumeral joint(X-19)
sinus p.44
sinus tarsi W-4
skelton p.4
soleal line V-8
sphenoid (bone) B-13, p.16
sphenoidal crest D-9
sphenoidal fontanelle K-8
sphenoidal process H-15
sphenoidal rostrum D-12
sphenoidal sinus K-12
sphenopalatine notch H-14
spheroidal joint X-14
spine of scapula O-14
spine of sphenoid bone D-14
spinous process L-18
spongy substance A-23
squamotympanic fissure E-8
squamous border G-3
squamous part C-1, E-1
squamous part of occipital bone G-11
stapes F-28
sternal angle N-30
sternal articular surface O-22
sternal end O-21
sternum A-6, p.58
styloid process E-11, Q-14, Q-24
stylomastoid foramen F-3
subarcuate fossa E-18
subclavian groove O-26
sublingual fossa J-15
submandibular fovea J-14
subpubic angle T-31
subscapular fossa O-8
sulcus tali W-29
superciliary arch C-5
superior angle O-2
superior articular facet M-6
superior articular process L-14
superior articular surface M-11
superior border O-3
superior costal facet L-29
superior nasal concha C-27
superior nuchal line G-16

superior orbital fissure B-25
superior ramus of pubis T-7
superior surface W-31
superior temporal line G-1
superior vertebral notch L-13
supinator crest Q-22
supra-orbital foramen C-2
supracondylar process P-27
supraglenoid tubercle O-17
suprascapular notch O-12
supraspinous fossa O-13
suprasternal bones N-35
supratrochlear foramen P-28
supreme nuchal line G-17
surgical neck P-18
sustentaculum tali W-28
suture K-1, X-2, p.44
symphysial surface T-16
symphysis X-5
synchondrosis X-4
syndesmosis X-1
synovia X-9
synovial fluid X-9
synovial membrane X-7
synovium X-7

▸T◂

talus W-10
tarsals A-19, W-3, p.98
tarsometatarsal jointst X-25
tegmen tympani E-23
temporal bone B-19, p.20, p.24
temporal process H-7
temporomandibular joint X-18
terminal line S-5
thoracic cavity N-8
thoracic inlet N-7
thoracic outlet N-9
thoracic vertebrae L-4
thorax N-1
thyroid cartilage Y-23
tibia A-17, p.94
tibial tuberosity V-3
trabecular substance A-23
trachea Y-25
tracheal cartilage Y-26
transverse arch W-16
transverse costal facet L-28
transverse diameter T-21
transverse foramen L-22
transverse process L-15
transverse ridge M-19
transverse tarsal jointst X-26
trapezium R-7
trapezoid R-8
trapezoid line O-24
trigeminal impression E-22
triquetrum R-13
triticeal cartilage Y-21
trochanter tertius U-18
trochanteric fossa U-15
trochlea of humerus P-15
trochlea of talus W-11
trochlear notch Q-19
trochoid joint X-12
true conjugate T-22
true pelvis S-6
true ribs N-10
tubercle for scalenus anterior muscle N-24
tubercle of rib N-15
tubercle of trapezium R-19
tuberosity for serratus anterior muscle N-26
tuberosity of distal phalanx R-16
tuberosity of fifth metatarsal bone W-26
tuberosity of ulna Q-18
turkish saddle D-15
tympanic cavity F-6
tympanic part E-2
tympanosquamosal fissure E-8

▸U◂

ulna A-8, p.72
ulnar notch Q-12
ulnar styloid process Q-24
uncinate process C-20, L-25

▸V◂

vaginal process D-13
vertebra A-7, p.50
vertebra prominens L-21
vertebral arch L-7
vertebral body L-11
vertebral canal L-2
vertebral column L-1
vertebral foramen L-10
vestibule F-18
viscerocranium B-21
Volkmann canal Z-6
vomer B-6, H-9, p.33
vomerovaginal groove D-10

▸W◂

wing of →ala of 참조

▸X◂

xiphoid process N-33

▸Y◂

Y cartilage(Y-shaped -) Y-8

▸Z◂

zygomatic arch B-14
zygomatic bone B-2, H-1, p.32
zygomatic process C-13, E-6, I-4
zygomaticofacial foramen H-5
zygomaticotemporal foramen H-6

한국어색인

▶ ㄱ ◀

가로구멍 L-22
가로돌기 L-15
가로돌기갈비오목 L-28
가로발바닥활 W-16
가로선 M-19
가로정맥굴고랑 G-21
가로지름 T-21
가슴 N-1
가슴안 N-8
가시돌기 L-18
가시사이거리 T-28
가시아래오목 O-15
가시위오목 O-13
가자미근선 V-8
가쪽관절융기 U-10
가쪽관절융기 V-1
가쪽관절융기위능선 P-21
가쪽관절융기위선 U-24
가쪽덩이 M-2
가쪽면 Q-6
가쪽모서리 O-10
가쪽반달 Y-9
가쪽복사 V-26
가쪽복사고랑 V-27
가쪽복사관절면 V-25
가쪽복사면 W-33
가쪽복사오목 V-24
가쪽선 U-21
가쪽쐐기뼈 W-5
가쪽엉치뼈능선 M-26
가쪽위관절융기 P-22, U-9
가쪽융기사이결절 V-14
갈고리돌기 C-20, Q--21
갈고리뼈 R-10
갈고리뼈갈고리 R-18
갈고리오목 P-12
갈비돌기 L-33
갈비빗장인대자국 O-25
갈비뼈 A-5, N-2, p.56
갈비뼈각 N-22
갈비뼈결절 N-15
갈비뼈결절관절면 N-21
갈비뼈머리 N-13
갈비뼈머리관절면 N-19
갈비뼈머리능선 N-20
갈비뼈목 N-14
갈비뼈목능선 N-16
갈비뼈몸통 N-17
갈비사이공간 N-4
갈비연골 N-3, Y-4
갈비패임 N-32
갈비활 N-5
갑골문자 Z-24
거짓갈비뼈 N-11
거친면 U-20
결절사이고랑 P-5
경첩관절 X-13
고리뼈 L-19, p.52
고리뿌리 L-9
고리판 L-8
고막긴장근반관 F-15
고막틀부분 E-2
고막틀비늘틈새 E-8
고실 F-6
고실곶 F-12
고실천장 E-23
골동품 Z-23
골반 A-13, S-1, p.80
골반기울기 T-27
골반안 S-7
골반축 T-26
골상학 Z-25
골수 A-25
골수공간 A-24
골절 Z-12
공기뼈 A-31
관상봉합 K-2
관자놀이점 K-16
관자돌기 H-7
관자뼈 B-19, p.18
관자아래우묵 B-16
관절 p.102
관절결절 E-5
관절돌기 J-3
관절안 X-8
관절연골 A-26
관절원반 X-11
관절융기관 G-14
관절융기위돌기 P-27
관절주머니 X-6
관통관 Z-6
광대관자구멍 H-6
광대돌기 C-13, E-6, I-4
광대뼈 B-2, H-1, p.30
광대얼굴구멍 H-5
광대활 B-14
교차고랑 D-16
구루병 Z-15
구불정맥굴고랑 G-9
궁둥뼈 S-10, p.84
궁둥뼈가시 T-4
궁둥뼈가지 T-2
궁둥뼈결절 T-6
궁둥뼈몸통 T-1
귀(인두)관 F-22
귀관고랑 D-23
귀관반관 F-14
귀관연골 Y-13
귓바퀴면 M-27, S-33
귓바퀴연골 Y-11
귓속뼈 F-23, p.23
근육귀뼈관 F-16
근육귀뼈관중격 F-13
근육돌기 J-6
기관 Y-25
기관연골 Y-26
기관용골 Y-28
기관지 Y-27
긴다리 F-27
긴종아리근힘줄고랑 W-25
깨물근거친면 J-21
꼬리뼈 M-31, p.53
꼬리뼈뿔 M-32
꼭지구멍 E-13
꼭지돌기 E-12, L-31
꼭지방 F-8
꼭지벌집 E-14
꼭지패임 F-4
끝마디뼈 R-4, W-18
끝마디뼈거친면 R-16

▶ ㄴ ◀
나비굴 K-12
나비굴구멍 D-8
나비돌기 H-15
나비뼈 B-13, p.14
나비뼈가시 D-14
나비뼈능선 D-9
나비뼈몸통 D-3
나비뼈부리 D-12
나비뼈혀돌기 D-25
나비입천장패임 H-14
날개갈고리 D-28
날개관 D-29
날개근거친면 J-24
날개근오목 J-17
날개돌기 D-4
날개오목 D-30
날개패임돌기 H-16
넙다리뼈 A-15
넙다리뼈머리 U-2
넙다리뼈머리오목 U-1
넙다리뼈목 U-3
넙다리뼈몸통 U-7
노뼈 A-9, p.70
노뼈거친면 Q-11
노뼈머리 Q-1
노뼈목 Q-2
노뼈몸통 Q-3
노신경고랑 P-10
노오목 P-13
노패임 Q-20
뇌막동맥구멍 D-7
뇌머리뼈 B-20
뇌하수체오목 D-18
눈물고랑 I-14
눈물뼈 B-3, H-2, p.30
눈물샘오목 C-15
눈물주머니오목 H-8
눈물패임 I-13
눈썹활 C- 5
눈확 B-23
눈확돌기 H-17
눈확면 C-9
눈확아래고랑 I-7
눈확아래관 I-8
눈확아래구멍 I-2
눈확위구멍(눈확위패임) C-2
눈확판 C-24
늑골구 N-18

▶ ㄷ ◀
다리이음뼈 S-2
다섯째발허리뼈거친면 W-26
달팽이 F-19
달팽이소관 E-21
달팽이창 F-11
덧돌기 L-32
덧손목뼈 R-15
도르래위구멍 P-28
도르래패임 Q-19
돌기사이거리 T-29
돌기사이능선 U-16
돌기사이선 U-5
돌기오목 U-15
두덩결합면 T-16
두덩근선 U-19
두덩밑각 T-31
두덩뼈 S-11, p.84
두덩뼈결절 T-13
두덩뼈능선 T-14
두덩뼈몸통 T-8
두덩뼈빗 T-12
두덩뼈아래가지 T-9
두덩뼈위가지 T-7
두덩활 T-30
두힘살근오목 J-16
둘레관절면 Q-10
뒤가쪽숫구멍 K-9
뒤결절 L-23, M-4
뒤고리 M-1
뒤관절면 M-12
뒤면 P-24, Q-8
뒤모서리 Q-7
뒤볼기근선 S-27
뒤숫구멍 K-7
뒤십자인대 X-23
뒤엉치뼈구멍 M-28
뒤침근능선 Q-22
뒤침대돌기 D-19
뒤콧구멍 H-13
뒤통수동맥고랑 F-5
뒤통수모서리 G-6
뒤통수뼈 B-18, p.27
뒤통수뼈관절융기 G-13
뒤통수뼈비늘 G-11
등뼈 L-4
등자뼈 F-28
등자뼈바닥 F-29
뜬갈비뼈 N-12

▶ ㄹ/ㅁ ◀
렌즈돌기 F-30
리스프랑관절(발목발허리관절) X-25
마루뼈 B-15, p.26
마루뼈구멍 G-8
마루뼈융기 G-7
마루사이뼈 Z-21
마루패임 E-3
마름인대선 O-24
막구멍 C-12
망치뼈 F-24
망치뼈자루 F-31
맨위목덜미선 G-17
머리뼈 A-1
명치각 N-6
모루뼈 F-25
모뿔연골 Y-20
모음근결절 U-25
목갈비뼈 N-34
목동맥결절 L-27
목동맥고랑 D-24
목동맥관 F-1
목말받침돌기 W-28
목말뼈 W-10
목말뼈고랑 W-29
목말뼈도르래 W-11
목뼈 L-3
목뿔뼈 B-12, p.39
목뿔뼈몸통 J-28
목아래패임 N-27
목정맥구멍 G-19
목정맥오목 F-2
몸통갈고리 L-25
무릎관절 X-22
무릎면 U-13
무릎뼈 A-16, p.89
무릎뼈끝 U-29
무릎뼈바닥 U-28
미간 C-6
밑알연골 Y-21

▶ ㅂ ◀
바깥귀길 F-21
바깥귀길연골 Y-12
바깥귓구멍 B-17, E-4
바깥능선 S-21
바깥뒤통수뼈융기 G-18
바깥앞뒤지름 T-25

바위고막틈새 E-9
바위부분 또는 피라미드 E-20
바위비늘틈새 E-17
반고리관 F-17
반달면 S-14
반달뼈 R-12
발가락뼈 W-1
발꿈치뼈 W-12
발꿈치뼈결절 W-27
발꿈치뼈고랑 W-14
발꿈치뼈융기 W-13
발목뼈 A-19, W-3, p.97
발목뼈굴 W-4
발바닥널힘줄 W-17
발배관절면 W-30
발배뼈 W-9
발허리뼈 A-20, W-2
방패연골 Y-23
배오목 D-31
벌집굴 K-13
벌집뼈 B-9, p.11
벌집뼈구멍 C-16
벌집뼈미로 C-22
벌집뼈벌집 C-23
벌집뼈융기 C-25
벌집패임 C-17
별점 K-24
볏돌기 C-26
보습뼈 B-6, H-9, p.30
보습뼈날개 H-10
보습칼집고랑 D-10
복장관절면 O-22
복장끝 O-21
복장뼈 A-6, p.57
복장뼈각 N-30
복장뼈몸통 N-31
복장뼈자루 N-29
복장위뼈 N-35
볼기근거친면 U-17
볼기면 S-24
볼기뼈 S-12, p.80
봉우리 O-5
봉우리각 O-16
봉우리관절면 O-23
봉우리끝 O-19
봉합 K-1, X-2, p.42
부리돌기 O-4
분계선 S-5
붓꼭지구멍 F-3
붓돌기 E-11, Q-14, Q-24
붓돌기집 E-10
비늘모서리 G-3
비늘부분 E-1
비스듬틀 D-21
빗선 J-18
빗앞뒤지름 T-24
빗장밑근고랑 O-26
빗장밑동맥고랑 N-23
빗장밑정맥고랑 N-25
빗장뼈 A-2, p.63
빗장뼈몸통 O-20
빗장패임 N-28
빗지름 T-19
뼈끝 A-28
뼈끝선 A-27
뼈단위 Z-4
뼈막 A-21
뼈모세포 Z-2
뼈몸통 A-30
뼈몸통끝 A-29
뼈발생 Z-7
뼈사이모서리 Q-9, V-6, V-22
뼈세포 Z-1
뼈엉성증 Z-14
뼈콧구멍 B-22
뼈파괴세포 Z-3
뿌리사이중격 I-25

▶ ㅅ ◀
삼차신경절자국 E-22
섬유막 X-10
섬유연골 Y-3
섬유연골결합 X-5
섬유테 Y-6
세로발바닥활 W-15
세모근거친면 P-9
세모뼈 R-13
셋째돌기 U-18
속귀 F-20
속귀구멍 E-16
속능선 S-23
속뒤통수뼈융기 G-22
속질핵 Y-7
손가락뼈 A-12, R-1, p.74
손가락자국 E-15
손목고랑 R-24
손목관절면 Q-13
손목뼈 A-10, R-3, p.74
손배뼈 R-11
손배뼈결절 R-20
손허리뼈 A-11, R-2
솟을뼈 L-21
송곳니오목 I-5
쇼파르관절(가로발목뼈관절) X-26
수산화인회석 Z-9
수직판 C-21, H-18
수평판 H-19
숫구멍 K-5
시각신경관 B-24
시상릉(시상돌기) Z-19
시상봉합 K-3
시옷봉합 K-4
시옷점 K-22

▶ ㅇ ◀
아교질 Z-10
아래가슴문 N-9
아래각 O-11
아래갈비오목 L-30
아래골반문 T-18
아래관자선 G-2
아래관절돌기 L-16
아래관절면 M-9, M-15
아래눈확틈새 B-26
아래뒤엉덩뼈가시 S-31
아래목덜미선 G-15
아래볼기근선 S-26
아래앞엉덩뼈가시 S-30
아래척추뼈패임 L-17
아래턱뼈 B-8, p.38
안뜰 F-18
안뜰수도관바깥구멍 E-19
안뜰창 F-9
안장 D-15
안장관절 X-16
안장등 D-20
안쪽관절융기 U-12, V-2
안쪽관절융기위능선 P-20
안쪽관절융기위선 U-23
안쪽능선 V-23
안쪽모서리 O-9
안쪽반달 Y-10
안쪽복사 V-9
안쪽복사고랑 V-11
안쪽복사관절면 V-10
안쪽복사면 W-32

안쪽선 U-22
안쪽쐐기뼈 W-7
안쪽위관절융기 P-19, U-8
안쪽융기사이결절 V-15
알머리뼈 R-9
앞가쪽면 P-26
앞가쪽숫구멍 K-8
앞결절 L-24, M-8
앞고리 M-3
앞관절면 M-14
앞니봉합 I-27
앞니뼈 I-26
앞니오목 I-16
앞면 Q-4
앞모서리 Q-5, V-4, V-21
앞목갈비근결절 N-24
앞볼기근선 S-25
앞숫구멍 K-6
앞십자인대 X-24
앞안쪽면 P-25
앞엉치뼈구멍 M-20
앞침대돌기 D-17
앞코가시 I-15
앞톱니근거친면 N-26
어긋남 Z-13
어깨관절 X-19
어깨뼈 A-3, p.62
어깨뼈가시 O-14
어깨뼈목 O-7
어깨뼈밑오목 O-8
어깨뼈패임 O-12
얼굴머리뼈 B-21
얼굴신경관 F-7
엉덩관절 X-21
엉덩두덩융기 T-15
엉덩뼈 S-9, p.80
엉덩뼈거친면 S-32
엉덩뼈날개 S-18
엉덩뼈능선 S-20
엉덩뼈몸통 S-19
엉덩뼈오목 S-34
엉치뼈 A-14, L-6
엉치뼈거친면 M-25
엉치뼈곶 M-18
엉치뼈관 M-22
엉치뼈끝 M-21
엉치뼈날개 M-16
엉치뼈바닥 M-17
엉치뼈뿔 M-29
엉치뼈틈새 M-30
연골 p.106
영양구멍 Q-23
오금근고랑 U-11
오금면 U-14
오목아래결절 O-18
오목위결절 O-17
외과목 P-18
용골돌기 Z-18
원반탈출증 Z-16
원뿔인대결절 O-27
원형구멍 D-5
위가슴문 N-7
위각 O-2
위갈비오목 L-29
위골반문 T-17
위관자선 G-1
위관절돌기 L-14
위관절면 M-6, M-11
위눈확틈새 B-25
위뒤엉덩뼈가시 S-29
위면 W-31
위모서리 O-3
위목덜미선 G-16
위바위정맥굴고랑 E-26
위시상정맥굴고랑 C-10
위앞엉덩뼈가시 S-28
위척추뼈패임 L-13
위코선반 C-27
위턱굴 K-14
위턱굴구멍 I-12
위턱뼈 B-7, p.34
위턱뼈몸통 I-6
위팔뼈 A-4, p.66
위팔뼈관절융기 P-23
위팔뼈도르래 P-15
위팔뼈머리 P-2
위팔뼈몸통 P-8
위팔뼈작은머리 P-14
유리연골 Y-1
유리연골결합 X-4
윤상연골/반지연골 Y-24
윤활막 X-7
윤활액 X-9
융기사이선 U-26
융기사이오목 U-27
융기사이융기 V-13
이뒤통수점 K-23
이마굴 K-11
이마굴구멍 C-14
이마돌기 H-4, I-1
이마모서리 G-4
이마뼈 B-1, p.10
이마뼈능선 C-11
이마뼈비늘부분 C-1
이마뼈융기 C-4
이마뼈패임 C-3
이틀돌기 I-9
이틀부분 J-20
이틀융기 I-22
이틀활 I-23
인대 p.102
인대결합 X-1
인산칼슘 Z-8
일본골 Z-20
입방뼈 W-8
입천장가시 I-18
입천장고랑 I-19
입천장돌기 I-10
입천장뼈 B-11, H-11, p.31
입천장칼집고랑 D-11

▶ ㅈ ◀

자뼈 A-8, p.71
자뼈거친면 Q-18
자뼈머리 Q-16
자뼈몸통 Q-15
자신경고랑 P-16
자유다리뼈 S-3
자유팔뼈 P-1
자패임 Q-12
작은결절 P-6
작은결절능선 P-7
작은골반 S-6
작은궁둥패임 T-5
작은날개 D-1
작은돌기 U-6
작은마름뼈 R-8
작은뿔 J-27
작은입천장관 H-12
작은콧방울연골 Y-17
잔뿔연골 Y-19
절구 S-13
절구관절 X-14
절구모서리 S-15
절구오목 S-16
절구패임 S-17
접시오목 O-6

정강뼈 A-17, p.92
정강뼈거친면 V-3
정강뼈몸통 V-5
정못박이관절 X-3
정수리점 K-15
정중모서리 G-5
정중엉치뼈능선 M-23
정중입천장봉합 I-17
종아리관절면 V-7
종아리뼈 A-18, p.93
종아리뼈머리 V-18
종아리뼈머리관절면 V-17
종아리뼈머리끝 V-16
종아리뼈목 V-19
종아리뼈몸통 V-20
종아리패임 V-12
종자뼈 R-17, W-21
중간뇌막동맥고랑 G-10
중간능선 S-22
중간마디뼈 R-5, W-19
중간쐐기뼈 W-6
중간엉치뼈능선 M-24
중간코선반 C-28
중쇠관절 X-12
중쇠뼈 L-20, p.52
중심관 Z-5
짧은다리 F-26

▶ ㅊ ◀
차골 Z-17
참갈비뼈 N-10
척수신경고랑 L-26
척주 L-1, p.48
척주관 L-2
척추동맥고랑 M-5
척추뼈 A-7, p.48
척추뼈고리 L-7
척추뼈구멍 L-10
척추뼈몸통 L-11
척추사이구멍 L-12
척추사이원반 Y-5
첫마디뼈 R-6, W-20
체판 C-18
체판구멍(후신경공) C-19
출산앞뒤지름 T-22
치밀질 A-22
치아돌기 M-10
치아돌기끝 M-13
치아돌기오목 M-7
치아확 I-21

▶ ㅋ ◀
칼돌기 N-33
칼집돌기 D-13
코가시 C-8
코결굴 K-10
코능선 I-11
코모서리 C-7
코뼈 B-4, H-3, p.30
코뿌리점 K-17
코선반뼈 B-5, C-29, p.10
코안 B-10
코중격연골 Y-14
코중격연골의 가쪽돌기 Y-15
코패임 I-3
콩알뼈 R-14
큰결절 P-3
큰결절능선 P-4
큰골반 S-4
큰구멍 G-12
큰구멍뒤점 K-21
큰구멍앞점 K-20
큰궁둥패임 T-3
큰날개 D-2
큰돌기 U-4
큰마름뼈 R-7
큰마름뼈결절 R-19
큰바위신경고랑 E-24
큰뿔 J-26
큰입천장구멍 I-20
큰콧방울연골 Y-16

▶ ㅌ ◀
타원관절 X-15
타원구멍 D-6
탄력연골 Y-2
턱관절 X-18
턱관절오목 E-7
턱끝가시 J-25
턱끝결절 J-11
턱끝구멍 J-9
턱끝융기 J-10
턱끝융기점 K-19
턱모서리점 K-18
턱목뿔근선 J-23
턱목뿔근신경고랑 J-13
턱밑샘오목 J-14
턱뼈가지 J-1
턱뼈각 J-8
턱뼈구멍 J-12
턱뼈머리 J-4
턱뼈목 J-5
턱뼈몸통 J-2
턱뼈바닥 J-19
턱뼈패임 J-7
턱뼈혀돌기 J-22

▶ ㅍ ◀
파열구멍 D-22
판사이층 A-32
팔꿈치머리 Q-17
팔꿈치오목 P-11
팔꿉관절 X-20
팔이음뼈 O-1
평면관절 X-17
폐쇄고랑 T-11
폐쇄구멍 S-8
폐쇄능선 T-10
프랑크푸르트평면 Z-22
피라미드융기 F-10

▶ ㅎ ◀
해면질 A-23
해부목 P-17
해부앞뒤지름 T-23
허리뼈 L-5
혀밑샘오목 J-15
혀밑신경관 G-20
확사이중격 I-24
활꼴선 S-35
활꼴융기 E-25
활밑오목 E-18
후두덮개연골 Y-22
후두연골 Y-18
히알루론산 Z-11

▶ 기타 ◀
(날개돌기의) 가쪽판 D-26
(날개돌기의) 안쪽판 D-27
(중수골의) 머리 R-23
(중수골의) 몸통 R-22
(중수골의) 바닥 R-21
(중족골의) 머리 W-22
(중족골의) 몸통 W-23
(중족골의) 바닥 W-24
Y자연골 Y-8